Wohlfühlgärtnern

Wohlfühlgärtnern

Andreas Niepel

Andreas Niepel

Wohlfühlgärtnern

Wie Gärtnern glücklich und zufrieden macht

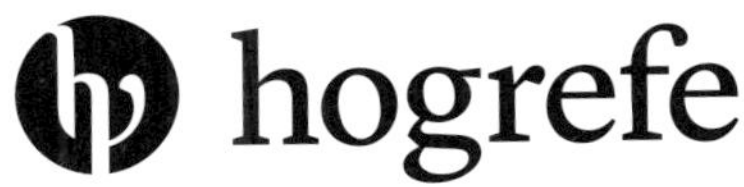

Andreas Niepel. Gärtner, registrierter Gartentherapeut nach IGGT, Phytotherapeut, systemischer Coach, Leiter der Abteilung Garten/Gartentherapie an der VAMED Klinik Hattingen.
Bahnhofstraße 25b
45525 Hattingen
E-Mail: webmaster@garten-therapie.de

Bibliografische Information der Deutschen Nationalbibliothek
Die Deutsche Nationalbibliothek verzeichnet diese Publikation in der Deutschen Nationalbibliografie; detaillierte bibliografische Daten sind im Internet über http://www.dnb.de abrufbar.

Anregungen und Zuschriften bitte an:
Hogrefe AG
Lektorat Pflege
z. Hd. Jürgen Georg
Länggass-Strasse 76
3012 Bern
Schweiz
Tel. +41 31 300 45 00
info@hogrefe.ch
www.hogrefe.ch

Lektorat: Jürgen Georg, Martina Kasper, Fabienne Suter
Herstellung: René Tschirren
Umschlagabbildung: Getty Images/Morsa Images
Umschlaggestaltung: Claude Borer, Riehen
Illustration/Fotos (Innenteil): Andreas Niepel, Hattingen
Satz: Claudia Wild, Konstanz
Druck und buchbinderische Verarbeitung: Finidr s. r. o., Český Těšín
Printed in Czech Republic

1. Auflage 2022

(E-Book-ISBN_PDF 978-3-456-96210-8)
(E-Book-ISBN_EPUB 978-3-456-76210-4)
ISBN 978-3-456-86210-1
https://doi.org/10.1024/86210-000

Inhaltsverzeichnis

Warum POSITIVes Gärtnern? 11

Gardening is the new shit 13

1 Wohlfühlgärtner und Neugärtner 15

2 Machen Gärten und Gärtnern echt glücklich? 21

3 Ein bisschen (Garten)kultur darfs schon sein 25

Being in the Garden 29

Doing in the Garden 31

4 Der Garten in unseren Köpfen 37

5 Auf wen man im Garten trifft: die Urtypen 41

Heinz und Hedwig 41

Rudi und Rita 46

Dietmar und Dagmar 49

Welche Art Gärtner bin ich? 51

6 Auch ein Gärtner ist nur ein Mensch 57

Garten und Therapie – Garten und Gesundheit 57

Der Mensch und 60

... was er so braucht, ... 61

... wie er sich verhält und 63

... was der Wohlfühlgarten dabei für eine Rolle spielt 66

7 Die eigene Einschätzung: Welcher Gartentyp sind Sie? . . . 69
Zum Ergebnis . . . 74
Egal, was herauskam – es ist okay so! . . . 75
Der Gartengenusstyp: P für positive Emotionen . . . 78
Der Naturgartentyp: O für oekologische Einbindung . . . 80
Der Gartengemeinschaftstyp: S für soziale Integration . . . 81
Der kreativ gestaltende Gartentyp: I für Identität und Selbstwert . . . 83
Der Buddeltyp: T für Tonusregulation . . . 85
Der bedeutsame Gartentyp: I für Intention . . . 87
Der Sicherheitsgartentyp: V für Verstehbarkeit . . . 89

8 POSITIV gärtnern! Viel Spaß damit . . . 93

9 Die Gartenbiografien . . . 95
Biografiebogen: Meine Gartenerfahrungen . . . 95
Das imaginäre Interview . . . 97

10 P – Positive Emotionen: Wie uns das Gärtnern Genuss und Freude bereitet . . . 101
Sich gut zu fühlen ist entscheidend 102
... und was man darüber denkt! . . . 104
Wir sind unser Hirn . . . 105
Voll krass, die Emotion . . . 107
Erster Grundsatz: Genießen können . . . 109
Zweiter Grundsatz: das Belohnungssystem aktivieren . . . 124

11 O – Oekologische Einbindung: Wie wir im Garten unserer Natur begegnen . . . 129
Mensch und Natur: ein kompliziertes Verhältnis . . . 131
Alltag versus Natur? . . . 133
Ein Wort zum Angeben: Aufmerksamkeitsentspannungstheorie . . . 140
Die Natur in uns – das eigene Eden . . . 143
Natürlich Gärtnern . . . 146

12 S – Soziale Integration: Wie uns der Garten Gemeinschaft bietet . . . 151
Ein kleiner Happen Bindungsforschung . . . 152
Die soziale Wirklichkeit . . . 154
Wir und die lieben Kinder . . . 155
Chillen und Grillen zur Beziehungspflege . . . 161
Soziales Gärtnern – Klein-, Stadt- und urbane Gärten . . . 163

13 I – Identität: Wie wir beim Gärtnern unseren Selbstwert stärken . . . 169
Ihr Profil kommt gut an: Identität und Persönlichkeit . . . 170
Wir sind kreativ – Wir sind Gartenpapst! . . . 180
Ich bin ein Ich! . . . 183
Yes, we can! Denn wir sind besser! . . . 185
Vermeiden Sie Gartenzeitschriften . . . 187
Angriffe auf unser Ich . . . 190

14 T – Tonus-Regulierung: Wie wir uns im Garten gleichsam betätigen und entspannen . . . 195
Mens sana in corpore sano . . . 196
Jetzt tu doch mal endlich was! . . . 199
Buddeln ist okay, aber bloß kein Stress! . . . 206
Hey, jetzt reg dich mal ab! . . . 208
Immer locker bleiben! . . . 209
Die Gedanken sind frei . . . 211
Der innere Garten . . . 212
Musste ja noch kommen: Flow und Achtsamkeit . . . 215

15 I – Intention: Wie uns das Gärtnern bei der Sinnsuche hilft . . . 221
Äußere, innere und grüne Motivation . . . 222
Hier bestimme ich! . . . 224
Metaphern und Symbole . . . 227
Aussaat – Hoffnung und Optimismus . . . 229
Pflege gebeugt und auf den Knien – Demut und Verantwortung . . . 230
Ernte – Dankbarkeit . . . 233
Die ganz, ganz, ganz besonderen Orte . . . 234

Labyrinthe und andere Formen . . . 236
Wo ich herkomme und hingehe – Sinnfindung im Garten . . . 237
Das Leben, das Sterben und der ganze Rest . . . 241

16 V – Verstehbarkeit: Wie uns ein Garten das Gefühl von Sicherheit und Kontrolle bietet . . . 245
Kontrollieren, verstehen und nachvollziehen . . . 246
Der Garten ordnet und sortiert . . . 250
Schnecken sind was Gutes . . . 253

17 Jetzt der Blick zurück: Alles im grünen Bereich! . . . 257
Autor . . . 269
Das dicke Dankeschön! . . . 259
Darf nicht fehlen: die Literatur . . . 261
Sachwortverzeichnis . . . 271

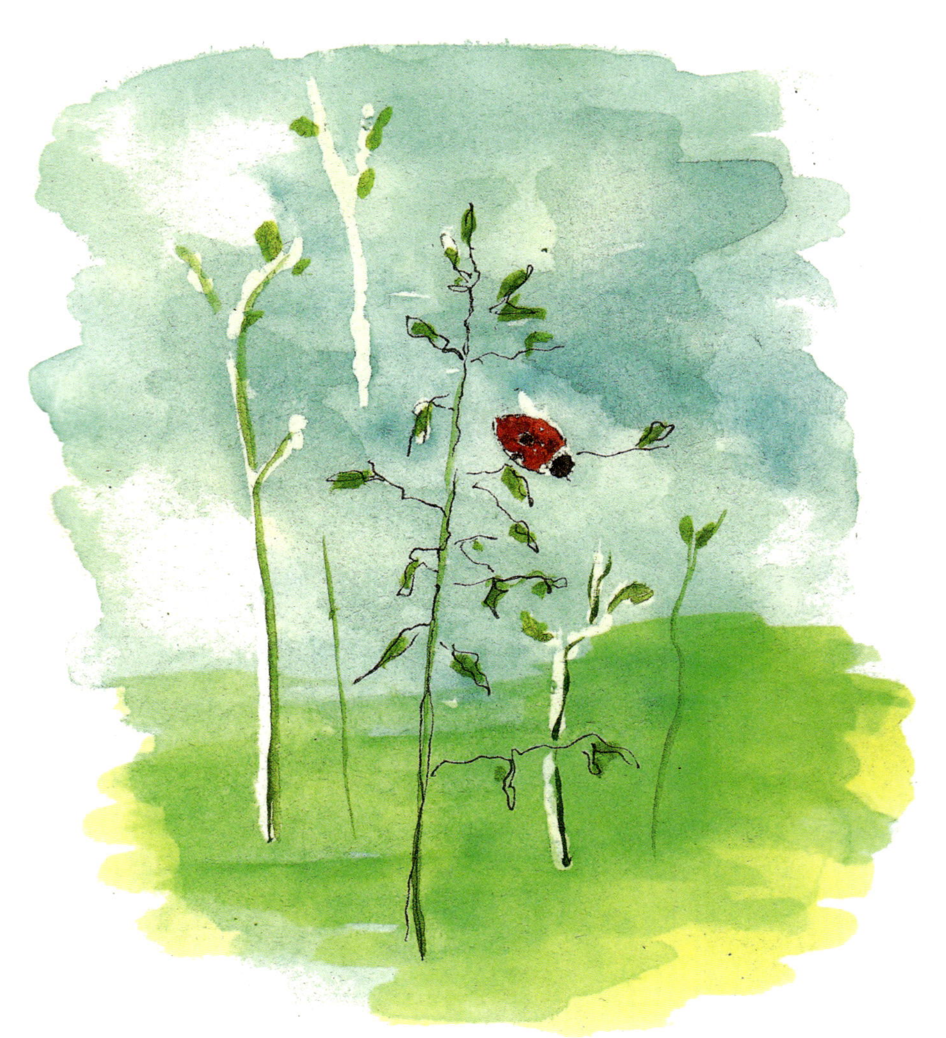

Warum POSITIVes Gärtnern?

Willst Du ein Leben lang glücklich sein, so werde Gärtner!

Ein weiteres Gartenbuch! Oder, wenn man genauer auf den Titel schaut, sogar ein Buch über das Gärtnern? Braucht es das? Als wenn es nicht schon genügend gäbe! Und dann auch noch von einem Gartentherapeuten. Warum ich dennoch denke, dass Sie vielleicht trotzdem von diesem Buch profitieren könnten – und das hoffe ich wirklich sehr – zeigt vielleicht der geplante Untertitel, der leider am Ende aus veröffentlichungsrechtlichen Gründen dann doch vom Umschlag verschwinden musste. Denn der hieß:
Der Garten, das Gärtnern und was sie so mit unserer Psyche machen
Oder auch : Der Garten, das Gärtnern und was *diese* mit unserer Psyche machen, wie also durch POSITIVes Gärtnern nicht nur die Pflanzen im Garten gedeihen, sondern auch Sie, wie Sie sich also zum wahren Wohlfühlgärtner und zur Wohlfühlgärtnerin entwickeln könnten, warum das bitter nötig ist, was Sie ja allerdings sicher am besten und schon seit langem wissen, wie Sie das aber dann im Detail am geschicktesten anstellen und warum Ihnen das ausgerechnet ein Gartentherapeut erzählen möchte, ja, und was verdammt nochmal ist eigentlich POSITIVes Gärtnern und muss ich jetzt mit meinen unreifen Tomaten zum Psychiater?
Und all das versuche ich jetzt doch mal abzuarbeiten.
Viel Spaß beim Lesen!

Ihr Wohlfühlgärtner Andreas Niepel
Oktober 2021

Gardening is the new shit

Und nun haben Sie sich auch noch ein Buch über Gärten und über das Gärtnern gekauft! Meine Güte. Hätte man Ihnen vor, sagen wir mal zehn Jahren, erzählt, dass Sie sich plötzlich für das Gärtnern interessieren, hätten Sie möglicherweise laut lachend abgewinkt. Sie inmitten von Petunien oder glückselig am Blumenkasten hockend? Ehrlich? Ihr Bild vom Gärtner war vormals eher geprägt von Onkels und Tanten, von piefigen Nachbarn und ein paar ziemlich schrägen Typen, denen Sie ganz bestimmt nicht nacheifern wollten. Und nun das?

Oder sind Sie eventuell schon seit Jahren Gartenfreund oder Gartenfreundin, ist der Garten bereits jener Ort, wo Sie innerlich auftanken können? Oder aber hat Ihnen gar jemand dieses Buch geschenkt? Jemand, der es gut mit Ihnen meint und der gesehen hat, dass auch Ihr Garten es irgendwie gut mit Ihnen meint?

Egal, wo Sie gerade stehen: Ohne Zweifel boomt momentan das Interesse am Grünen. Sie sind auf jeden Fall in. Das nur, falls das für Sie Bedeutung hat. Und auch wenn vor Jahren vielleicht wirklich viele von Ihnen wohl nie auf die Idee gekommen wären, die Wochenenden auf eigener Scholle zu verbringen? In Baumärkten und Gartencentern nach neuen Sorten und nach schönen Ausstattungsgegenständen zu stöbern oder gar stundenlang in bunten Gartenzeitschriften zu blättern, um neue Inspirationen zu finden? Es ist, wie es ist: Immer stärker wuchs so vielleicht auch bei Ihnen das Verlangen nach Gärten. Irgendwie war es ja immer da, wie ein kleines Pflänzchen, es brauchte nur etwas Zeit zum Reifen. Diese neue wilde Lust am Grünen, sie ist Stück für Stück in vielen Köpfen gewachsen. Unsere Shades of Green.

Ja, es ist einfach so: Das Garteln, wie es die Österreicher so niedlich nennen, ist eine der Lieblingsbeschäftigungen der Deutschen. Es ist absolut im Trend und eine Betätigung, der immer mehr Menschen nachgehen – und zwar mit dem klaren Vorhaben, es sich dadurch gut gehen zu lassen. Der neue Garten, er ist ein Wohlfühlgarten. Und vielleicht gehören Sie ja auch dazu. Oder Sie spielen zumindest schon einmal mit dem Gedanken, sich diesem Trend anzuschließen.

Die neuen Gärtner! The good Gardeners! Geile Gartler! Positive Krauter! – Oder einfach: die Wohlfühlgärtner!

1 Wohlfühlgärtner und Neugärtner

Oder wissen Sie was? Nennen wir sie der Einfachheit halber doch gleich einmal Sabine und Stefan – diese neuen Wohlfühlgärtner. Das macht es doch gleich persönlicher.

Hallo Stefan, Hallo Sabine (Sie dürfen sich gerne angesprochen fühlen).

Und vielleicht war es bei jener Sabine zunächst nur der Wunsch nach einem kleinen Küchengärtlein. Der Basilikumtopf aus dem Supermarkt als erster Gratis-Anfix vom Blumendealer. Und dann die Sucht: Selbst Zwiebeln anbauen, dazwischen Knoblauch anpflanzen. So stand es schließlich in der Landlust. Und Möhren. Mensch! –

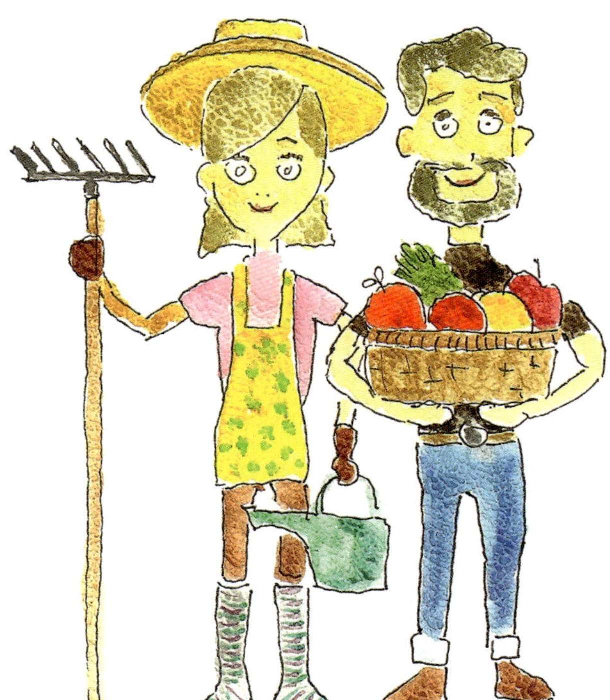

Abbildung 1-1: Stefan und Sabine. Und? Erkennen Sie sich wieder? Sind auf jeden Fall toll, die beiden (Zeichnung: A. Niepel)

Möhren, die man direkt aus der Erde ziehen kann, um sie dann, von den Erdresten befreit, an Ort und Stelle zu vernaschen. Was kann es Genussvolleres geben?

Ja, ein Naschgarten! Sabine hatte diesen Begriff einmal in einem wunderschönen Gartenbuch gefunden und das war, was sie sich wünschte. Himbeeren am Wegesrand, rote und schwarze Johannisbeeren und natürlich Erdbeeren aus dem eigenen Beet. Strawberry Fields forever. Denn damals bei Opa Heinz – fraglos einem dieser komischen, aber irgendwie auch netten Typen – gab es, wenn sie dort zu Besuch war, immer Erdbeeren. Diesen Geschmack vergisst sie nie. Überhaupt: Lebensmittel, die diesen Namen auch verdienen, Lebensmittel, von denen sie weiß, wer sie angebaut hat – nämlich sie selbst und Lebensmittel, die wieder schmecken und welche die Erinnerung an ihre Kinderzeiten hervorholen. Sie weiß noch, wie fasziniert sie damals vor all den wunderbaren essbaren Sachen stand. An Erbsen vom Strauch kann sie sich erinnern, aber auch an Gemüse, wie Dicke Bohnen oder Rotkohl. Noch nie hat sie Rotkohl selbst gemacht. Und das, wo doch jeder Fernsehkoch immer wieder erzählt, wie einfach das sei und dass man dafür nur „gute Produkte" einsetzen müssen. Ja, gute Produkte, die sollen in ihrem Garten wachsen. Und auch schöne Produkte. Denn sie mag das Farbenspiel des Mangoldes und sie mag auch den Frost auf Grünkohl.

Stefan dagegen wünscht sich in diesem Küchengarten v.a. Kräuter. Kräuter des Südens, wie Thymian oder Oregano, über den schon sein Vater Rudi stundenlang erzählen konnte. Aber er erinnert sich auch an den Duft von Liebstöckel und den scharfen Geschmack von Bohnenkraut, zu dem ihn seine Großeltern gebracht hatten. In den letzten Jahren hat er immer mehr Gefallen am Kochen gefunden. Besagte Fernsehköche haben da sicher ihren Teil beigetragen. Oftmals nennt ihn Sabine auch ihren kleinen scharfen „Privat-Mälzer", wenn er über die positiven Wirkungen des Rosmarins, über die richtige Verwendung des Salbeis, über nahezu unbekannte Kräuter wie die Eberraute sinniert oder eben von den geheimnisvollen Wirkungen des Liebstöckels weiß. Überhaupt würde er gerne ein wenig in diesem Garten experimentieren, würde es gerne einmal mit Ginseng oder Ingwer probieren. Warum nicht? Das wäre schon etwas Besonderes: Am Sonntag das Curry für die Kinder beispielsweise mit dem eigenen Kurkuma färben.

Sie lieben beide diesen Küchengarten eben auch deshalb, weil sie hier ihren Kindern zeigen können, wo diese Lebensmittel herkommen, ja sogar wie sie in Rohform aussehen. „*Erbsen wachsen nun einmal nicht in der Dose*", so erzählt Stefan gerne und er liebt wie Sabine nichts mehr wie den Geschmack selbst aus der Schote gepuhlter frischer Erbsen. Absolut kein Vergleich zur Dose oder besser zu deren Inhalt. Was machen die in den Fabriken nur mit dem Geschmack, wie kriegen die den da nur raus – und was machen sie dann wohl damit? Wahrscheinlich extrahieren und an Nestlé verkaufen.

Doch es geht ihnen nicht nur darum, sich selbst mit Geschmack und Anzucht zu belohnen. Beide, Sabine und Stefan, stellen immer mehr fest, dass sie es irgendwie auch ihren Kindern schuldig sind, in diesem Garten Verantwortung für das eigene Stück Natur zu übernehmen. 450 Quadratmeter sind es, die dort hinter dem Haus liegen. 500 Millionen Quadratkilometer Oberfläche hat dieser Planet. Zieht man aber Ozeane, Gebirge, Wüsten und andere nicht nutzbare Fläche ab, verbleiben 45 Millionen nutzbare Fläche, so hat Stefan mal im Internet recherchiert. Somit sind ihm immerhin 0,0000001 Prozent dieser Fläche anvertraut, sprich ein Hundertmillionstel. Das ist nicht wenig, findet er und beide wollen unbedingt das Beste daraus machen.

Dazu ein kleiner Hinweis: Wenn wir in der Gartentherapie unseren Patienten diese Verantwortung deutlich machen wollen, dann lassen wir sie gerne einen Apfel in vier Teile schneiden und essen gleich drei Viertel davon gemeinsam weg, da sie die Gewässer darstellen. Dann teilen wir diese Viertel wieder und verputzen davon die Hälfte, die für besagte nicht nutzbare Flächen stehen. Den verbleibenden Rest muss man dann leider noch mal vierteln, weil ja Straßen, Städte usw. wegfallen. Und nur das letzte Viertel davon, das unseren Patienten dann bleibt, das ist die landwirtschaftlich nutzbare Fläche. Genauer gesagt nur die oberste Schale. Können Sie gerne mal nachmachen!

Nun wieder zu Stefan: „*Hundertmillionen Gärtner wie ich könnten diesen Planeten retten*“, dieser Gedanke kreist seit dieser Recherche in seinem Kopf. „*Ich mach' wichtige Naturschutzarbeit*“, erzählt er dann seinen Kindern und „*Verkack das nicht*“, denkt er ebenso oft. Na klar. Beide wollen ihren Garten nutzen, damit es ihnen gut geht. Aber sie können es sich nicht vorstellen, dies in einer Umgebung zu tun, die möglicherweise ihren dort lebenden Mitlebewesen nicht auch guttut. Und so dürfen mittlerweile Brennnesseln und Disteln in der ein oder anderen Ecke wachsen und Faltern und Bienen als Nahrungsquellen dienen. Seiner Tante Dagmar verdankt er ein exorbitant großes Bienenhotel. „*Sozialer Bienenwohnungsbau*“ nennt Sabine das, aber beide lieben es, den Sommer über zu beobachten, wie dort Zimmer für Zimmer bezogen wird. „*Für uns den Mangold, für Euch die Blüten*“, sagt Sabine dann gerne. Ja natürlich Blüten. Stefan mag es dabei v.a. bunt in seinem Wohlfühlgarten, er liebt es, wenn die Farben geradezu kreischen. Lila Petunien, die sich mit leuchtend gelben schwarzäugigen Susannen vergnügen, das ist sein Ding. Sein Arbeitsplatz im Büro ist in einem Farbton gehalten, den schon Loriot als eine Mischung aus Mausgrau und Steingrau beschrieben hätte. Da will er seine 450 Quadratmeter Erde am liebsten zu einer einzigen Farbpalette gestalten. Denn auch er selbst ist absolut nicht der graue Typ – findet er. Mit seinem Garten, hat er das Gefühl, kann er das auch perfekt nach außen stülpen.

Sabine hingegen bevorzugt durchaus auch zurückhaltendere Bereiche. Solche, die durchgehend in einem leichten Weiß gehalten sind. Sie hat weniger die knalligen Effekte von Stefan als vielmehr solche Bilder im Kopf, die sie diversen Hochglanzmagazinen entnommen hat. So hat sie von den großartigen englischen Cottagegärten gelesen, hat dort den weißen Garten im englischen Sissinghurst entdeckt und sie hat durchgesetzt, dass es nun auch in ihrem kleinen Paradies eine kleine Laube gibt, die berankt ist mit weißen Ramblerrosen und die eingefasst wird von weißen Phlox. Ihr privates Cottage.

Auch Stefan mag mittlerweile diesen stillen zurückgezogenen Ort. Dabei genießt er gar nicht so sehr den äußeren Eindruck. Nein, dort hinten, einmal weit weg von allem, die Augen schließen und an nichts denken. Nur Sein. Sein und hören. Sein und Riechen. Being in the Garden. Das ist sein Ding! Und dabei den Duft des frisch gemähten Rasens tief in sich spüren. Dann kommt er zur Ruhe, kann am besten über die Dinge nachdenken, die ihn bewegen, über die Kinder und deren Zukunft, über sich und über Sabine, über das Leben. Kleine Zeitinseln, so nennt er diese Augenblicke in seinem Garten (**Abb. 1-2**). Und seine Traumvorstellung ist es splitterfasernackt auf diesem Rasen zu liegen und den Wind zu spüren, wieder mit der Natur verwachsen zu sein und sich selber dort in der Welt wieder zu finden (Sabine hat er allerdings von dieser Idee noch nichts gesagt).

Sabine nutzt diesen Garten da doch lieber anders. Für sie ist dieser Garten eher „Arbeitsplatz" als Ruhestätte. Doing in the Garden. Nackt auf dem Rasen ist nicht so ihr Ding. Sie liebt es vielmehr, sich die feinen Lederhandschuhe überzustreifen, ihre quietschbunten Gummistiefel herauszuholen, die sie sich im Internet bestellt hat (O-Ton Stefan: „Vollkommen *überteuert*!"), um dann das Gemüsebeet zu bereiten, die Obstbäume zu beschneiden oder auch kleinere Kübel und Kästen zu bepflanzen. Danach sind vielleicht die Hände schmutzig, aber ansonsten fühlt sie sich danach wie grundgereinigt.

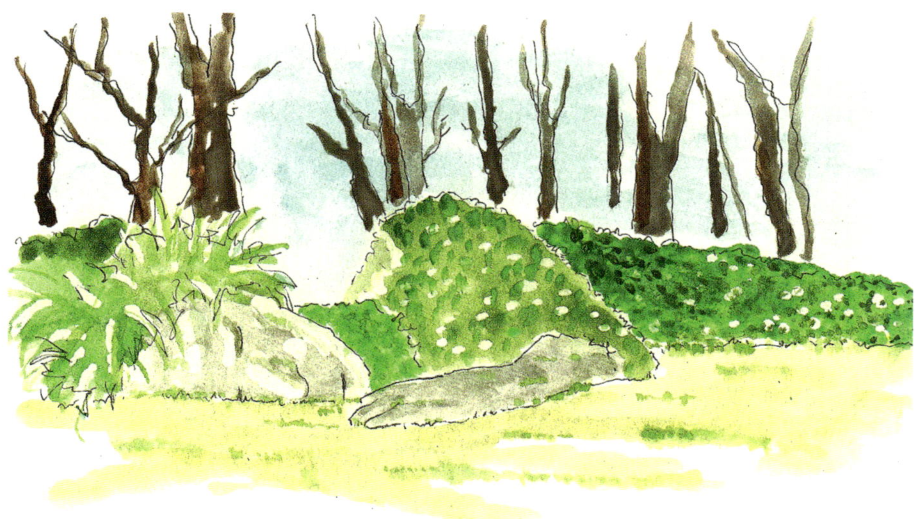

Abbildung 1-2: Zeitinsel – weg von allem, träumen im Garten (Zeichnung: A. Niepel)

Mittlerweile hat sie diesen Garten auch als Feierraum entdeckt – der Partykeller war gestern, heute kommt die Wohlfühllounge. Und das natürlich mitsamt 500 Euro-Grill, den Stefan dazugestellt hat (O-Ton Sabine: „*Vollkommen überteuert!*"), Zapfanlage und Erdkühlung. Hier genießen sie es, Freunde zu empfangen, gemeinsam einfach da zu sitzen oder aber auch über die nächsten Gartenprojekte zu sinnieren.

Sabine und Stefan sind ein Beispiel für die neuen Gärtner, für jene, die im Garten selbst wachsen wollen und die dort für sich jenen Ort gefunden haben, den sie nun für ihre eigene Gesundheit nutzen.

Vielleicht haben Sie sich ja hier oder dort wiedergefunden. Und es ist Ihnen auch vollkommen egal, was Sie noch vor zehn Jahren über das Gärtnern gedacht haben. Oder möglicherweise sind Sie eben immer schon angefixt gewesen.

Sollten auch Sie den Luxus haben und über einen Bruchteil dieser nutzbaren Landmasse verfügen, dann tun Sie das mit gutem Gewissen: *Diese für sich nutzen*. Sie tun auf jeden Fall gut daran. Und vielleicht kommt Ihnen auch ein wissendes Lächeln über die Lippen, wenn Sie sehen, dass Sabine mittlerweile ein altes chinesisches Sprichwort, gedruckt auf einem bezaubernden Emailleschild, in ihre Laube über ihren Lieblingsplatz gehängt hat. Dort kann nun jeder lesen:

> *Willst du einen Tag lang glücklich sein, so betrinke dich, willst du ein Jahr lang glücklich sein, so heirate, willst du ein Leben lang glücklich sein, so werde Gärtner.*
> (Chinesisches Sprichwort)

2 Machen Gärten und Gärtnern echt glücklich?

Zugegeben: Man darf die bei diesem Sprichwort zugrundeliegenden Steigerungsformen von Glück in Form von

1. Positiv: Alkohol,
2. Komparativ: Ehe,
3. und dann schließlich im Superlativ zum Gärtnerdasein

auch gerne kritisch betrachten. Dennoch zeigt dieses Sprichwort, was einen Garten und v.a. das Gärtnern so ausmachen kann, wenn man es denn richtig angeht: Glück!

Und zwar Glück, welches hier übertragen beschrieben wird in Form von zunächst berauscht sein, dann mit Liebe und zu guter Letzt vielleicht als so etwas, wie .... ja, was eigentlich? ... Naja, Zufriedenheit vielleicht? Spannende Idee. Wir werden sehen. Und jetzt, wo ich schon einmal angefangen habe, dieses Buch mit klugen, fremden Zitaten zu schmücken, schiebe ich doch gleich noch einmal ein weiteres, ebenso passendes nach. Masanobu Fukuoka (1975, S. 119), der als Pionier der natürlichen Landwirtschaft sowie Begründer der Permakultur gilt, also einer besonderen Form des Gärtnerns, hat folgenden ebenso tollen Satz von sich gegeben: „*Die wahre Aufgabe des Gärtners ist nicht die Anzucht von Pflanzen, sondern die Vervollkommnung des Menschen.*"

Zusammengefasst: Darunter tun wir es nicht! Glück und Vervollkommnung. Gut, gut, für Stefan reicht es schon, wenn ihm nicht alle auf den Nerv gehen, aber Glück und Vervollkommnung würde er schon auch mitnehmen.

Und Sabine und Stefan passen mit diesen Garten-Zielen natürlich perfekt in die Zeit. Denn wer sich die Mühe macht, wer genau hinhört und sammelt, was die beiden oder der ein oder andere Gartenfreund so über sich und ihren Garten von sich geben, der hört es schnell heraus: Immer mehr schätzen diesen Garten genau deshalb, um ... nun ja, wenn sie auch möglicherweise nicht direkt die Worte Glück oder Vervollkommnung in den Mund nehmen, ... so doch, weil sie erkennen, dass er für ihr Wohlergehen sorgt.

Ja, es geht beim neuen Gärtnern ausdrücklich um das Wohl und das Behagen des Gärtners und der Gärtnerin. Einen besonderen Schub hat dieses Ansinnen sicher noch einmal im Jahr 2020 durch die Corona-Krise bekommen, als gerade in der ersten Lockdown-Phase dieser Garten für viele Menschen so etwas wie ein Sehnsuchtsort geworden war. Damals, als sich die Wartelisten der Kleingartenvereine füllten und füllten. Damals, als stolze Gartenbesitzer angesichts der neidischen Blicke von Nicht-Gartenbesitzern das Gefühl hatten, dass dieser Garten plötzlich so etwas wie ein neues Statussymbol war. Der Insel-Sylt-Aufkleber der 2020er Jahre.

Als Gärtner und besonders auch als Gartentherapeut freut mich diese Entwicklung natürlich. Oh, Sie können sich nichts unter dieser Bezeichnung vorstellen? Gut, Sie sind da nicht alleine. Also vorab (keine Panik, wir haben noch eine Menge Seiten, wo ich auf jeden Fall immer wieder mal darauf zurückkommen werde): Gartentherapeuten heilen keine Gärten! Ebenso wenig, wie Musiktherapeuten die Musik oder Kunsttherapeuten die Kunst therapieren. Vielmehr beschreibt dieses Wort das Medium, das in der Therapie benutzt wird.

Und genauso, wie bei diesen zwei Beispielen, erwächst daraus spannenderweise v.a. ein Interesse am Tun. Während die Kunstliebhaber oder Musikliebhaber vorrangig am Ergebnis, am fertigen Bild oder Musikstück interessiert sind und weniger Beachtung auf den Schaffensprozess an sich legen, so ist für die Kunst- oder Musiktherapeuten eben Letzteres das Besondere. Das, wo sie hinschauen.

Mit den Gartenliebhabern und ihrer Faszination für den gestalteten Garten und auf der anderen Seite den Gartentherapeuten, die stärker auf das Gärtnern an sich sehen, ist es ähnlich. In der Gartentherapie haben wir so über Jahrzehnte die Erfahrung gemacht, dass eben dieses Gärtnern sehr gut für die Gesundung und auch Gesunderhaltung des Menschen eingesetzt werden kann. Und dennoch war es tatsächlich über Jahre teilweise ehrlich schwierig, selbst interessierten Zuhörern zu erklären, warum es für viele Menschen, z.B. längerfristig bettlägerige und kranke Menschen, denn so wichtig sei, weiterhin einen – möglichst aktiven – Kontakt zur Natur zu erhalten. Warum man das einfach braucht.

Als dann aber plötzlich so viele Menschen nahezu ohne Vorwarnung im besagten Lockdown mal für eine eigentlich lächerlich kurze Zeit ihre eigenen Naturkontakte ein wenig einschränken mussten, konnte man erleben, wie sich beispielsweise Oma im Altenheim fühlen musste. Dort, wo der Naturlockdown leider oft die Regel ist. Und sicher erinnern Sie sich, wie sich damals mit dieser Sehnsucht nach Natur die Parks und Gärten füllten. Plötzlich nicht mehr einfach mal nach draußen zum Flanieren gehen zu können, erschien als unglaubliche Belastung, wo doch der Garten hier ein so gutes Ventil hätte sein können.

Und auch die ersten Studien dazu zeigen bereits diesen Effekt. Untersuchungen u.a. aus Bulgarien, Kroatien, Italien, Slowenien, Spanien oder Finnland brachten es an den Tag: Dass beispielsweise Studenten, die während des Lockdowns mehr Grünkontakte hatten, eine bessere psychische Gesundheit nachwiesen, dass die untersuchten Personen mit Zugang zu Grünräumen weniger Symptome von Depression und Angst aufwiesen und dass diese grünen Räume laut Eigenauskunft wichtigste Orte für „Trost, Erholung, Bewegung und Entspannung" waren.

Vielleicht war das ja auch für Sie eine Art Startschuss zur neuen Karriere im Grünen. Diesen Ventil-Trend gab es jedoch natürlich schon zuvor, wie diese Aussagen, die Ihnen sicher bekannt vorkommen, zeigen:

- *„Im Garten kann ich mal so richtig abschalten."*
- *„Das ist der perfekte Ausgleich für mich."*
- Gerne auch: *„Da schaffe ich es, mich abzureagieren"*,
- sowie *„Da finde ich meine Ruhe."*
- Und natürlich, der darf nicht fehlen: *„Dort kann ich meine Seele baumeln lassen."*

Abschalten, Ausgleich, Abreagieren, Ruhe – und die Seele baumelt: Der Garten ist offenbar in den letzten Jahren mehr und mehr für viele von uns eine Art Seelentankstelle geworden. Oder zumindest wird diese Hoffnung in ihn gesetzt. Als (Garten-) therapeut muss ich nun jedoch leider sagen, dass solche gerade erwähnten Aussagen auch schnell ein wenig Unbehagen auslösen. Denn so schön sie klingen, sind wir mal ehrlich, so inhaltslos sind sie irgendwie doch auch. Und entsprechend interessant sind an der Stelle dann erst auch einmal die sich daraus ergebenden Fragen:

Abschalten: Wen oder was will ich denn abschalten? Und was heißt das überhaupt, doch wohl nicht, um auf's Eingangszitat zurückzukommen, dort kräftig dem Alkohol zuzusagen? Oder reicht es schon, sich nackt auf den Rasen zu legen?

Ausgleich: Wofür oder wogegen brauchen die Gartenfreunde denn konkret einen Ausgleich? Was macht denn den Alltag dieser Nutzer aus? Was ist im Garten anders und wo konkret könnte man das vielleicht dann auch am besten dort draußen finden?

Abreagieren: Hat was von Gewalt, oder? Wie machen wir das denn am verträglichsten? Mit der Motorsäge in die Obstanpflanzung zu gehen ist doch wohl eher eine kurzfristige Lösung.

Ruhe finden: Geht das denn, sich im Garten wirklich auch innere Ruhe zugutekommen zu lassen? Dort, wo ständig etwas ansteht? Und falls doch, geht das automatisch so oder gibt es dafür besonders gut geeignete Situationen?

Die Seele baumeln lassen: Also – ehrlich gesagt – diesen Satz habe ich noch nie verstanden.

Und genau an der Stelle ist es sicher gut, wenn man sich vielleicht doch ein paar Gedanken über das Wesen dieser Seele oder besser Psyche macht – bevor man sie zum Baumeln aufknüpft. Und vielleicht ist es dann auch gar nicht so schlecht, sich intensiver mit dem zu beschäftigen, was Menschen denn ansonsten so im Garten gesucht und vielleicht auch gefunden haben. Also: Gleich hier schon einmal eine gute Gelegenheit für ein paar grundsätzliche Überlegungen zum Garten.

3 Ein bisschen (Garten)kultur darf's schon sein

Fangen wir mit dem Garten an. Und klar – wie immer: Am Anfang geht's ums Wort und besagtes Wort ist *Garten*. Und vielleicht kommt Ihnen bei dieser umständlichen Einleitung dann auch direkt das Wort vom „Garten" Eden, dem Paradies in den Sinn. Dieser Ausdruck: „Paradies" stammt im Übrigen vom altpersischem „Paradeisos" und bedeutet auch ganz einfach wieder nur eines: Garten. Zusammengefasst: Das Paradies ist ein Garten, der Garten ist ein Paradies. Dies lässt erahnen, was ein Garten immer schon für seine Erbauer im Idealfall sein sollte: eine positive Utopie, quasi das Gegenmodell zum jeweiligen leidvollen Alltag. Ja, genau in dieses Paradies wollen wir (wieder) zurück. Und da wir es halt nicht abwarten können und da für die meisten von uns der Umweg als Selbstmordattentäter nicht in Frage kommt, bauen wir uns im Garten halt dieses Paradies bereits jetzt auf Erden (**Abb. 3-1**). Eine wirklich so gute Idee, dass da auch seit Jahrtausenden alle Kulturen bereits draufgekommen sind. Als neue Gärtner stehen Sie da also in einer guten Tradition. Und natürlich ist es lohnenswert, einen Blick darauf zu werfen, was unsere Vorgänger denn so für Paradiese geschaffen haben und was ihnen dabei wichtig war.

Betrachtet man die ältesten uns bekannten Gärten, ob in Kleinasien, in Indien oder auch in Ägypten, so sieht man hier tatsächlich auch eine eindeutige Verbindung zur Religion.

Diejenigen, die diese Gartenparadiese erschufen, die diese teilweise den trockenen, wüstenähnlichen Landschaften abrangen, die führten nach ihrem Selbstverständnis tatsächlich jenes Gotteswerk vom Erschaffen des Paradieses fort. Somit durften im alten Ägypten dieses Gärtnerhandwerk eben v.a. die Priester ausüben. Achtung: Sie durften! Gärtner hatten da schon einen hohen Stand. Und die Pflanzen, die sie kultivierten, wie den Papyrus oder den Lotus, die symbolisierten dabei häufig auch direkt Gottheiten. Eben diese Symbolkraft und das Metaphernhafte zieht sich von da an durch die ganze Gartengeschichte. Bis heute ist eine Rose einfach mehr als ein stacheliges Blütending, sondern das eindeutige Liebessymbol – besonders, wenn sie rot ist. Madonnenlilien, rote Nelken, weiße Chrysanthemen, Lilien oder auch die weiße Rose, sie alle haben ihre tiefere Bedeutung, ob christlich, politisch oder kulturell geprägt.

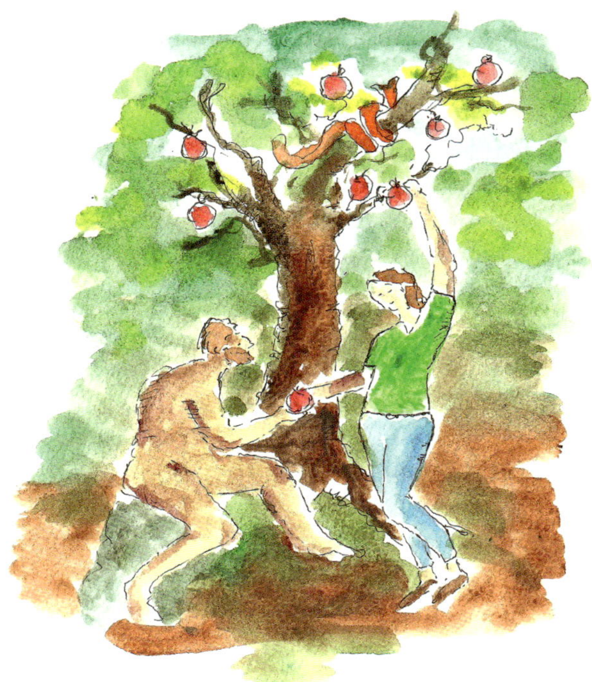

Abbildung 3-1:
Das Paradies auf Erden: Locken Adam die Früchte immer noch? (Zeichnung: A. Niepel)

Und auch in der Formensprache gibt es eine durchgehende Linie von den ägyptischen Gärten bis heute. Diese ägyptischen Gärten mussten wegen der komplizierten Wasserversorgung von oft sehr geraden Linien der Kanäle durchzogen werden und so bekamen sie eine eher strenge geometrische Ordnung. Die Freude an dieser Formung hat sich dabei bis hin zu den ebenso formalen und geordneten Gärten unserer westlichen Gartenkultur gehalten. „Das ist alles nur geklaut", könnte man sagen.

Ja, unsere Garten-Vorfahren, wir reden hier vom christlich-jüdisch-muslimischen Ursprung, entwickelten ihre Gärten nun einmal inmitten einer eher kargen Umgebung. Wüsten, Öde, Hitze und sicher auch so etwas wie tägliche Mühsal prägten die Realität dieser Paradieserschaffer. Da müssen diese Gärten Eden natürlich genau das Gegenteil bieten. Milch und Honig sollen fließen, und wenn schon nicht zwei Dutzend Jungfrauen und Jungmänner parat stehen, so soll zumindest gerne eine überbordende Blütenpracht vorherrschen und natürlich auch Wasser im Überfluss vorhanden sein, wie es sich beispielsweise in den maurischen Gärten zeigt. Genau diese Idealvorstellung des blühenden Gartenparadieses hat sich bis heute auch in unserem Kulturkreis gehalten.

Dort, wo die Natur dagegen bereits überbordend war, beispielsweise in China und Japan, ist es nur logisch, dass das Gegenmodell Paradies von ganz anderen

Begriffen geprägt ist. Ruhe, Struktur, Rhythmus oder auch Ordnung, all das kann man daher nicht nur mit dem Nirwana in Verbindung bringen, sondern es symbolisiert auch den Grundgedanken vieler asiatischer Gärten. Dass gerade aktuell bei vielen diese Gartenform als idealer Wohlfühlgarten gilt, kann man daher auch gut so deuten, dass auch heute einer überbordend wahrgenommenen Wirklichkeit gerne eine ruhige, geordnete Idealwelt entgegengesetzt wird.

Der Garten als Muster einer perfekten Welt: Das lässt sich dann später ebenso aus den riesigen geometrischen Ordnungen des Barockgartens herauslesen, zumindest, wenn man absolutistischer Herrscher war (**Abb. 3-2**). Denn Gärten wie Versailles sollten, vereinfacht gesagt, natürlich auch eine als ideal wahrgenommene „menschliche Ordnung“ darstellen mit dem Sonnenkönig an der Spitze und unzähligen auf ihn zulaufenden Alleen und langen Heckenwegen.

Und als man sich dann später dieser Herrscher mit Äxten, Sägen oder auch Guillotinen entledigte, verfuhr man ebenso mit besagten Alleen und Hecken. Denn nun stand ja als Ideal in den neuen Landschaftsgärten der Begriff der Freiheit im Zentrum. Die Gärten sahen aus wie „*Landschaftsgemälde, die ein Arkadien zeigen sollten, das sich an die italienische Landschaft anlehnte*“, wie es mir eine gut befreundete Gartenhistorikerin schilderte. Man könnte auch sagen, wie mein Opa es in der guten Stube über dem Esstisch hängen hatte. Noch ein wenig später, mit dem Aufkommen des Bürgertums, zog zunächst die Vorstellung vom privaten Rückzugsraum in die Gartengeschichte ein.

Die Cottagegärten dieser Zeit, für die ja auch unsere Garten-Sabine so schwärmt, sie sind mit ihren einzelnen Gartenräumen wie kleine Wohnungen aufgebaut und verlängern diese geradezu nach draußen. Etwas, was man übrigens ebenso schon von den römischen Gärten kannte, die Römer hatten im Grunde ja eine ähnliche

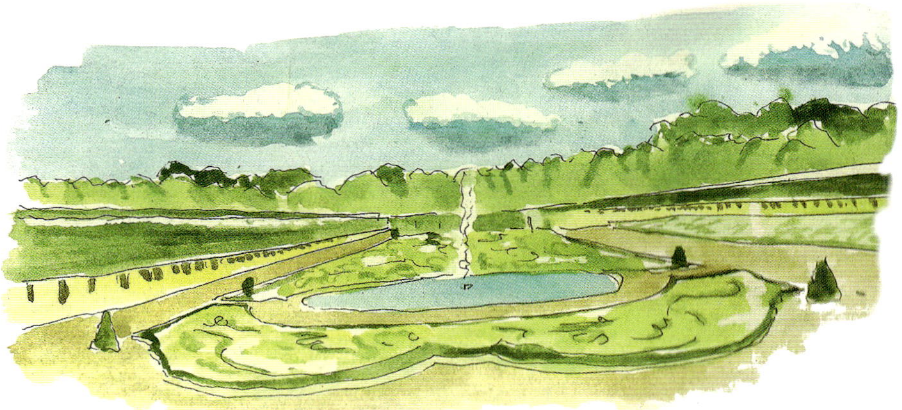

Abbildung 3-2: Geometrische Ordnungen bestimmen den Barockgarten (Zeichnung: A. Niepel)

Gesellschaftsstruktur. Andererseits erbaute man nun Bürgergärten und Stadtparks, wobei man sich interessanterweise auch wieder bei den Volksgärten der Römer und auch der griechischen Polis bediente. De facto gibt es immer Einflüsse, die manchmal lange nachwirken.

Mittlerweile erleben wir als globale Gesellschaft Tausende von Mischergebnissen dieser Vorläufer-Gärten und die neuen Entwicklungen, hin zu einer urbanen Gesellschaft, zeigen auch bereits ihre Auswirkungen: Von den Gartenstädten und Kleingärten bis hin zu den modernen Dachgärten, vertikalen Gärten und dem Urban Gardening.

Keine Kultur ohne Gartenkultur kann man sagen. Und weil der leidvolle Alltag immer mal wieder anders aussah und dementsprechend die Vorstellung von einer idealen Welt nicht immer die gleiche blieb, wandelte sich auch das Bild vom Garten.

Gemeinsam aber bleibt: Schon immer hatte der Mensch seine liebe Not mit der realen Welt und seinem beschwerlichen Alltag und schon immer nutzte er den Garten, um sich schnurstracks eine angenehmere, eine passendere Welt zu erstellen. Schon clever.

Genauso (clever) machen wir es im Übrigen in den therapeutischen Gärten, wobei hier die Probleme manchmal viel offensichtlicher sind. Nehmen wir an, jemand ist blind oder stark sehbehindert. Der hat dann sicher sehr schnell den Eindruck, dass er dadurch in seiner Umgebung, die ja eher für Sehende gestaltet ist, doch ziemlich eingeschränkt wird. Und so gestalten wir in Blindengärten konsequent eine Welt, die sich dort halt an seinen Bedürfnissen orientiert. Eine Welt, wo das Fühlen und Riechen viel wichtiger ist und wo auf solchen Schnick-Schnack, wie Sichtachsen, gerne verzichtet werden darf, auch wenn die Welt der Gartengestalter ansonsten glaubt, dass sie der Weisheit letzter Schluss sind. Wenn jemand sich im Rollstuhl oder im Rollator fortbewegt, dann besteht die ideale Welt sicher auch nicht aus Rasenwegen wie im englischen Sissinghurst oder aus steilen Schotterpfaden vor Steingärten.

Und wenn Sie jetzt zu Recht sagen, dass Ihre Lebensumstände wohl auch nicht gerade das Paradies auf Erden sind, dann kommt jetzt der richtige Schwung in die Bude, was den Wohlfühlgarten betrifft.

Denn genau deswegen ist es auch wenig sinnvoll, wenn wir jetzt auf dem Weg zu diesem Ihrem persönlichem Wohlfühlgarten, zu Ihrem eigenen kleinen Paradies, sagen wir mal den Cottagegarten von Frau Sackville-West kopieren. Nichts gegen diese Gärten, aber unsere heutige Lebensumwelt ist nun einmal nicht die von Lord und Lady Chatterly.

Daher: Gestatten Sie sich einfach mal die Zeit darüber nachzudenken, wie denn Ihr persönliches Paradies aussehen könnte. Hey, Sie sind es wert! Und dabei sind die Ansätze, mit denen wir ja, wie oben erwähnt, Therapiegärten bauen, recht gut geeignet.

Es sind die drei sehr einfachen Kernfragen:

- *Was belastet und stört mich und soll weg?*
- *Was soll stattdessen denn dafür da sein?*
- *Was sind meine Stärken, die ich dort sehen will?*

Being in the Garden

Aber hat denn unsere Lebensumgebung wirklich eine solch bedeutsame Auswirkung darauf, wie wir uns fühlen, wer wir sind?

Kleine (Angeber-)Geschichte zur Einleitung. Ich hatte schon mehrfach die Gelegenheit, als Gartentherapeut in den USA zu hospitieren. Und wer sich schon einmal im Ausland arbeitend aufgehalten hat, der kennt es: Man fängt nach einer gewissen Zeit an – wie in diesem Beispiel – englisch zu denken und irgendwann auch zu träumen. Was mir nun bei der Erinnerung an diese Aufenthalte besonders auffällt, ist, dass ich jedes Mal nach kurzer Zeit auch mein Wesen ein wenig zu ändern scheine (**Abb. 3-3**). Es beginnt damit, dass ich anfange, schneller zu laufen (ich habe meist in New York City gearbeitet). Und irgendwann kommt der Punkt, an dem man auch im Sprachduktus so seltsam wird. „*Should we order some pizza for our lunchbreak, Andreas?*“ „*Yeah, awesome, i love it …*“ höre ich mich dann zeitweilig selber – es hört sich an wie eine Mischung aus Gayle Taft und einem QVC-Verkäufer auf Speed. Und wenn es ganz schlimm wird, kommt noch ein „*Just one fucking big salami pizza for me, okay*?“ hinterher. Ja, ganz sicher betonen unterschiedliche Umgebungen auch unterschiedliche Aspekte unserer Persönlichkeit.

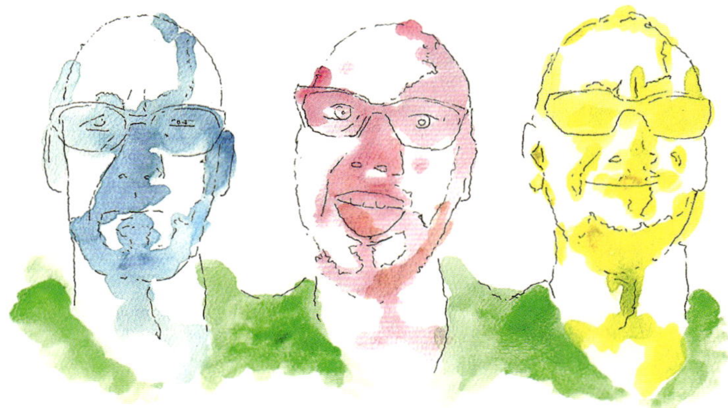

Abbildung 3-3: Uns gibt es in verschiedenen Ausprägungen. Und welches Ich wir so zeigen, hängt auch von der Umgebung ab: anbei mein New Yorker Ich (Zeichnung: A. Niepel)

Ein weiteres Beispiel: Als Gartentherapeut arbeite ich auch auf einer geschlossenen neuropsychiatrischen Station. Und ich kann Ihnen versichern: Natürlich prägt auch diese Umgebung einen Menschen. Somit gehe ich fest davon aus: Wenn Sie oder ich dort für eine Zeit lang leben müssten, so würde auch das unser Verhalten recht schnell eklatant verändern.

Dementsprechend suchen wir ja auch, ob bewusst oder unbewusst, für bestimmte von uns gewünschte Situationen bestimmte Räume auf. Oder was glauben Sie, warum die Partys immer entspannter werden, sobald sie vom Wohnzimmer in die Küche gewandert sind?

Und ein letztes Beispiel mit Naturbezug: Schon in den achtziger Jahren hat man – speziell in den USA – damit begonnen, Studien durchzuführen, die sich mit dem Einfluss von natürlichen Umgebungen auf unser Wohlempfinden befassen. Und schon damals konnte aufgezeigt werden, dass Studenten in Stresssituationen bevorzugt natürliche Umgebungen aufsuchen. Parks, Wälder, Gärten (**Abb. 3-4**).

Egal, ob aus eigener Erfahrung, ob als Mutmaßung oder aufgrund von Studien, fest steht: Umgebungen verändern uns. Ich bin mir dabei zwar nicht sicher, ob meine New-York-Persönlichkeit mir guttut, wohl aber, dass meine In-der-Natur-Sein-Persönlichkeit mein Wohlempfinden deutlich steigert. Und vielleicht haben Sie das für sich auch so entdeckt.

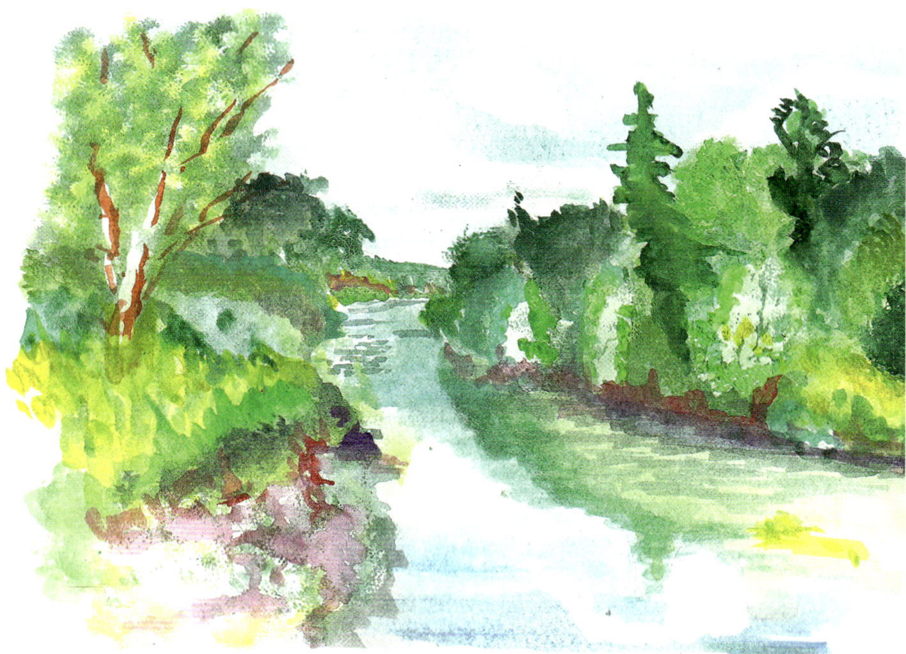

Abbildung 3-4: Grünes Umfeld: Natur pur baut Stress ab (Zeichnung: A. Niepel)

Speziell die Begegnung mit Pflanzen tut uns dabei nachweislich gut, von der Büro-Birkenfeige bis hin zur Eiche im Park. Fun-Fact am Rande: Ein Versuch hat sogar ergeben, dass Frauen von Männern eher eine Einladung zum Abendessen annehmen, wenn diese Einladung in einer grünen Umgebung ausgesprochen wird. Da macht der nackte Stefan inmitten von einer von Gänseblümchen durchwachsenen Rasenfläche aber gleich einen ganz anderen Eindruck.

Ja, wir leben nun einmal auf einem Pflanzenplaneten. Das ist unser natürlicher Lebensraum. An und für den haben wir uns entwickelt. Den tausend Milliarden Tonnen Pflanzenmasse, die wir allein auf dem Festland finden, stehen tatsächlich nur zwei Milliarden Tonnen Tiere gegenüber. Oder, um es auf uns zu beziehen: Auf jeden von uns kommen statistisch weit über hundert Tonnen Pflanzenmasse. Unser eigentlicher Lebensraum ist grün. Dem gegenüber steht die erwähnte tägliche urbanisierte Welt. Von wegen: "*Concrete Jungle, where dreams are made of*". Aber: Schon jetzt wohnen mehr Menschen in Städten als auf dem Land. Dass man mittlerweile zur Erklärung bei bestimmten Erkrankungs- und Verhaltenssymptomen von einem Natur-Defizit-Syndrom, spricht, ist somit naheliegend.

Das Schaffen von Therapiegärten zeigt, dass wir im Bereich Therapie, wie bei den soeben erwähnten geschlossenen Stationen, diesen Naturentzug anerkennen. Hier schaffen wir daher sehr gezielt Orte, die den notwendigen Ausgleich bieten. Und wir können durchaus beobachten, dass dies einen erheblichen Einfluss auf das Verhalten der Menschen hat. Denken Sie an die Demenzgärten und wie viel sie verändern. So nimmt hier beispielsweise aggressives Verhalten beobachtbar ab.

Das ist übertragbar. Wenn jetzt auch Sie als Wohlfühlgärtner Ihrem Garten eine solche Funktion geben möchten, wenn Sie glauben, es täte auch Ihnen gut, ein wenig dem Ärger, der Wut und vielleicht auch der Aggression des Alltags etwas Grünes entgegenzusetzen, dann ist der Ortswechsel, der Gang in den Garten somit eine gute Entscheidung. Für Sie (und vielleicht auch für Ihre Umgebung). Denn Gärten können uns sehr wohl verändern.

Doing in the Garden

Wenn wir diese kleinen Paradiese nun genauer betrachten, dann ist es jedoch nicht nur der Ort an sich, der bedeutsam ist. Auch bei den Beispielen mit den Demenzgärten hat sich gezeigt, dass gärtnerische Aktivitäten diese positiven, das Verhalten und Fühlen verändernden Effekte verstärken.

Und so zieht sich ja auch Neu-Gärtnerin Sabine gerne ihre Gummistiefel an und stürzt sich ins Beet. Ja, zum Garten gehört auch das Gärtnern. Das zeigt sich in vielfachem Sinne. „*Und Gott der Herr schuf gen Osten einen Garten und setzte den Men-*

schen darin, auf dass er ihn pflege und bewahre.", so steht es schließlich schon in der Bibel. Bereits in diesem Garten Eden nimmt der Mensch eine tragende aktive Rolle als Pflegender ein. Und mit dem Blick auf die Gärten als Wohlfühlorte darf man gerne auch sagen „... *auf dass er SICH pflege und bewahre.*" Denn das Credo dieses Buches ist und bleibt ja: „Es *soll IHNEN dort gut gehen*". Und dafür gibt es eben jene zwei Rädchen, an denen man drehen kann: das vom Aufenthalt, also der Gestaltung und das von der Art und Weise der Tätigkeit.

Wieso Art und Weise? Ja, leider ist es echt ein wenig komplizierter, ein gutes Gärtnern zu finden, als es zunächst scheinen mag. Mit dem Garten und dem Gärtnern verhält es sich ein wenig wie mit einem Fitnessstudio. Mit der Vertragsunterschrift für eine derartige Mitgliedschaft sind Sie auch nicht automatisch schon ein Stück fitter. Ehrlich wahr. Tut mir leid, das sagen zu müssen. Damit was passiert, müssten Sie als Erstes schon wenigstens (regelmäßig) hingehen. Und auch dann sollten Sie sich wahrscheinlich nicht gleich an die 200 Kilo-Hantelbank für 45 Minuten stellen. (Ich war noch nie da, vermute aber, dass es so was gibt.)

Übertragen gilt: Der Garten soll Ihnen künftig als „Psychofitnessraum", als Wohlfühlgarten dienen? Hier kommt die gute Nachricht: Das geht tatsächlich (sonst hätten die Chinesen nicht ein so tolles Sprichwort geschaffen und es gäbe keine Gartentherapeuten). Die schlechte Nachricht: Das geht schon einmal nicht ohne ein wenig Initiative. Gemeint ist auch hier: Sie müssen schon hingehen, müssen was tun, müssen gärtnern. Es zählt eben nicht nur die Wirkung des Raumes an sich, sondern ebenso, was man dort so veranstaltet.

Doch es ist leider auch dann nicht so, dass ich nun anfange, sagen wir mal, meinen Kartoffelacker umzugraben und – Zack! – bin ich innerlich neu geordnet, geht es mir sofort besser. Von Glück und Vervollkommnung ganz zu schweigen. Können Sie vergessen. Im Gegenteil: Wir alle können sicher auf der Stelle direkt ein halbes Dutzend von Situationen aufzählen, die im Garten eher unser Wohlgefühl direkt einschränken. Aber sowas von! Vom Ärger mit dem Gartennachbarn wegen der überhängenden Zweige, über die piefigen Regularien im Kleingartenverein bis hin zum Frust über den Discounter-Rosenbogen, der nach dem ersten Sturm mitsamt Rose einstürzt und alles unter sich begräbt. (Die kommen dort nicht ohne Grund jedes Frühjahr wieder neu ins Programm. Würden sie Stürme überleben, wäre Deutschland bald ein Land der Rosenbögen.) Und noch gar nicht erwähnt in dieser Aufzählung sind dabei die obligatorischen Stacheln der Rose oder der Brombeeren, die sich gerne über Wochen herauseitern, nicht zu vergessen auch der Rückenschmerz nach besagtem Umgraben des Kartoffelackers. Nein, Gärten und das Gärtnern machen auf gar keinen Fall „automatisch" gesund.

Demgemäß ist es sehr gut investierte Zeit, sich doch einmal intensiv damit zu beschäftigen, wo Sie denn persönlich möglicherweise konkreten Bedarf haben: Die Frage, was für *Sie* persönlich am besten wäre, was *Ihnen* gut tut ... und was auch nicht.

Um es ganz großspurig zu formulieren: Da sind Sie auf einem guten Weg, schließlich haben Sie sich schon einmal dieses Buch gekauft und sogar schon mehr als ein Dutzend Seiten gelesen. Weiter so!

Und wie geschrieben: Mit dem „guten Gärtnern" ist es nicht viel anders als bei besagtem Fitnessstudio. Auch da ist es sicher sinnvoll vorher zu überlegen, was Sie denn selbst für sich erwarten, was Ihnen so durch den Kopf geht und wie das Ganze am Ende aussehen könnte. Ist das eher das Bild eines hageren, sehnigen Ausdauertyps oder sehen Sie sich da als einen zwar properen, aber dennoch durch und durch im Gleichgewicht befindlichen Kardio-Typen. Oder streben Sie doch an, am Ende als muskulöser Würfel, Typ Arnold, vorm Spiegel zu stehen? Kommen Sie, wir haben doch alle solche Idealbilder vor uns. Und so stellt sich auch die Frage, worauf konkret wir denn im Wohlfühlgarten einwirken wollen und nachfolgend: Was muss man dafür tun?

Ich habe ja gerade schon erwähnt, dass speziell dieses Tun, dieses aktive Gärtnern für den Faktor „Wohlempfinden" bedeutsam ist. Gerade das macht den Garten – im Gegensatz zur „reinen" Natur – für uns als therapeutisches Medium aus. Die Tatsache, dass wir gezielt Einfluss nehmen. Das wiederum ist übrigens fast so etwas wie eine Grunddefinition für Wohlempfinden und Lebensqualität: Dass wir uns in einem System als Handelnder empfinden und die Auswirkungen dieses Handelns auf eben jenes System wahrnehmen. Das Gärtnern und der Garten – Handeln und Ort – sollte man daher nicht voneinander trennen. Speziell einen Wohlfühlgarten getrennt vom Gärtnern zu sehen ist keine gute Idee. Auch das ist eine Erfahrung der Gartentherapie: Der Garten an sich ist natürlich toll, stellt aber alleine noch kein Therapeutikum dar. Wenn Sie etwas für Ihr „Innerstes" tun wollen, dann sollten Sie dafür im „Außen" aktiv werden.

Es wird also in diesem „Garten-Buch" eher nicht darum gehen, wie Tomaten oder Sonnenblumen besser wachsen. Wer mich kennt, weiß auch, dass ich ein bekennender Gemüseversager bin und man dürfte sich dementsprechend auch schieflachen, wenn ich hier Tipps zu deren Anzucht zum Besten geben würde. Nein, im Mittelpunkt steht der Mensch und wie er durch den Garten und die Gartenarbeit wachsen und gedeihen kann. Es ist also nicht (nur) ein Garten-Buch, sondern vielmehr ein Garten-Menschen-Buch. Und daher schon jetzt: Möglicherweise kommt in diesem Buch das Wort „Mensch" öfter vor als das Wort „Pflanze". Denn es ist halt so: Wer einen Wohlfühlgarten anstrebt, der wird sich sinnvollerweise nicht nur mit dem Garten, sondern verstärkt mit dem Verhältnis Mensch-Garten befassen. Denn so, wie Gartentherapeuten eben nicht den Garten therapieren, sondern den gärtnernden Menschen, so soll sich ja im Wohlfühlgarten eben auch nicht nur die Pflanze, sondern ebenso der gärtnernde Mensch wohlfühlen. Im Zentrum stehen also Gartenmenschen wie Sie und ich (oder wie Stefan und Sabine) und das, was sie so brauchen. Gutes Stichwort.

Sie wissen ja bereits: Ich bin schließlich Gartentherapeut und Gärtner und wurde schon öfter gefragt, was denn meiner Meinung nach einen guten Gärtner ausmacht. Keine Ahnung, wer auf die Schnapsidee kommt, ich könnte das wissen. Zudem ist es eine schwere Frage, wo man sich schnell mit der Hälfte der Antworten lächerlich macht. So ungefähr: „*Gute Pflanzenkenntnis ...*" „*... dann gehörst Du da ja wohl nicht zu ...*". Und so kam ich nach einer Weile dazu, immer Folgendes zu antworten:

Ein guter Gärtner ist in der Lage, Bedingungen zu schaffen, unter denen Pflanzen wachsen können.

Fand ich gut. Kann man sich auch in die Gartenhütte hängen. Wir Gärtnermenschen geben den Pflanzen, was sie brauchen und mit dem Rest müssen sie dann selbst klarkommen. Gras wächst nicht schneller, wenn man dran zieht. Soweit dazu.

Irgendwann, ein paar Jahre später, bin ich dann bei Buchrecherchen – und zwar bei der Suche nach einer Therapie-Definition – auf Carl Rogers gestoßen, der dazu schreibt: „*Es wird hypostasiert, dass der Mensch, ebenso, wie jeder andere lebende Organismus, sei es Pflanze oder Tier eine inhärente Tendenz zur Entfaltung aller Kräfte besitzt, die der Erhaltung oder dem Wachstum des Organismus dienen. Wenn diese Tendenz nicht behindert wird, bewirkt sie verlässlich beim Individuum Wachstum, Reife und eine Bereicherung des Lebens*" (Rogers, 1977, S. 41). Sinngemäß also: Therapie ist die Fähigkeit, Bedingungen zu gestalten, die dafür sorgen, dass Menschen sich entwickeln können.

Tatsächlich hat er nicht nur dieses coole Wort „hypostasiert" eingeworfen, sondern sogar auch das Wort „wachsen" benutzt. Als (Garten)therapeut bin ich also so etwas wie ein Menschengärtner. Deshalb interessieren uns eben nicht nur Pflanzen und Böden, sondern auch die Menschen, mit denen wir arbeiten. Und wenn Sie, als Ihr eigener Menschengärtner, in Ihrem eigenen Garten auch ein Stück gedeihen und

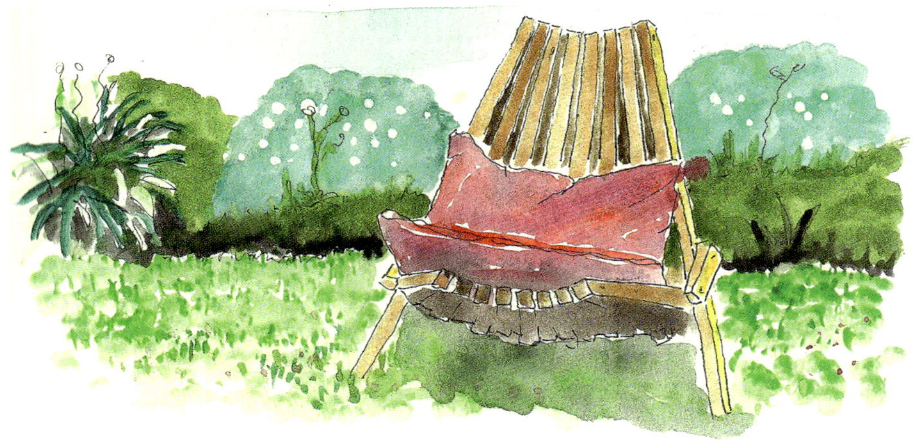

Abbildung 3-5: Kleiner Tipp zum Lesen und Überlegen: Machen Sie es sich bequem – gerne auch im Garten (Zeichnung: A. Niepel)

vielleicht sogar „wachsen“ wollen, ist es keine schlechte Idee, wenn Sie sich halt auch ein wenig mit sich selbst beschäftigen.

Schaffen Sie! Und keine Angst, das wird kein Seelenstriptease. Das wäre auch sicher sehr kontraproduktiv. Wer sich bereits nach wenigen Seiten als Vollpfosten, Psychopath oder Kontrollfreak erkennt, wird auch wohl eher nicht weiterlesen – im Normalfall. Nein, Sie sollen, auch wenn der Autor Therapeut ist, keineswegs zum Patienten gemacht werden. Ganz sicher jedoch gibt es diverse Erfahrungen aus dieser Gartentherapie, die sich erstklassig auf den Garten als persönlichen Gesundungs-, Wachstums-, Wohlfühlraum oder meinetwegen auch Glücksraum übertragen lassen. Denn weniger als um Störungen geht es darum, ein Gefühl dafür zu bekommen, was Ihnen individuell eigentlich besonders wichtig ist, was Ihnen also besonders guttut und was für ein Garten und welches Gärtnerdasein zu Ihnen passt (**Abb. 3-5**).

So, ich denke, nun habe ich das mit dem „Guttun“ häufig genug wiederholt und dem Lektorat gegenüber durchgesetzt. Sollte angekommen sein, auch wenn die Wortspezialisten es nicht so mögen.

4 Der Garten in unseren Köpfen

Als Gartentherapeut lasse ich mir an der Stelle gerne von meinen Patienten Geschichten über ihre Gartenerlebnisse erzählen. Spontan und ohne Vorgabe. „*Erzählen Sie doch einfach einmal eine Gartengeschichte, die Ihnen so durch den Kopf geht!*" Mehr nicht. Doch was dann erzählt wird, ist spannend. Zunächst stößt man auf kaum jemanden, der keine irgendwie gearteten Gartenerfahrungen hat, der gar nichts zu erzählen weiß. Und ohne, dass ich speziell darum bitte, kommen nahezu immer Kindheitserfahrungen dabei heraus.

„*Deswegen ist das Gefühl, womit wir an der Natur hängen, dem Gefühl nahe verwandt, womit wir das entflohene Alter der Kindheit und der kindischen Unschuld beklagen*", hat schon Friedrich Schiller gewusst und damit beschrieben, wie sehr diese Zeit unser Naturverhältnis prägt.

Ein Patient, 83 Jahre, erzählt: „*... das war 1950 und für uns war das alles etwas Neues damals. Spargel beispielsweise, wie der angebaut wurde. Da gibt's Gräben, die sind 90 Zentimeter bis 1 Meter tief und da wird er eingesetzt und nach sieben Jahren können sie das erste Mal ernten. Wir hatten auch Spargel im Garten – sieben ganze Reihen. Und Spargel stechen! Das will gelernt sein: Das Messer richtig einsetzten, schräg damit man drankommt ...*

Wir haben angebaut, was wir brauchten, das Übliche, Möhren und Erbsen und Bohnen. Damals sind wir von Bayern ins Oberbergische gezogen und da hatten wir eine Terrasse mit kleinem Anbau, wo wir Blumen und Tomaten anpflanzen. Die macht oft mein Schwager, der wohnt im vierten oder fünften Stock und der bestäubt sie selbst ...".

Vielleicht sehen Ihre spontanen Gartenerfahrungen ja ähnlich aus oder spielen zumindest ebenso in erster Linie in Ihrer Kindheit. Vielleicht finden Sie sich ja auch hier wieder, wenn Frau R., 64 Jahre, ergänzt:

„*Ich bin eine Stadtmaus, aber mein Opa hatte einen Garten, ich glaube, der hatte den schon 60 Jahre lang, es war ein richtiger Nutzgarten, so wie es ihn nach dem Krieg überall gab. Ich habe selbst auch Spargel gestochen. Mein Opa hatte insgesamt vier Reihen. Im dritten Jahr konnte dann der Spargel geerntet werden. Immer jeweils eine andere Reihe. Damals war ich vielleicht zehn oder zwölf Jahre alt ... Der Garten lag auch in einer Kleingartensiedlung.*"

Ja, es ist tatsächlich so: Die Hauptprotagonisten in diesen Geschichten sind immer wieder Oma und Opa. Und immer wieder wird erwähnt, dass sie es waren, die überhaupt erst an den Garten herangeführt haben. Selbst, wenn das dann manchmal erst Jahrzehnte später geschah. Die gärtnerische Pubertät beginnt oft erst mit Vierzig. Denn auch das stimmt: Der Wunsch zu Gärtnern, er wächst manchmal sehr langsam heran, braucht Jahrzehnte, um sich eine Bahn zu brechen. Dieser Wunsch wartet auf die passende Gelegenheit: Die ersten Kinder haben sich angesagt und urplötzlich erinnert man sich an die schönen Kindheitstage (**Abb. 4-1**) oder an den Küchengarten der Oma.

Aber auch das passiert: Die Lebensumwelt wird zunehmend stressiger und anstrengender und die Zeit der wilden Partys als Ausgleich ist auch schon ein paar Jahre her. Und so brechen die mit dem Garten verbundenen, scheinbar unbeschwerten Gartentage ins Bewusstsein durch, melden sich wieder und wieder. Der Keim, er war jedoch immer schon da. Denn fast immer haben die Geschichten, die man hört, einen positiven Beiklang, färben diese Erinnerungen bunt. So erinnerte sich eine ältere Dame nach der Bitte um eine Gartengeschichte spontan an ihre Kindheit in Litauen.

„Litauen – das sind Pilze, Himbeeren und es ist schönes Wetter. Die Gegend, aus der ich komme, es ist zwar eine große Stadt. Doch wilde Wälder und Gärten gibt es dort überall. Birken und Kastanien wachsen dort. Der Frühling ist sonnig, es ist warm und ist grün. Der

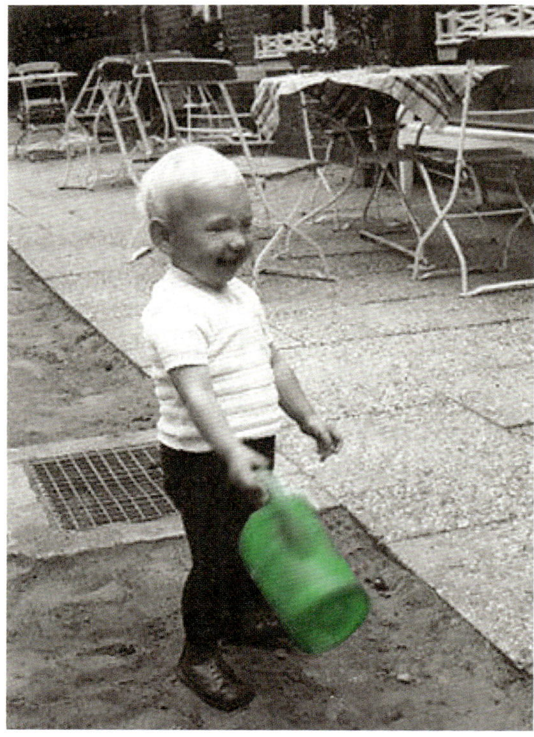

Abbildung 4-1:
Das bin ich. Man sieht schon früh die Bestimmung (Quelle: A. Niepel)

Sommer, das sind grüne Bäume, und es wachsen Blumen: Tulpen und auch Rosen fallen mir ein. Der Herbst, das sind vor allem die Pilze und schließlich der Winter, sehr, sehr kalt und viel Schnee.

Wenn ich ein Wort für Litauen suche, dann ist es grün."

Fast schon lyrisch erinnert sie sich in Bezug auf den Garten an diese vergangene Heimat. Ebenso interessant und ein weiterer Hinweis darauf, wie sehr diese Art zu gärtnern noch immer unser Gärtnerbild prägt, ist es, wenn man einmal genau auf die dabei erwähnten Objekte und Pflanzen achtet.

„Immer im Sommer gab es vieles, auch Paprika – der ist etwas Besonderes, die Pflanzen brachte mein Vater aus Moldawien mit, wo meine Schwester wohnte. Die Anzucht war schwierig. Der Garten war groß, ungefähr 10 Meter breit und 20 Meter lang. Und es gab Kartoffeln. Im Juli hatte mein Papa Geburtstag und es gab die ersten Kartoffeln und Gurken. Die Kartoffeln wurden gekocht und es gab Kartoffelsalat. Mein Vater liebte Kartoffeln. Unser Kartoffelsalat wurde mit Sahne zubereitet und Zwiebeln."

So reagierte Herr B. auf meinen Wunsch nach einer Geschichte. Und tatsächlich. Immer wieder sind es Obst und Gemüsepflanzen, die in der Erinnerung hochkriechen. Blumen mitunter auch, aber so etwas wie Rasen oder Ziersträucher werden kaum erwähnt. Und wen es interessiert: Es gibt einen Platz eins in dieser Hitliste. Wer warten kann. Ich verrate Ihnen das gerne – ganz zum Schluss.

Und um schon einmal in das Thema einzusteigen, was uns denn alles so guttut: Es ist immer wieder zu bemerken, wie quasi nebenbei die Erwähnung von Wissen und Können einfließt. Mit dem Garten und dem Bericht darüber besteht eine Möglichkeit, sich unbewusst selbst sehr positiv darzustellen: *„Wir hatten ansonsten Kartoffeln und auch Äpfel, ich erinnere mich an Sternrenetten, die sind sehr robust. Jetzt habe ich Radieschen und Tomaten sowie Rettich. Rettich ist nicht schwierig!*" (Herr G., 72 Jahre).

Ist ja erst einmal wenig Inhalt. Wer jedoch genau hinhört, der spürt, dass nebenbei mitgeteilt wird, dass man bestimmte Apfelsorten kennt. Oder: Erinnern Sie sich an die vorherigen Geschichten? Dort liest man im Subtext die Info, dass man weiß, wie kompliziert der Anbau von Spargel ist. Das Thema Selbstwert spielt immer eine Rolle. Dazu mehr im zweiten Teil dieses Buches. Insgesamt bleibt festzuhalten, dass ganz offenbar die Kindheit die prägende Zeit auch für die Ausbildung von unserem Verhältnis zum Garten ist, dass dies auch Einfluss auf unser Bild vom Gärtner und der Gärtnerin hat und dass sich dadurch auch eine ganz bestimmte Art des Gärtnerwesens bei uns eingeschlichen hat. Wenn also die Generation von Opa und Oma derart bestimmend sind für unser Bild vom Gärtner, so ist es kein Wunder, dass dieser Typus immer auch durchwirkt und bewusst oder unbewusst mitprägt, welche Art von Gärtner oder Gärtnerin wir in uns sehen. Oder auch insgeheim anstreben.

Natürlich gibt es immer Einflüsse, die auch manchmal lange nachwirken, so stand es schon Wort für Wort bei der kleinen Einführung in die Gartengeschichte, mit dem

Blick auf die Gärten. Dieser Grundsatz gilt natürlich auch für die „Gärtner- und Gärtnerinnengeschichte“.

Also horchen wir doch mal in uns, was für eine Art von Gärtner oder Gärtnerin und damit auch welche Form von Garten in unserer Vorstellung schon vorhanden ist. Ich nehme mal an, dass das einfach auf Ihr aktuelles Gärtnern durchschlägt. Niemand ist ohne Vorgeschichte, ohne Prägung und Vergangenheit. Gerade eine Tätigkeit wie das Gärtnern hat dabei selbstversätndlich eine Jahrtausende alte Historie. Aber keine Angst, diesmal gehe ich nicht bis zu den Ägyptern zurück. Aber die Älteren erinnern sich vielleicht auch an ein Geldstück mit Gärtnerin (**Abb. 4-2**)?

Nein, wir schauen auf die Typen, die sehr wahrscheinlich durch ihr Verhalten, durch ihren Stil und ihren Ansatz den heutigen Gartenmenschen, die Neugärtner im Besonderen, beeinflusst haben. So was wie die Vorfahren von Sabine und Stefan, die Vorläufer, ja vielleicht auch die Vorbilder? Manchmal, nicht selten eben auch die Omas und Opas.

Welche Art Gärtner soll es denn bitteschön sein? Wie sind diese gärtnernden Ahnen mit sich und ihrem eigenen Gärtnern umgegangen. Was war ihnen wichtig?

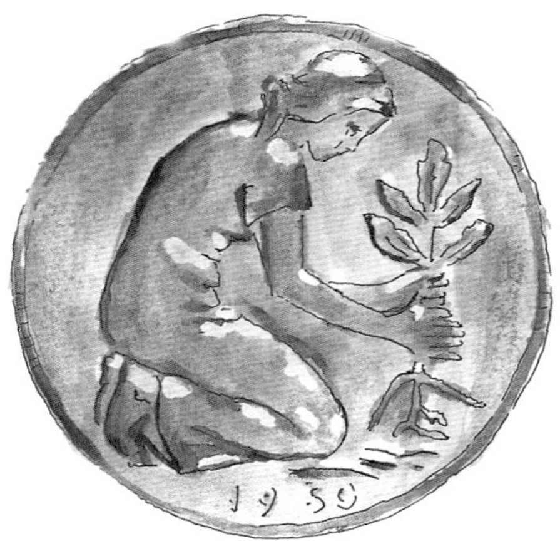

Abbildung 4-2:
Eine Gärtnerin (Baumpflanzerin) und die erste Frau auf einer 50-Pfennig-Münze, geschaffen 1949 im Nachgang der Währungsreform, was den Wiederaufbau Deutschlands nach dem Zweiten Weltkrieg verkörpern sollte (Zeichnung: A. Niepel)

5 Auf wen man im Garten trifft: die Urtypen

Heinz und Hedwig

Ja, was war ihnen wichtig? Für unsere Großväter schien die Antwort auf diese Frage recht einfach gewesen zu sein. Wichtig war, *möglichst viele Zentner Kartoffeln aus seinem Acker zu ziehen.* Dies scheint das Hauptinteresse am besten zu beschreiben und alles andere schien egal, zumindest zweitrangig. Die (Garten-)Welt: so schön und so einfach. Viel hilft viel. Pferdemist als Dünger ist gut. Disteln sind Unkraut und Kartoffelkäfer nennt man Ungeziefer. Die Reihen geschlossen und natürlich immer schön gerade und kein Erbarmen mit Schnecken und Bohnenläusen. Was für eine klare Welt.

Der Gärtner, nennen wir ihn Heinz, spielte dabei als Person eine eher untergeordnete Rolle – im wahrsten Sinne. Er hatte zu ackern (was für ein Wort!) und im Grunde dem Garten zu dienen. Irgendeine Art von Stil spielte dabei offenbar keine große Rolle. (Zitat: „*Wir hatten ja nix.*") Wenn es denn überhaupt so etwas wie ein Rollenvorbild gab, dann war das Gärtner Pötschke.

So wie er in den bunten Prospekten und Büchern jahrzehntelang dargestellt war – das wurde die Gärtneruniform vorheriger Generationen. Es beginnt dabei ganz oben – und zwar für Leute, die nix haben, eigentlich schon recht modisch: Strohhut, dekoriert mit neckischer Blume auf deutlich grauem Haar (**Abb. 5-1**). Macht jedoch auch schon mal klar: Gärtner sind alte Säcke, nix für pubertierende Heranwachsende. Nur damit das schon mal geklärt ist. Und falls das zu subtil ist, breitet sich unter dem Kinn noch ein massiver grauer Bart aus, der in Form und Farbe jede Ähnlichkeit mit Hipstern heutiger Prägung verbietet.

Die weiteren zwei erkennbaren Insignien der gärtnerischen Kompetenz von Heinz sind ein weißes Oberhemd, Ärmel natürlich hochgekrempelt, natürlich! Die ideale Mischung aus irgendwie Chef und irgendwie Arbeiter. Dazu wahlweise schwarze Weste mit ebensolcher Hose und darüber eine grüne Schürze, beziehungsweise manchmal auch – quasi als Ausweichdress – die Latzhose. An den Füssen entweder schwarze Stiefel oder lieber noch dicke Holzclogs. Fertig steht der Mann, breit grinsend, den Daumen hochreckend, zwischen Legionen von Gemüse und Blumen, die nur eines auszudrücken scheinen: „*Heinz – wir danken dir*".

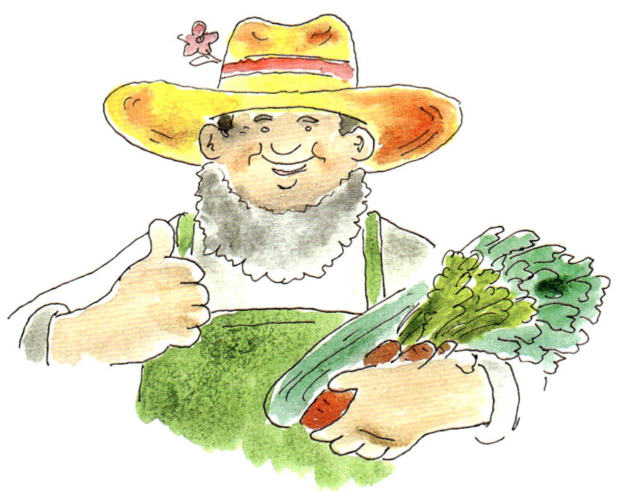

Abbildung 5-1:
Heinz – ein Typ wie Gärtner Pötschke (Zeichnung: A. Niepel)

Dankbare Pflanzen, dieser Ausdruck, wohl jedem Gärtner und jeder Gärtnerin wohlbekannt, zeigen das klare Rollenverhältnis. Um nicht zu sagen: Herrschaftsverhältnis. Und so war der Herr des Gartens dann sauber, adrett, freundlich, natürlich trotz all der Mühe ohne Schweißflecken unter den Armen oder gar dem Duft des Pferdemistes. Und überhaupt: Irgendwie überlegen bis in die letzte Pore, ein Leuchtturm im Salat, immer gern gemütlich die Pfeife im Mundwinkel. Und natürlich: Eine Blume adrett im Knopfloch. Was für ein Mannsbild! Eben ein Heinz!

Denn auch das ist klar. Es waren gefühlt immer Männer. Gärtnernde Männer, die den Stil prägten. Denn auch wenn ganz praktisch oft die Gärtnerinnen, nennen wir sie Hedwig – immer schön mit Kopftuch und in Kittelschürze – mitschufteten und selbstredend auch für die Verarbeitung zuständig waren: Eine Gärtnerin Pötschke, als Zugabe oder Ergänzung, die war nicht vorgesehen.

Kleine Randnotiz, wen es interessiert, ansonsten einfach überspringen

Ich habe natürlich versucht, GärtnerIN Pötschke zu googeln, was aber zu keinem Ergebnis führte. Die Google-Antwort war: „Meintest du *Gärtner Pötschke*". Abgesehen davon, dass ich mich ungern von einer Suchmaschine gleichzeitig duzen und auch noch korrigieren lasse, brauchte ich dann anschließend diverse Versuche, bis ich endlich mit der Doppelung „weibliche Gärtnerin" einige Resultate fand. Unter anderem einen Emma-Artikel, einiges an Berufswerbung (*Hey – komm zu uns – Gärtner – ein toller Beruf und das können auch Mädchen*) und diverse Links, die von Google aber auch gleich als „unangemessen" markiert waren. Da ist noch Luft nach oben.

Wobei, eigentlich waren Heinz und Hedwig irgendwie ziemlich geschlechtslose, von jeder Persönlichkeit befreite Vorbilder. Es ging ums Ernten, um das Ergebnis und der-, oder eben diejenige, die dafür verantwortlich war, sah nicht nur aus wie ein Gartenzwerg, sondern hatte letztlich eine ähnliche Funktion. Im Beet seinen Mann stehen. Und bekanntlich sehen weibliche Gartenzwerge – gerade mal abgesehen vom Bart – fast exakt genauso aus.

Dieser Typ ist auch keineswegs ausgestorben. Wer sich den Spaß macht und mal auf Kleingärtnertreffen geht, wird derartige Relikte noch immer finden. Wie tief verankert dieser Typus ist, erleben auch einige meiner gartentherapeutischen Kollegen und Kolleginnen, speziell, wenn sie in Altenheimen arbeiten. Mit Strohhut, mit Gummistiefeln (selbst wenn man nur drinnen arbeitet) und mit grüner Kleidung ausgestattet, fliegen ihnen immer wieder ein wissendes Lächeln und ein seufzendes „Aaaah“ entgegen, wo man ansonsten doch hin und wieder größere Mühe hat zu erklären, was man denn jetzt von ihnen möchte. (Sie ahnen es, meist geht es um die Frage, ob wir denn jetzt den Garten heilen wollen, oder was ...)

Dieses Abziehbild vom Gärtner existiert einerseits natürlich noch, weil es, siehe Thema Altenheim, noch diese Generation gärtnernder Mitmenschen gibt. Menschen, die selbst Heinz und Hedwig waren. Es existiert aber auch weiter, weil das Bild dahinter noch immer nachhallt, selbst bei den Jüngeren. Es ist ein Bild, tief in unser Verständnis eingemeißelt als Archetyp des Gärtners – eben der totale Pötschke.

Für viele von uns sind Heinz und Hedwig übrigens einfach eines: Opa und Oma – wie ja auch für unsere Sabine. Nebenbei bemerkt könnten wir sie auch Aische und Yilmaz oder Bogdan und Magda nennen, denn gerade die Generation von Migranten trägt nicht selten auch diesen Gärtnertypus in sich.

Heinz ist tatsächlich vom Grundsatz her eher älter und im Gegensatz zu den andauernd lächelnden Stereotypen waren seine prägenden Gärtnerjahre sicher oft nicht derartig fröhlich gestaltet. Das Gärtnern war für ihn in erster Linie kein rein freudiges Hobby, sondern Bestandteil der notwendigen Selbstversorgung. Gärtnern als Ökonomie. Ja, es war tatsächlich existenziell wichtig, dass der Zentner Kartoffeln am Ende im Keller in der Holzkiste landete und dass all die schwarzen Käfer noch genügend Bohnen übrigließen, damit diese klassisch von Hedwig eingeweckt für den Winter im Keller landeten. Neben weiteren Einmachgläsern voller Obst und anderem Gemüse warteten sie darauf, den Speisezettel zu füllen. „Quer-durch-den-Garten“ hieß nicht umsonst der klassische Alltagseintopf.

Wenn hier dann die zuvor formulierten „Garten-Idealwelt-so will ich's haben-Kernfragen“ gestellt werden: *„Was belastet mich und soll weg“, „Was soll stattdessen hin“ und „Was kann ich gut und soll deshalb dort zu sehen sein“*, dann sind aus der Zeit heraus die Antworten klar und einfach.

Wer Krieg, Hunger, Chaos und Vertreibung erlebt hat, für den ist das Paradies ein Garten, der klar geordnet ist. Insbesondere ein Garten, der Sicherheit bietet, in dem

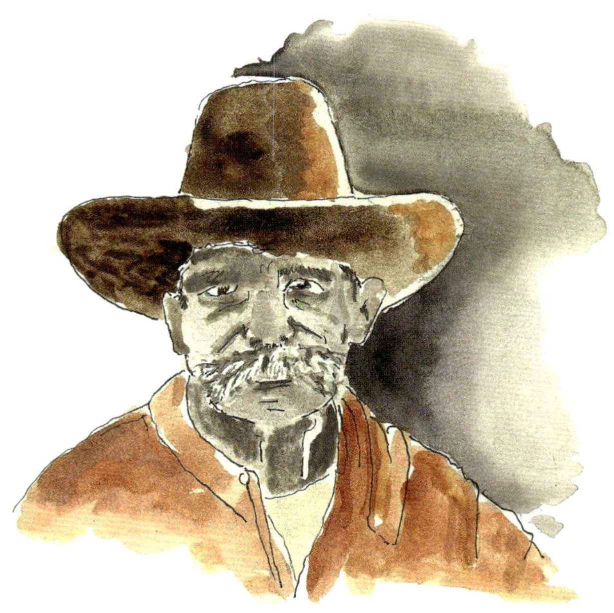

Abbildung 5-2:
Den „Heinz" finden wir weltweit – und überall strahlt er auch die gleiche Würde aus (Zeichnung: A. Niepel)

man fest verwurzelt steht und der einen sicher mit Lebensmitteln (nie war das Wort passender) versorgt. Und dabei ist es so, dass dieser „Typ Heinz" ebenso auf den Schlesien-Flüchtling 1946 zutrifft wie auf denjenigen, der 2015 aus Syrien kam. So können wir letztere Neugärtner interessanterweise als „arabischen" Heinz in so manchem internationalen Garten beobachten, wo er mit Akribie Tomaten und Auberginen züchtet (**Abb. 5-2**).

Vielleicht ist es an dieser Stelle ein interessanter Einwurf, dass seit 2019 das deutsche Institut „Gärten helfen Leben" einen Therapiegarten im Nord-Irak mitbetreut und die dortigen Therapeuten weiterbildet. Dort werden Menschen behandelt, die unter dem IS Versklavung, Terror, Mord, Vertreibung und Krieg erlebt haben. Und als Antwort auf die Frage, was denn der Aufenthalt im Garten und das Gärtnern dort bedeutet, hört man etwas, was fraglos auch Heinz und Hedwig so formuliert hätten:

- Hier fühle ich mich sicher, hier kann mir nichts passieren.
- Ich kann (durch die Gemüseanzucht) für mich selbst sorgen.
- Ich bin wichtig, ich kann etwas, ich weiß etwas.
- Hier treffe ich Menschen, die das Gleiche tun wie ich.

Sie werden am Ende dieses ersten Kapitels noch die Möglichkeit haben, selbst an Ihrer eigenen Gartenbiografie zu arbeiten. An der Stelle dann auch noch etwas mehr zu den gärtnernden Irakern – vielleicht gibt es ja noch mehr Parallelen. Der Garten dieses Gärtnertyps weist dementsprechend durchaus wiederkehrende Merkmale auf. „Wie der Garten, so der Gärtner", heißt ein hebräisches Sprichwort. Gerne können wir dieses auch drehen: „Wie der Gärtner, so sein Garten". Der Garten von Heinz und Hedwig ist zunächst oft sehr gut sortiert. Das betrifft sowohl die geraden, klaren Linien und Flächen in diesem Garten wie auch die deutliche Abgrenzung, sei es Hecke oder Zaun. Es hat alles seinen Platz und auch seine Logik. Hier das Frühbeet, dort der Kompost. Und das bezieht sich auch auf die Pflanzen. Die spielen so oder so eine große Rolle. Dieser Gärtnertyp hat schließlich oft ein unfassbares Spezial- und Sortenwissen: Er weiß, in welche Himmelsrichtung jene Bohne oder jene Erbse sich windet, welche Kartoffel wann in den Boden kommt und welcher Kirschbaum die besten Früchte in seinem Klima bietet. Dementsprechend hält der Gärtner Heinz immer ein wenig die pflegende und schützende, aber auch sortierende Hand über seine Anzuchten. So verändert dieser Garten sich auch ständig über die Jahreszeiten. Auf die frühen Sorten folgen die späten. Und wenn es „mittlere" geben sollte, dann kommt die auch zur richtigen Zeit erst in und dann wieder aus der Erde. Wir sehen im Kern einen Frühling-Sommer-Herbst-Garten mit klar unterschiedlichen Pflanzen und Arbeiten. Der Winter wird eben deutlich als Ruhepunkt wahrgenommen. Dieser Garten, er ändert sich durchgehend, die eine Kultur folgt auf die andere und Jahr für Jahr wechseln die Plätze nach der Fruchtfolge. Ja, diese Pflänzlein, sie sind die bestimmenden Elemente, fast Persönlichkeiten dieses Gartens.

Zurück zu Heinz. Der ist bei all dem irgendwie als Persönlichkeit eher wenig greifbar. Er könnte alles sein – CDU-, SPD- oder FDP-Wähler (*„wir hatten ja nix anderes"*), er könnte alleinstehend oder verheiratet, Arbeiter oder Kaufmann, studiert oder angelernt sein. Denn nochmal: Im Zentrum dieser Art zu gärtnern steht das Ergebnis. Die Person oder gar deren Persönlichkeit scheinen zweitrangig. Der Garten ist weder für Hedwig noch für Heinz ein Ort, um auszudrücken, wer sie wirklich sind, sondern umgekehrt eher eine Gelegenheit, um allen zu zeigen, dass man einem allgemein als positiv bewerteten Charakter entspricht. Dieser wird assoziiert mit Begrifflichkeiten wie Gründlichkeit, Wissen, Können, natürlich Geduld und sicher auch Demut. Aber v. a. auch durch eine große Portion Unerschütterlichkeit und Verlässlichkeit.

Auch haben wir, denken wir an Heinz und Hedwig, oftmals den Begriff von der Vitalität im Hinterkopf – den haut nix um. Damit kommt immer mal wieder die Frage auf, ob denn der Gärtner an sich auch gesünder sei als der Nichtgärtner. Auch wenn hier nur wenig Studienmaterial vorliegt, so gibt es zumindest Hinweise, dass spannenderweise gerade bei der älteren Generation (grauer Bart!) durchaus Unterschiede zu erkennen sind. So ergab eine Studie aus den Niederlanden, dass es speziell die älteren gärtnernden Menschen sind – im Vergleich zu ihren nicht-gärtnernden Nachbarn – die signifikant bessere Gesundheitsdaten hatten, während bei ansonsten gleichen, aber jüngeren Gruppen kaum Unterschiede festzustellen waren.

Rudi und Rita

Bei diesem einen Gärtnertypus ist es natürlich nicht geblieben. Die gärtnerische Entwicklung ging weiter. Das begann schon in den sechziger und siebziger Jahren, als zusammen mit der Hollywoodschaukel jener Freizeittypus Einzug in Garten oder Datscha hielt, der die Latzhose ablegte und sich plötzlich auch mal im geschmackvollen hellbraunen Anzug beziehungsweise im wahlweise geblümten oder blassrosa Kleid im Grün fotografieren ließ: Rudi und Rita.

Die Pfeife im Mund blieb zwar, also zumindest bei Rudi, quasi in Pötschke-Tradition oder als Zitat, aber nun musste der neue Gärtner-Typus auch noch etwas Weltmännisches an sich haben. Als deutliches äußeres Zeichen wurde der Strohhut gern durch die Baskenmütze ersetzt. Eine Art Heinrich Böll der Rabatten. Ja dieser neue Typus ist irgendwie schon eine Art von Anti-Heinz. Das beginnt bereits äußerlich: Der Bart ist ab und die idealen Rollenvorbilder sind nicht mehr vermenschlichte Gartenzwerge, sondern so etwas wie Graf und Gräfin Bernadotte von der Mainau. Wir sind wieder wer, was auch immer. Auf keinen Fall aber ein menschgewordener Zwerg.

Stellt man demgemäß hier die zuvor ja schon erwähnten Kernfragen: *„Was belastet mich und soll weg?“*, *„Was soll stattdessen hin?“ und „Was kann ich gut und soll dort zu sehen sein?“*, dann antworten uns Menschen, die es geschafft haben. Geschafft, sich mit wirklich viel und harter Arbeit ein kleines Stück Wohlstand zu erarbeiten. Menschen, denen aber dieses ständige Arbeiten und Schuften so langsam zu viel wird, zumal man sieht, wie woanders eben nicht nur ein „kleiner Wohlstand“ entstanden ist. Und genau das soll auch dort hin: *Freizeit,* mit der Betonung auf „Frei“. Und gleichzeitig hat dieser erste Erfolg auch seine ersten körperlichen Spuren hinterlassen (Stichwort: Rudi hat einen ziemlichen Wohlstandsbauch bekommen), sodass auch die Sorge um das eigene körperliche Wohl so langsam aktueller wird.

Und insofern weist dieser Typus auch inhaltlich einige Abänderungen auf. Das zeigte sich v.a. darin, dass Themen wie Erholung und auch Fitness, insbesondere aber auch solche neuen Modeworte wie „Hobby“ immer mehr aufkamen. Das besagte: *„Wir sind wieder wer“*, aber auch *„Wir haben es geschafft“*, all das mag durchgeklungen sein, als man Stück für Stück den Kartoffelacker durch Rosenbeete ersetzte und den Gartenzaun zusätzlich mit Omorika-Fichten sicherte. My Home, my Castle. Und: Die Quälerei, die sich Heinz und Hedwig angetan haben, die haben diese Typen nun wirklich nicht mehr nötig. Und wenn ackern, dann nur freiwillig, z.B. beim Trimm-Trab. Es gab und gibt also nun einen neuen Gärtnertypus: Rudi und Rita sind die ersten Vorläufer der Genussgärtner. Und mit ihnen wurde auch das stolze Repräsentieren auf dem gepflegten Rasen wie auch das Grillen und Entspannen auf eben jener Rasenfläche plötzlich wichtiger als der Kampf gegen Bohnenläuse, zumal es ja diese Bohnen nun auch viel günstiger in den neuen Supermärkten gab. Wofür dann noch all die Plackerei?

Stattdessen war es schick – nein, man sagte jetzt chic' – diverse Asseccoires in den eigenen Garten zu bringen. Urlaubsmitbringsel oder selbst eigene kleine Bauwerke. Noch war zwar nicht die Zeit für *„Mein Haus, mein Auto, mein Boot"*, aber *„Mein Springbrunnen, meine Gartenskulptur, meine Pergola"* ließ schon einmal ahnen, was da kommen könnte.

Rudi und Rita symbolisieren jenen Gartentyp, der mit seinem Garten darstellt, dass er es eigentlich gar nicht nötig hat zu gärtnern. Das hat auch was Lässiges. So wie einen Porsche zu besitzen, aber die Raserei nicht nötig zu haben und stattdessen lieber durch die Nachbarschaft zu cruisen. Wer sich dennoch nicht nur als derart genießender Nutzer, sondern eben vielleicht doch als Gärtner darstellen wollte, der musste dafür nun schon ein wenig spezielles Expertenwissen oben drauf packen. Bohnen und Kartoffeln waren da kein gutes Gebiet, um sich seine Meriten zu verdienen. Und so informierte man sich gerne über so exotische Dinge wie Essigbäume oder Pampasgrassorten. Gerne in der Hobbygärtner-BRAVO namens „Mein schöner Garten" oder in Knaurs praktischem Gartenratgeber, den man von Heinz und Hedwig erbte. (Das ist übrigens jenes Buch, in dem statt Fotos v. a. immer so kleine, altertümlich wirkende Handzeichnungen waren. Man ahnt es angesichts der Illustration dieses Buches schon: Ich steh' drauf!)

Aber v.a. sollte es immer deutlich modern und locker zugehen. Rita, immer ohne BH und mit Achselshirt im Vorgarten, demonstrierte ihre Version von Freizeitlook im Freizeitgarten und Rudi griff auch schon einmal zum Adidas-Trainingsanzug. Denn wenn man dort arbeitete, dann war das natürlich Sport, Trimm-Dich, wie man das nannte. Während wir uns Heinz und Hedwig irgendwie doch noch immer mit Spaten und Harke vorstellen, so können wir Rudi und Rita gerne die etwas feinere Rosenschere zuordnen.

Also, was mag diesem Gartentypus der Aufenthalt und das Tätigsein im Garten sagen? Vielleicht folgendes:

- Ich habe vieles geschafft und hier soll man das auch sehen.
- Ich habe ein Gespür für die schönen Dinge im Leben.
- Ich bin eine Persönlichkeit, kenne den Trend der Zeit und hier kann ich es zeigen.
- Hier bin ich wichtig und ich teile das mit den Menschen, die mir auch wichtig sind.

Auch der Garten dieses Typs ist an einigen äußeren Punkten festzumachen. Und so vielfältig seine Ausprägungen natürlich wiederum sind, eines bleibt immer gleich: Die Form und Gestaltgebung spielt jetzt zunehmend eine große Rolle. Die Wege sind gerne mal geschwungen und wenn Winkel da sind, dann sollen sie auch genau so sein. Jede Linie ist wohlüberlegt. Auch in Ritas Garten findet man die unterschiedlichsten Bereiche: die Laube, die Beete, der Rasen mit der Rutsche drauf. Wo aber was liegt, das ist weniger von den Pflanzen und deren Bedürfnissen diktiert als von

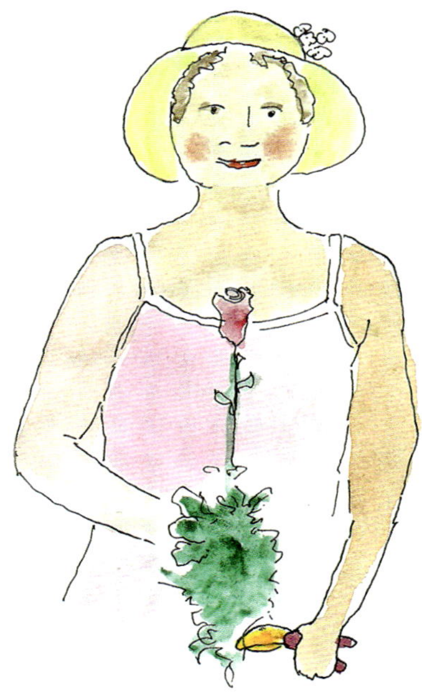

Abbildung 5-3:
Rita liebt Rosen (Zeichnung: A. Niepel)

den kreativen Ideen seiner Erschafferin. Erst ist das Bild im Kopf, dann wird versucht, es in den Garten zu bringen.

Es ist weniger die einzelne zu kultivierende Pflanze als das Gesamtbild, was den Garten prägt. Die Pflanzen haben oft eine eher äußere, eine dekorative Bedeutung. So wie Farben auf der Palette. Dort, wo sie als Individuen auftauchen, erscheint der Gärtner dann oft als „Pflanzenkenner" und Liebhaber – und das oft ganz speziell mediterraner Geschöpfe. Pflanzen aus dem Land der Zitronen, wo man doch jetzt schon regelmäßig zum Urlaub an die Adria fuhr. Vor allem aber waren es immer wieder Rosen, die zum Zentrum des Gärtnerns wurden und in denen man sein Expertenwissen darstellen konnte (**Abb. 5-3**).

Dieser Typus ist auch gerne ein wenig englisch unterwegs. Äußere Kennzeichen können somit auch sein: Tweedhose, bereitwillig kombiniert mit Cordjacke, natürlich mit aufgenähten Flicken auf den Ellbogen. Ein Typus, der sich bis heute standhaft auch unter gärtnernden Realschullehrern gehalten hat. Passende Fächerkombination: Biologie, Englisch und Erdkunde.

Wenn wir überlegen, welche Art von Gärtner oder Gärtnerin wir heute sein wollen, dann werden wir uns auch kaum Rudi und Rita entziehen können. Insbesondere, wo wir ja, wie bei Heinz und Hedwig, auch allenthalben noch ein wenig modernisierte Rudis und Ritas finden. Gerne treffen wir sie auf Gartenausstellungen und ganz besonders auch in *„dieser netten kleinen pittoresken Staudengärtnerei, wo man* *immer die ausgefallensten Sorten findet und auch gepflegt in der Scheune einen Tee trinken kann*" (Zitat Rita).

Spannenderweise – und das haben die Enkel-Erinnerungen bei Heinz und Hedwig schon gezeigt – bei jenen jungen Gärtnern, die diesen Typ als Oma und Opa erlebt haben. Dabei erscheint es so, dass diese Typen weniger das Gütige, Wissende, Geduldige, ja auch das Erduldende von Heinz und Hedwig haben. Prägende Begriffe sind bei Rudi und Rita vielmehr: locker, leger, aber auch privat und ein wenig selbstbezogen.

Dietmar und Dagmar

Gerade in dieser Selbstbezogenheit ging wohl ein wenig der Blick für die Folgen verloren. Insbesondere litt unter diesem Fokus die Natur. So mancher kann sich noch erinnern, dass seinerzeit auch die Hochzeit von DDT und E605 war. Unvorstellbar, in wie vielen Kellern diese Zaubermittel so schlummerten, damit sie einem vermeintlich das Paradies auf Erden zumindest ein wenig einfacher und schneller produzierten. Wer dies bewusst miterlebte, für den stellte sich die Frage „*Was belastet und soll weg*" mit dem Blick in den Keller mit den abgeschlossenen Giftschränkchen im Übrigen auch ganz praktisch. Doch auch außerhalb der eigenen vier Wände war mehr und mehr eine Zukunftsbedrohung zu spüren: Waldsterben, Atomkraft, Monokulturen. All das wurde direkt auch als persönlich bedrohlich erlebt.

Und parallel geht auch die Historie der Gartentypen, die uns so beeinflusst haben, munter weiter. Natürlich hat sich dabei auch der nächste Gärtnertyp, den wir im Angebot haben, aus seinen Vorgängern entwickelt. Klar ist: Auch dieser Typ wollte nicht so sein wie seine Vorgänger. Und auch dieser bringt etwas Neues in das Gärtnern ein: Die Überzeugung, das Ganze nun viel naturverträglicher zu machen. Die Frage „*Da will ich hin, das soll sein*", wird hier beantwortet mit: *Ein Leben im Einklang mit der hoffentlich wieder wilden ungezähmten Natur.* Dementsprechend hat sich bereits in den Siebzigern und dann auch besonders in den Achtzigern der nächste Typus entwickelt. Nennen wir ihn Dietmar und Dagmar. Damit kann man sich nun schon zwischen drei Kern-Typen entscheiden, denn mit diesen beiden tauchen die ersten Naturgärtner auf. Äußerlich basieren sie gerne auf dem Heinz- und Hedwig-Typus – natürlich, denn wie erwähnt wirken ja meist weniger die Eltern als vielmehr die Großeltern, von denen sie auch Bart und Jauchegrube übernahmen. Gerne auch zwei Nummern größer. Beides! Sah blöd aus, aber war – und das macht es aus – genau so gewollt.

Sucht man einen Prototyp, so lohnt der Blick auf Peter Lustig und seine Sendung „Löwenzahn". Die Latzhose ist wieder da! Auch hier blitzte wieder die Opa Heinz-Überlegenheit durch, die einem zu sagen schien „*Ja, ich weiß, wie das aussieht, aber ich kann mir das leisten!*".

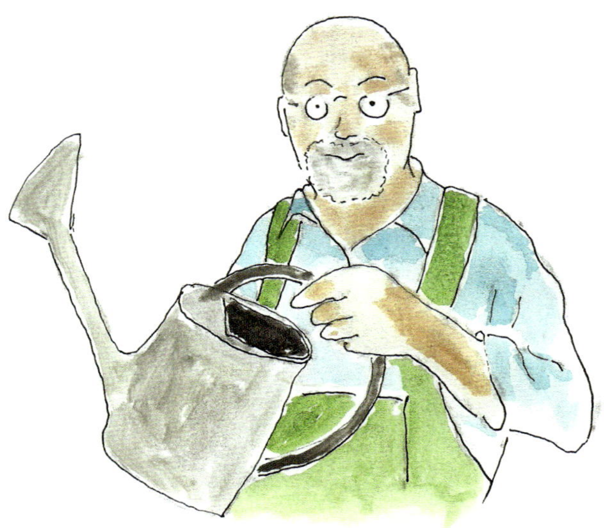

Abbildung 5-4:
Schau an: Ein Dietmar mit Bart und Latzhose (Zeichnung: A. Niepel)

So also sehen Heinz und Hedwig aus, wenn man deren ökonomisches, auf Selbstversorgung bedachtes Gärtnern durch ein ökologisches, auf Naturschutz ausgerichtetes ersetzt. Ist nur ein Buchstabe. Ja, Dietmar und Dagmar waren nach außen klare Anti-Rudis und Anti-Ritas (**Abb. 5-4**). Andererseits konnten sie sich jedoch auch nicht gänzlich von ihnen losreißen. Kam von Heinz das Outfit, so wirkte Rudi durch das mühsam angeeignete Expertenwissen durch. Denn auch das braucht es. Wir haben ja schon bei den erinnerten Gartengeschichten gesehen, dass dieses nicht unbedeutend ist. Und wo Heinz noch wusste, wann und wie man Bohnen vorkeimt, wo Rita mit Wissen über ganz ausgefallene Sorten des „tränenden Mutterherzes" glänzen konnte, da konterten Dietmar und Dagmar damit, dass Brennnesseln unverzichtbar sind für Schmetterlinge. Dietmar und Dagmar waren aber natürlich nicht bloß reine Reaktion auf Rita und auch mehr als wiedergeborene Hedwigs, sie brachten auch auf der Persönlichkeitsebene etwas ganz Neues in das Gärtnertum ein: Sie „verwirklichten" sich im Garten.

Weder Hedwig noch Rita wären je auf diese Idee gekommen. Dietmar und Dagmar jedoch sehen sich immer als volle Persönlichkeit in ihren Gärten gespiegelt und sie drücken das auch wortgewaltig so aus. Der Garten als Spiegel der Seele – und die ist wild, natürlich und ungebändigt. Dass die Ikone Peter Lustig mitsamt seinem Bauwagen sogar im späteren Verlauf der Serie in seinen Garten zog, passt hervorragend in dieses Bild. Der Wunsch nach Unordnung und das Zulassen von Veränderung, die Hoffnung danach, anders zu sein und v.a. die Rollenverhältnisse zu verändern, das ist diesem Typus wichtig. Und das gilt eben auch in der Idealwelt Garten: Sei es das Verhältnis von Zierpflanze zu Unkraut oder auch das des Gärtners zu seinem Garten, wo die beiden Pole „Gebieter und Ausführender" auch mal ganz neu definiert werden können. Hallo Garten, sag' mir, was du willst und ich ermögliche es dir. Aber übertreib' nicht!

Wo es im Garten von Heinz und Hedwig die Pflanzen mit ihren Ansprüchen und bei Rudi und Rita die gestaltenden Gärtner mit ihrem Ausdruckswillen sind, so wird hier das Kommando über die Formgebung gerne an das System Natur abgegeben. Der Boden bestimmt, die Lage bestimmt, die Nachbarschaft, die Vögel, die Insekten, ach, einfach alles – außer dem Gärtner oder der Gärtnerin. Trotz aller Liebe zum Gärtnern hinterfragt man diese Rolle natürlich sehr kritisch. Auch bei den gärtnerischen Werkzeugsymbolen kann man es sehen. Der Spaten von Heinz war verpönt (warum soll man die Erdschichten durcheinanderbringen), die Rosenschere ist inhaltlich zu nah an der Heckenschere (warum Gehölze formen) und so entdeckte man teils sehr alte oder komplett neue Geräte. Bei Dagmar und Dietmar ist es der Sauzahn, gerne aus einer („völlig überteuerten" – O-Ton Rudi) Manufaktur und nur echt mit Kupferspitze.

Wichtig ist bei diesem Typus das Hinterfragen an sich. Denn bei allem Tun geht es nicht allein um eine rein sachliche gärtnerische Entscheidung, immer spielt auch das bewusste Ausleben des Selbstbildes durch das Gärtnern mit. Dagmar und Dietmar symbolisieren für uns daher Werte wie Verantwortlichkeit, Solidarität und auch Innigkeit. Oder, um es einmal mehr in mögliche Selbstaussagen umzuformulieren:

- Ich denke nicht nur an mich und hier zeige ich Anteilnahme an der Mitwelt.
- Ich ruhe selbst so stark in mir, dass ich die natürliche Unordnung der Natur annehmen kann.
- Auch ich bin eine Persönlichkeit, zeige hier aber auch, dass mir die Zukunft anderer Menschen ebenso wichtig ist.
- Ich habe großes Wissen über Ökologie und Naturschutz

Welche Art Gärtner bin ich?

Und klar – die Frage muss sein: Wie viele?

Natürlich lässt sich über all diese Gartentypen trefflich lästern und scherzen. Aber wozu? Na klar: Alles Bekloppte hier. Aber Gärtner sind auch nur Menschen. Und diese Menschen haben uns, die wir uns nun dem Garten zuwenden, zweifelsohne geprägt, sind Teil unserer Gärtnerkultur geworden. Und wenn wir diesen Garten dazu nutzen wollen, *„ein Leben lang glücklich zu sein"*, dann ist es wenig zielführend, diese inneren Gärtnerbilder zu bekämpfen. Nehmen wir also den inneren Heinz und die innere Dagmar an. Es ist okay so. Vielleicht sind wir ja später diejenige Oma und derjenige Opa, die mit seinem Gärtnerwesen die übernächste Generation prägen. Und hoffen wir, dass das dann ebenso angenommen wird.

Aber wo stehen wir denn eigentlich heute? Wahrscheinlich hat sich nahezu niemand komplett bei dem einen oder anderem Gartentypen wiedergefunden. Aber! Ein wenig ist Heinz in allen von uns zu finden. Kommen Sie. Wenn Sie sich eine Skala von 1 bis 10 vorstellen, wobei 1 bedeutet, dass Sie davon aber auch gar nichts haben und 10, dass Sie quasi als wiedergeborener Heinz gelten können, so finden wir alle mehr oder weniger gewisse Anteile von ihm in uns. Mit Sicherheit (**Tab. 5-1**).

Aber wie das so ist mit der bunten Gesellschaft. Es kann ja nicht sein, dass uns lediglich die Wahl zwischen diesen drei Urtypen bleibt. Natürlich nicht. Wem 150 Fernsehprogramme zur Verfügung stehen, der braucht auch eine größere Auswahl an Rollenvorbildern. Schließlich haben wir doch im letzten Jahrhundert stolz entdeckt, wie individuell und kompliziert wir sind. Dem ist natürlich so. Dennoch spiegeln zunächst einmal schon die Gärten dieser drei Urtypen quasi historisch die Erfahrungen der letzten Jahre wider. Diese Charaktere symbolisieren nicht nur den Gärtner oder die Gärtnerin an sich, sondern eben auch gängige Gartenvorstellungen.

Natürlich zunächst den *Nutzgarten*, für den Heinz und Hedwig stehen; ein Gartentyp, der mittlerweile ja wieder viele Neugärtner inspiriert, wie unsere Sabine mit ihrem Wunsch nach einem Küchengarten. Dann das Gegenmodell mit Rudi und seinem, nennen wir es repräsentativen *Freizeitgarten*. Und da ist es erst einmal egal, ob wir da von den gewaltigen Bosketten im Versailles Ludwigs des XIV. sprechen, von den Dahlienrabatten, die Rita so liebt oder eben, um es auf die Neugärtner zu beziehen, die kitschig bunten Sommerbeete, mit denen Stefan sein Inneres nach außen kehrt. Und schließlich haben wir den *naturnahen Garten*, mal als Landschaftsideal, mal als Ökogarten, den wir bei Dagmar und Dietmar entdecken. Und auch diese Idee vom Garten findet sich natürlich im heutigen Ansatz eines nachhaltigen und bewussten Gärtnerns wieder.

Dabei scheint sich eine gewisse Logik, ja fast eine Dialektik herauszustellen. Wo auf den Heinz mit Rudi ein deutlicher Anti-Heinz folgte, wurde auch diesem mit Dietmar und Dagmar wieder ein Gegenpol angeboten. Jemand, der sich nun spannenderweise wiederum ein wenig stärker an Heinz orientiert. Und schon die

Tabelle 5-1: Was denken Sie: Welcher Gartentyp steckt in Ihnen? (A. Niepel)

	Auf einer Skala von 1–10 habe ich Anteile in Höhe von									
	1	2	3	4	5	6	7	8	9	10
Heinz und Hedwig										
Rudi und Rita										
Dietmar und Dagmar										
Wer auch immer										

gesammelten Gartengeschichten meiner Patienten deuteten ja an: Es sind eher die Großväter und Großmütter, die uns gartenmäßig prägen. So dürfte es auch nicht überraschen, wenn sich heute still und heimlich nun eine Art Anti-Dietmar herauskristallisiert, dem die Werte von Rudi und Rita mit ihrem frühen Wellnessansatz wieder näherliegen. Was aber auch noch einmal deutlich wird: Tatsächlich macht nicht jeder Garten jeden gleich glücklich. Weder würde sich Heinz in Dagmars Garten entspannen noch umgekehrt. Würde man sie untereinander vermischen, kann man sich gut deren Empfindungen vorstellen.

Es gilt also, immer den zu seinem eigenen Gärtnertyp passenden Garten zu finden. Daher: Welcher Gärtnertyp sind Sie also? An dieser Stelle sollte vielleicht zunächst auch einmal gesagt werden, dass all die drei vorgestellten Typen, so pointiert diese Darstellung vielleicht auch war, einfach auch tolle Typen sind.

Heinz und Hedwig: Gebt den beiden tausend Quadratmeter und sie sind in der Lage, mit dem, was der Boden und die Sonne so hergeben, eine ganze Familie zu ernähren. Wow! Wer kann das noch? Und dazu entwickeln gerade diese Gärtner etwas, was man geradezu als Empathie für ihre Pflanzen bezeichnen könnte.

Die besehen sich einen Apfelbaum und sie sind in der Lage, seine Situation und Bedürfnisse zu beschreiben, als wäre es ein alter Freund. Rudi und Rita, die sich sehr intensiv, manchmal fast wie Maler, Gedanken über Linienführung oder Farben in diesem kleinen privaten Kunstwerk Garten machen oder auch Dagmar und Dietmar, die ein solch starkes Gefühl für all die Bedingungen aufbringen, die auf dieses Stückchen Erde einwirken und denen bei allem, was sie tun bewusst ist, dass es vielfältigste Auswirkungen auf ihre Mitwelt hat (**Tab. 5-2**).

Bei der Suche danach, wie viel und wer in Ihnen steckt, ist es dann auch so, dass sich bereits aus diesen drei beschriebenen „Ur-Formen" durch Vermischung schon die unterschiedlichsten Wesen ergeben. Ob sich also nun bei Ihnen als Gärtner oder Gärtnerin 60 Prozent der Dietmar-Gene mit 30 Prozent von Heinz zeigen und vielleicht sogar, ob gewollt oder nicht, immer noch ein Rest von Rita an die Oberfläche drängelt. Oder ob sich bei Ihnen Fifty-Fifty perfekt eine Persönlichkeit aus Dietmar und Rudi zusammenfügt (wie manchmal gefühlt beim klassischen Grünen-Vorsitzenden). Auch bei den heutigen Gartentypen finden wir überall den einen oder anderen Wesenszug wieder.

Und so zeigen ja auch Stefan und Sabine, unsere Neugärtner, mal mehr, mal weniger ausgeprägt sowohl das Gemütliche, Verlässliche von Heinz, gerne verbunden mit dem Wunsch, mal wieder eigene Bohnen anzuziehen, zu ernten, um sie vielleicht dann wie Oma Hedwig wieder einzukochen. Oder aber wir erkennen die inneren Rudis und Ritas mitsamt Gartengenießertum mit pflegeleichtem Garten sowie zur Gartenlounge verwandelter Grillecke. Und haben Sie nicht auch irgendwo Dietmar und Dagmar verinnerlicht, wenn es sich zeigt, dass Sie sich durch das Aufhängen von Wildbienenhotels als Menschen darstellen, die Verständnis für die Nöte der

Tabelle 5-2: Eine kleine Entscheidungshilfe: Würden Sie sich in den entsprechenden Gärten wohlfühlen? Vergleichen Sie die Erfahrungen unserer drei Ur-Typen (A. Niepel)

	Im Garten von Heinz und Hedwig	Im Garten von Rudi und Rita	Im Garten von Dagmar und Dietmar
Die Gärtner: Heinz und Hedwig		„Mannomannomann, hier gibt's ja nix zu ernten, ich versteh' das ganze Konzept nicht – ich grab' jetzt erst mal diese unsinnige Rasenfläche um!"	„Hier muss aber mal jemand dringend das Unkraut wegmachen ... ist ja fürchterlich ungepflegt".
Die Gärtner: Rudi und Rita	„Boah, geh' mir weg mit der ganzen Ackerei! Ich bin doch kein Gartensklave."		„Nee, das ist mir alles viel zu unordentlich hier. Da fehlen mir die klaren Linien und Achsen."
Die Gärtner: Dagmar und Dietmar	„Dietmar!!!! Komm mal schnell, ich habe Heinz' Giftschrank entdeckt!!! Furchtbar!"	„Was sollen denn diese ganzen exotischen Pflanzen hier, da kommt doch kein Schmetterling vorbei."	

Umwelt haben? Gerne können und sollten Sie daher ja für sich mal eine eigene Beurteilung anstellen, was Sie so in sich finden.

Und nehmen Sie gerne noch Ihr eigenes Garten-Idol hinzu. Doch, die gibt es, man muss nur ein wenig suchen. Wer hätte es z. B. gedacht, dass jemand wie Keith Flint, Sänger von „The Prodigy", begeisterter Gärtner war, ebenso wie es von Damon Albarn heißt. Oder nehmen Sie sich Michelle Obama. Sie finden im Laufe des Buches sicher noch ein paar potenzielle Gartentypen.

Und klar: Es wird auch Zeit, einen neuen Typ zu kreieren. Tun Sie sich keinen Zwang an. Mit den beschriebenen Urtypen und dieser ersten Selbsteinschätzung haben wir nun vielleicht eine Ahnung ob unserer grünen Wurzeln, haben einen Blick auf unsere genetische Gärtner-Ausstattung geworfen.

Aber wie das so mit den Genen ist, wir kennen es aus der Zwillingsforschung: Auch bei gleicher genetischer Grundlage bilden wir dennoch ganz gerne sehr andersgeartete Persönlichkeiten aus. Entscheidend ist dabei, was wir denn so erleben. Oder um ein gärtnerisches Beispiel zu nehmen: Sie können das gleiche Saatgut verwenden. Wenn Sie es auf drei unterschiedlichen Böden, Sand meinetwegen, Blumenerde oder nassem Ton ausbringen, dann bekommen Sie auch sehr unterschiedliche Ergebnisse. Bei unserem Thema, also unseren idealen Gärten, wird dies auch dadurch bedeutsam, dass Gärten, wie dargestellt, immer Gegenmodelle zu belastenden Alltagen sind. Somit ist es nur logisch, dass sich mit wandelnden Belastungen auch die Idealvorstellungen verändert haben. Und unser ganzes neues Lebensumfeld mit all seinen bekannten Begleiterscheinungen, sei es Digitalisierung, Freizeittrends, Corona, Tschernobyl, Facebook oder die Spaßgesellschaft, hat logischerweise auch Einfluss auf den Gartentypus genommen.

Nein, wir leiden nicht mehr unter Hunger und glücklicherweise sind Flucht und Krieg tägliche Bekannte nur noch aus der Tagesschau. Man darf sogar feststellen, dass beispielsweise der Durchschnittsverdiener in Deutschland zu dem einen Prozent der reichsten Menschen auf dieser Welt gehört. Es stimmt: Wir sind die Superreichen und das bei einer historisch niedrigen Arbeitszeit und bestmöglichen Gesundheitsversorgung. Aber auch das bedeutet nicht, dass unser tägliches Leben jetzt aus Milch und Honig oder vorbeifliegenden Brathähnchen besteht. Unsere Belastungen haben sich lediglich verschoben und auch wir suchen deshalb natürlich im Garten unser kleines Paradies. Betrachtet man also, was heute die größten Belastungen sind, die Menschen dazu bringen, sich im Garten aktiv ein Gegenmodell zu suchen, gehören zu den neuen Belastungen sicher folgende Begriffe: Vereinsamung, Mobbing, Burn-out und Bore-out und über allem natürlich jenes: Stress. Die größten Herausforderungen sind sicher nicht bei den schweren körperlichen Belastungen unserer Eltern und Großeltern zu finden, sondern liegen sicher eher im psychischen Bereich. Was im Übrigen auch alle Statistiken zeigen. So fallen die meisten Arbeitstage durch Krankschreibungen heutzutage wegen psychischer Belastungen aus und die Depression hat Platz eins eingenommen, wenn es um das Thema Frühberentung geht. Nicht mehr die Rückenproblematik oder Staublunge, wie noch bei Heinz und Hedwig, oder der Herz-Kreislauf-Komplex oder Krebs (seinerzeit gesprochen: Kräppps), der noch Rita und Rudi sehr nahelag, sind erstes Angriffsziel. Es ist unser Seelenleben. *Every Generation got its own desease*, sangen schon Fury in the Slaughterhouse.

Daher soll es in diesem Buch über das Wohlfühlen im Garten auch schwerpunktmäßig um die psychische Gesundheit gehen. Denn für die heutige Gartenliebhabergeneration – und egal, ob sie Andreas und Vera, Thomas und Aische, Kevin und Chantal, Peter und Paul oder sonst wie heißen – gelten auch die Fragen: „*Was belastet mich psychisch und soll weg?*“ und „*Was soll stattdessen im Garten verstärkt werden?*“

6 Auch ein Gärtner ist nur ein Mensch

Garten und Therapie – Garten und Gesundheit

Okay, okay, jetzt also mal Butter bei die Fische! Dieses Buch über den Garten ist natürlich von der Gartentherapie beeinflusst. 30 Jahre Erfahrung im deutschsprachigen Raum, bald 200, wenn man weltweit schaut und zwar dahingehend, ob und wie Gärten und das Gärtnern Menschen mit den unterschiedlichsten Gesundheitsproblemen guttun können, das ist etwas, was man auch nutzen sollte. Schon 2002 hat mir Rudolf zur Lippe, ein deutscher Philosoph, freundlicherweise in einem Geleitwort (und hinter die Ohren!) zu meinem Therapiegartenbuch „Garten & Therapie“ folgendes geschrieben: *„Am Sonderfall der Kranken, der Leidenden, der Behinderten wird, gelegentlich, entdeckt und erprobt, was allen gut- und auch nottut. Die therapeutischen Betrachtungen … sind entweder ebenso gültig für die normalbelasteten Bürger der Zivilisation zwischen Überlebensstress und Erziehung zum Überfluss oder sie können leicht übertragen werden in etwas, das wir uns alle wünschen“.*

Genau darum geht es: Was Ihnen gut- und nottut und um Übertragung. Das dieses Buch also von der Therapie mitbeeinflusst ist, hat aber natürlich Folgen. Sowohl bezüglich der Form wie auch bezogen auf den Inhalt. Jetzt kann ich es ja schreiben, jetzt geben Sie es ja eh nicht mehr zurück.

Zur Form

Also hier schon einmal als Vorwarnung: Wir werden uns unter anderem in diesem Buch auch mit solchen Dingen wie Neuronen und Synapsen beschäftigen. Müssen Sie das unbedingt wissen, damit es Ihnen im Garten gut geht? Klare Antwort: Nein! Aber es macht doch manches nachvollziehbarer, wenn man eine Idee davon bekommt, *warum* denn dieses oder jenes funktioniert. In der Therapie heißt dieses Konzept „Psychoedukation“. Die Idee dahinter ist u.a., dass ein Patient, der versteht, was in ihm vorgeht, die Logik dieser Situation erkennt. Und das gilt eigentlich doch auch für unseren Alltag. Hey, es ist doch wohl ein gutes Gefühl, dass, nehmen wir mal an, Sie plötzlich Heißhunger auf einen fetten Hamburger bekommen, Sie wissen: Ihr Gehirn hat in diesem Augenblick erkannt, dass es eine gewisse Unterversorgung mit bestimmten Fetten und Kohlenhydraten gibt. Und da dieses Hirn aus der Erfahrung weiß, dass eben jener Hamburger genau diese Lücke schließen könnte, produziert es halt besagten Heißhunger. Also: Bloß kein schlechtes Gewissen. Und auch in Bezug auf den Garten scheint es ganz gut zu sein, wenn man ein wenig die Beweggründe erahnen kann. Auch hier gibt es Ideen, Ansätze, Erklärungen und manchmal haben die dann eben auch mit jenen Neuronen und Synapsen zu tun. Und auf diese Art mit Grundlagenwissen ausgestattet, wird es letztlich auch einfacher, die Wirkung besagter Faktoren einzugliedern.

An der Stelle sei gesagt: Ich gebe mir Mühe, nur das zu schreiben, was auch wirklich belegt ist. Ja, ich bin Gärtner und Gartentherapeut, kein Psychologe. Und dennoch wird hier noch sehr viel von Psychologie die Rede sein. Wie nehme ich mir das raus? Nun denn, ich bin auch kein Automechaniker, dennoch wage ich mal diese drei Feststellungen:

- Mein Auto (ein Volvo) fährt nicht schneller als grob 250 km/h, selbst mit Rückenwind auf der A31 nicht.
- Wenn ich bei diesem Tempo das Steuer kurz um 20 Grad nach rechts reiße, geht's übel aus.
- Ich darf dieses Auto nicht dauerhaft mit E10-Benzin tanken, da würden Schäden entstehen.

Ich leiste mir diese Aussagen, einmal aus persönlicher Erfahrung, dann aus gut begründeter Mutmaßung und zuletzt, weil ich mich bei Fachleuten informiert habe. Will sagen: Natürlich habe ich als Gärtner und Gartentherapeut mittlerweile ein gewisses Erfahrungswissen durch die Gartentherapie, von dem ich gerne berichten werde. Ebenso habe ich eine klare Meinung und auch Mutmaßungen zu bestimmten Dingen und einen Teufel werde ich tun, die nicht auch niederzuschreiben. Das werden Sie sicher an den entsprechenden Stellen merken. Und natürlich liegen den Dingen, die da so kommen, diverse Quellen zugrunde. Ich werde speziell zu den Themen Gesundheit nur die Dinge aufführen, die – Stand jetzt – wirklich als „belegt" gelten können. Streng wissenschaftlich gesehen müssten dann natürlich überall die besagten Quellen dabeistehen. Aber glauben Sie mir: Ein Satz, wie er beispielsweise im Kapitel über den Gartengenuss steht, der dann dementsprechend mit Quellen versehen wurde, könnte folgendermaßen aussehen:

„Unser Belohnungssystem kann über den besagten sinnlichen Genuss, wie nachgewiesen beim Hören von Musik (Menon & Levitin, 2005) oder dem Verzehr einer Lieblingsspeise (Small et al., 2003, S. 1–31.), also dem Amarena-Eisbecher aktiviert werden. Aber es reagiert auch in Erweiterung auf andere Inputs (Zehntenbauer, 2005). So wird dieses Belohnen beispielsweise auf das grundsätzliche Erleben von Erfolgserlebnissen (Nesse, 2004, S. 1333) reagieren."

Ein solcher Satz macht das Lesen echt nicht einfacher. Daher der weitgehende Verzicht auf all diese ganzen Aufzählungen und auch auf Fußnoten bis auf wenige Textstellen, die wörtlich zitiert werden. In dem Literaturverzeichnis am Buchende finden Sie jedoch alle Quellen.

Sie werden schon faktisch Richtiges lesen, wollen aber ja sicher jetzt nicht gleich „Wohlfühlgarten" auf Bachelor studieren. Will sagen: Sollten Sie so was lesen, wie dass das Gärtnern gut für die Potenz sei, dann gibt es dazu auch wissenschaftliche Studien (was in diesem Fall nicht so ist, wäre aber ein spannender Gedanke, wie man denn da den Studienaufbau kreiert). Und wen es interessiert, der findet ganz am Ende Literaturhinweise, wo man sich dann doch entsprechend tiefer einlesen kann. Nicht, dass sich hier jemand noch die Mühe macht, Plagiatsbeweise zu suchen ... alle Quellen, auf die sich meine jahrzehntelange Erfahrung und dieses Buch stützen, sind im Literaturverzeichnis. Und zwei-, dreimal – ich kann nicht anders – leite ich Sie auch gerne ins Internet weiter.

Zum Inhalt

Therapeuten nutzen gerne eine bestimmte Vorgehensweise. Die sieht in etwa so aus: Zunächst gilt es, sich intensiv mit dem Menschen, also dort dem Patienten und der Patientin, hier wäre es der Gartenfreund, zu beschäftigen. Direkt aus dem Hut gezaubert eine Patentlösung parat zu haben („*Kein Problem, das schneiden wir weg, bleiben Sie gleich hier und vertrauen Sie mir!*") wirkt doch häufig eher abschreckend. Dann heißt es zu schauen, wo dieser Mensch so herkommt (nennt man auch Anamnese), also herauszufinden, wo seine Probleme und auch Stärken liegen (richtig geraten: Diagnose und Befund). Danach wird betrachtet, wie er sich überhaupt darstellt, z. B. in seinem Verhalten (Klinik). Darauf aufbauend werden in der Therapie – wie natürlich auch in diesem Buch – Ziele beschrieben und schließlich darüber gemeinsam sinniert, wie man diese denn am besten erreicht. Ich möchte auch auf den Garten bezogen in diesem Buch keinesfalls mit der bereits erwähnten Patentlösung aufwarten. Dieses therapeutische Prinzip gilt also im Großen und Ganzen auch für dieses Buch.

Zusammengefasst heißt das: Der Gartentherapeut in mir kommt immer mal wieder als Erklärbär daher. Und das beginnt gleich damit, dass ich anschließend vieles ganz generell aus Sicht der Therapie betrachte, was das denn eigentlich bedeutet: „Es tut mir gut!" Denn eine Aufforderung wie: „*Hey, lassen Sie doch einfach mal die Seele baumeln*" würde zumindest auch mich, ehrlich gesagt, ein wenig ratlos zurücklassen. Und danach stelle ich Ihnen vor, welche konkreten Faktoren bekannt sind, die nach heutigem Wissensstand einen direkten Einfluss auf diese Psyche oder eben auch Seele haben. Ich setze dabei auch mal darauf, dass Sie mit diesem Büchlein vielleicht wirklich für sich ein wenig konkreter herausbekommen möchten, wie und wodurch Ihr Wohlempfinden aktuell beeinträchtigt ist und was Ihnen individuell guttun könnte. Schritt für Schritt wollen wir so ein positives Gärtnern entwickeln. Eines, welches Sie dann im Idealfall ein Stück vollkommener macht – also noch vollkommener! – und vielleicht sogar ein kleines bisschen glücklich.

Der Mensch und ...

Kommen wir nun vom gärtnerischen zum therapeutischen Blick auf den Gärtner als Menschen. Denn, wie schon geschrieben: Alles Bekloppte dort. Wenn man es darauf anlegt, dann hat im Übrigen aus dieser Perspektive tatsächlich erst einmal ein jeder die eine oder andere Besonderheit. Man muss nur lang genug suchen. Glauben Sie nicht? Haben Sie vielleicht Probleme mit der Haut? Vielleicht Karies? Benutzen Sie eine Brille? Häufig Rückenschmerzen? Die Nase läuft? Öfters mal Kopfschmerzen? Sind Sie Bayern München-Fan? Irgendeine Besonderheit findet sich immer. Sollte diese für längere Zeit andauern, wie das bei dem Beispiel mit der Seheinschränkung und der Brille so ist, sprechen wir gar von einer Behinderung. Die Patienten und Patientinnen, mit denen ich arbeite – Menschen nach Schlaganfall, Hirntumoren oder nach Schädelhirntraumen – die haben sogar ganz erhebliche Probleme. Sprache, Bewegung, Denken. In allen möglichen Bereichen sind sehr schnell Funktionsstörungen festzustellen. Allerdings – und das ist eben auch für die Gartentherapie entscheidend: Ein jeder dieser betroffenen Menschen hat eben auch noch einen großen Anteil, der gut funktioniert. Der eine kann noch gut sprechen, der andere hat hohe soziale Kompetenzen, wieder jemand kann meinetwegen gut Witze erzählen oder hat eben Gartenerfahrungen und Erinnerungen. Auch hier gilt glücklicherweise: Wir finden immer etwas. Als Therapeut hat man nun drei Möglichkeiten. Ich kann überlegen, wie mein Patient – trotz Behinderung – dennoch ganz gut durch den Alltag kommt. Der zweite Ansatz ist der Versuch, die Störung zu beseitigen (bei Karies ist das sicher der bessere Weg) oder aber man versucht, den gesunden Anteil zu betonen und sogar zu vergrößern. Das wäre die dritte Methode. Im Grunde finden sich da auch wieder die Kernfragen, die wir zuvor ja schon im Zusammenhang mit dem Garten hatten:

- *„Was belastet mich und soll weg“* – also Störungsbeseitigung
- *„Was soll stattdessen hin“* – sprich, wie die *Behinderung* kompensieren
- *„Was kann ich gut und soll dort zu sehen sein“* – also Ressourcen finden und verstärken

Die Gartentherapie macht meist genau das zuletzt Genannte. Wir suchen die Ressourcen, fragen im Übrigen genau deswegen auch nach Gartenbiografien, schauen, was geht und nutzen das. Denn: Auch ein Patient ist nur ein Mensch. Wenn wir jetzt also über den Menschen im Gärtner nachdenken, wenn ich dazu anregen will, dass Sie gerne auch über sich nachdenken, dann soll das auch ein hoffnungsvoller, positiver ressourcenorientierter Ansatz sein. Auf keinen Fall geht es darum, irgendwelche Störungen oder Macken kennenzulernen. Wir wollen hier ja ein positives Gärtnern entwickeln, kein betreutes Gärtnern. Nein, ich gehe einfach davon aus, dass auch Sie eine voll funktionierende Person, ein liebenswerter Mensch sind. Ehrlich wahr. Sie haben schließlich dieses Buch gekauft.

... was er so braucht, ...

Damit es diesem liebenswerten Menschen gut geht, braucht er jedoch sicher etwas. Stichpunkt: *„Die Fähigkeit Pflanzen wachsen/Menschen sich entwickeln zu lassen“*. Aber was ist das, was uns wachsen und gedeihen lässt? Ganz grundsätzlich? Bei Pflanzen erscheint die Antwort noch recht einfach: Erde, Wärme, Wasser, Luft, Sonne. Aber was ist mit Ihnen? Jeden Abend ein gemütliches Feierabendbierchen? Tut mir leid, geht zwar sicher als (Ihr individuelles) Bedürfnis durch, nicht aber als ein sogenanntes Grundbedürfnis. Denn das sind jene Bedürfnisse, welche jeder Mensch hat und die, falls sie nicht befriedigt werden, automatisch zu einer Störung führen. Und das kann man zum Feierabendbierchen sicher nicht sagen. Zu Trinken an sich ist demnach jedoch durchaus ein Grundbedürfnis. Auf dieser körperlichen Ebene fallen einem dann auch sehr schnell die Wichtigsten ein: Atmen, Schlafen, Essen oder auch Ausscheiden.

In einem der bekanntesten psychologischen Modelle, jenem des amerikanischen Psychologen Maslow, stehen diese daher auch ganz unten, quasi als Fundament. Er hat das ganze Bedürfnissystem in Form einer Pyramide beschrieben (**Abb. 6-1**), was man jedoch heute mit Blick auf diese Hierarchie durchaus kritisch sieht. Auf diesem Fundament beschreibt Maslow dann zunächst die Sicherheitsbedürfnisse. Immer genug Geld und genug zu Essen zu haben gehört dazu wie auch der Schutz der körperlichen Unversehrtheit. Wir haben ja bereits bei Heinz und Hedwig oder auch beim Beispiel des Therapiegartens im Irak gesehen, dass schon diese Ziele auf den Garten bezogen eine Rolle spielen können. Und wo wir jetzt schon bei unseren Urtypen sind: Auch für seine nächste Stufe, für die sozialen Bedürfnisse, fanden wir bei allen der beschriebenen Gärtnertypen Aussagen, die darauf schließen lassen, dass der Garten hier eine gute Rolle einnehmen kann. Darüber wiederum finden wir dann das, was Maslow ICH-Bedürfnisse nennt. Das, was er hier dazu gruppiert, wären die Bedürfnisse nach Anerkennung, Erfolg, aber auch das Gefühl von Freiheit und Autonomie. Auch hier kann man bei den gärtnerischen Urtypen Aussagen finden, die nahelegen, dass auch dafür der Garten bedeutsam sein könnte. Denken Sie an folgende Inhalte:

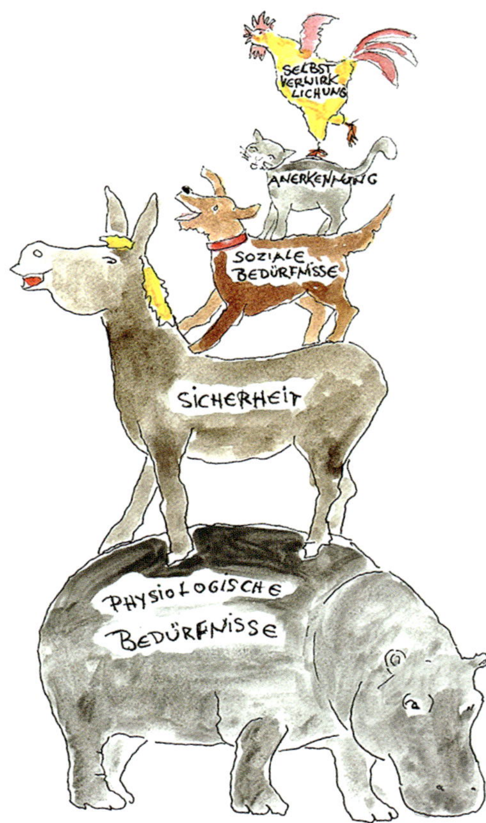

Abbildung 6-1:
Die Bedürfnispyramide frei nach Maslow und Grimm (Zeichnung: A. Niepel)

- *Ich habe großes Wissen über Ökologie und Naturschutz.*
- *Ich habe vieles geschafft und hier kann man das auch sehen.*
- *Ich habe ein Gespür für die schönen Dinge im Leben.*
- *Ich bin wichtig, ich kann etwas, ich weiß etwas.*

Die Spitze der Pyramide ist in diesem Modell schließlich das Bedürfnis nach Selbstverwirklichung, also danach, der oder die zu werden und auch sein zu dürfen, der oder die man ist. Ganz vereinfacht gesagt. Und dazu noch komplett gegendert.

Dieses Modell ist unterdessen von den unterschiedlichsten Schulen und Psychologen erweitert worden.

Insbesondere der Therapieforscher Klaus Grawe hat Anfang der zweitausender Jahre wirklich Myriaden von Studien niedergekämpft, immer mit dem Vorsatz: Welche Bedürfnisse muss man per Definition und nach Aktenlage zu den Grundbedürfnissen zählen?

Bei den physischen Bedürfnissen ist das ja recht einfach messbar: Wer z. B. nicht schläft oder wer sich nicht bewegt, bekommt auf jeden Fall eine Funktionsstörung (ergo: Grundbedürfnis). Bei den psychischen Grundbedürfnissen ist das dagegen schon schwieriger – aber eben nicht unmöglich. Und so benannte schon Klaus Grawe nach seiner gewaltigen Recherche schon einmal vier Grundbedürfnisse unter den ein wenig sperrigen Bezeichnungen:

- Lustgewinn und Unlustvermeidung
- Bindungsbedürfnis
- Selbstwerterhöhung und Selbstwertschutz
- Kontrolle und Orientierung.

Für diese Punkte ist die Aktenlage also schon einmal eindeutig. Doch schon Grawe war klar, dass dies keine abschließende Betrachtung sein kann. Die Wissenschaft forscht schließlich weiter und in der Zwischenzeit haben sich somit noch weitere Fakten gefunden, die offenbar für unsere psychische Gesundheit unerlässlich sind. Daher hier – und zwar ohne jede hierarchische Ordnung – einfach mal nur als Sammlung von Begriffen eine Übersicht, was dabei mittlerweile so an Begriffen zu finden ist:

Autonomie, Zufriedenheit, Positive Emotionen, Beziehung, Naturerleben, Lustgewinn, Selbstakzeptanz, Selbstwirksamkeit, Anerkennung, Selbstverwirklichung, Kompetenzerleben, Naturkontakt, Sinnerleben, Bedeutsamkeit, Kontrolle und Orientierung, Liebe und Freundschaft, Stressreduktion, Verstehbarkeit, Entspannung, Handhabbarkeit, Bewegung.

All diese Punkte sind also so eine Art Landkarte in Richtung: Wohlfühlen. Was aber macht unsere Psyche, unser Gehirn jetzt genau damit? Wie leitet unser innerstes Navigationssystem uns mit unserem Denken und Handeln auf Basis dieser Landkarte durchs Leben? Also: Sehen wir doch mal in das Gehirn rein.

… wie er sich verhält und …

„*Wat is en Dampfmaschin?*" Dieser berühmte Satz vom Lehrer Bömmel aus der „Feuerzangenbowle", der dann weitergeht mit „*Da stelle mer uns janz dumm an*" und schließt mit „*En Dampfmaschin, dat is ene jroße schwarze Raum, der hat hinten un vorn e Loch. Dat ene Loch, dat is de Feuerung. Und dat andere Loch, dat krieje mer später*". Diese Aussagen können auch uns als Leitlinie dienen, wenn wir versuchen, uns selbst zu verstehen. Ist genau mein Niveau. Sollte also gehen. Denn heute ist es nicht mehr die Dampfmaschine, die wir fasziniert betrachten, heute ist es unser eigenes Gehirn, unser psychisches Funktionieren. Und mit jedem Bild, das wir in irgendeiner Zeitschrift entdecken, wo gerne mittels doller grafischer Aufbereitung von CT-Aufnahmen irgendeine neue Erkenntnis über dieses ebenso dolle Organ dargeboten wird, sehen wir dieses Hirn und unsere Psyche irgendwie ja auch gerne als eine derartig komplizierte Maschine, als ein großer, schwarzer (oder gerne auch grauer) Raum.

Daher: „*Wat is en Hirn un wie funktioniert eijentlich unser Psyche?*“ Und auch hier stellen wir uns einfach mal dumm an und holen also den besagten schwarzen Raum hervor. Ein Raum, wo ja ganz offensichtlich irgendwas rein- und dann auch wieder irgendwas rauskommt – dies ist kein schlechtes Bild. Denn auch hier gibt es so etwas wie Loch Eins, die besagte „Feuerung“. Auf dieser Seite nehmen wir ständig etwas wahr, sprich: Es kommt ständig etwas von außen rein und das wird dann gleich kombiniert mit dem, was wir darüber so denken. Auf der anderen Seite, also aus dem zweiten Loch, kommt dann ebenso wieder etwas raus, sprich: Wir reagieren irgendwie.

Die Psychologie spricht hier immer gerne von Erleben (kommt rein) und Verhalten (geht raus). Und genau dazwischen liegt das schwarze Hirn-Loch beziehungsweise unser psychischer Motor. Diese beiden Seiten sind wichtig. Denken Sie an Ihr Radio. In meinem Radio spielen abwechselnd Rihanna und Bruce Springsteen oder auch an guten Tagen Nick Cave. Sie können dieses Radio aber auseinandernehmen bis zur letzten Diode, meinetwegen sogar CT-Aufnahmen von den Drähten machen. Sie werden dort vieles entdecken, nur nicht Rihanna oder Herrn Cave. Entscheidend ist, dass dieses Ding irgendetwas empfängt, aus dem es dann irgendetwas produziert. Oder auch: So was wie – sagen wir „Liebe“ – wird man niemals in einem CT entdecken, doch ganz offensichtlich existiert die dennoch.

Auf irgendeine Art und Weise lässt also auch dieser Hirn-Raum ganz offenbar ständig aus den eingehenden wie auch aus den bereits gespeicherten Informationen bestimmte Verhaltensweisen und Empfindungen entstehen. Eben auch so etwas wie Liebe. Dabei ist das, was da drinnen im Loch passiert, unendlich kompliziert. Komplizierter als die Dampfmaschin' auf jeden Fall. Bei den meisten von uns. Auf jede Input-Einheit kommen etwa geschätzte 40 Millionen Verarbeitungseinheiten mit Nervenzellen im Gehirn selbst, bevor dann wieder eine Output-Einheit als Ergebnis ausgegeben wird (**Abb. 6-2**). Stellen Sie sich eine Behörde vor, in die Sie einen einseitigen Antrag einreichen und von der Sie dann irgendwann auch wieder eine Seite mit der Genehmigung zurückbekommen, bei der aber während der Verarbeitung etwa 40 Millionen Seiten Papier (das sind ca. 80.000 dicke Aktenordner) produziert werden! Da jetzt genau zu sagen, was denn da alles so in diesem dunklen Raum passiert, ist nahezu ein Ding der Unmöglichkeit. Da bleiben wir doch lieber bei einfachen Bildern.

Und dennoch: Irgendwo dort kommen jetzt unsere Grundbedürfnisse, die Landkarte, ins Spiel. Denn denen versuchen wir durch entsprechendes Verhalten zu folgen, diese Bedürfnisse wollen wir befriedigen. Zumindest versuchen wir diese vor Angriffen zu schützen. Und wir beobachten ständig, wie gut uns das gelingt.

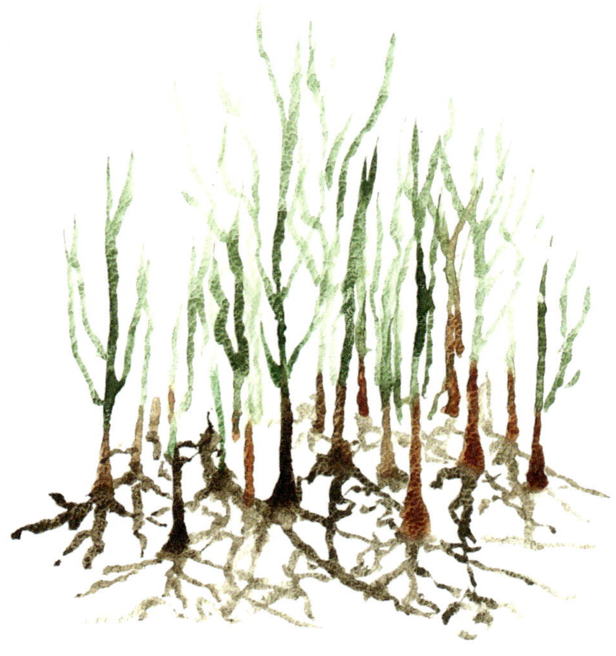

Abbildung 6-2: Kein Wald, sondern Nervenzellen. Und die sehen nicht nur schön aus, die sorgen im Gehirn für die Input- und Output-Weitergabe (Zeichnung A. Niepel)

Bemerkt man also auf der Input-Seite etwas, was uns sagt: „*Cool! Dieses oder jenes Bedürfnis könnte hier jetzt befriedigt werden oder wird sogar befriedigt*", reagiert unser Hirn ebenso darauf, wie wenn es feststellt: „*Obacht! Es wird gerade aber heftig angegriffen*". Für die Reaktion, für den Output, gibt es demnach nun zwei grundlegende Handlungsmöglichkeiten.

Möglichkeit Eins: Wir legen ein Verhalten an den Tag, das dazu dient, aktiv die Befriedigung des entsprechenden Bedürfnisses zu fördern. Man nennt dies ein *Annäherungsverhalten*. Oder aber das Verhaltensergebnis ist so, dass wir ein schützendes oder auch vermeidendes Verhalten an den Tag legen. Dementsprechend sprechen wir, keine Überraschung, von einem *Vermeidungsschema*. Mittlerweile wissen wir sogar, dass unterschiedliche Hirnbereiche für diese unterschiedlichen Schemata mitverantwortlich sind. Um es einmal konkret zu machen, entnehmen wir der Maslowschen Pyramide doch einfach mal das Bedürfnis nach sozialem Kontakt. Was passiert also in unserem schwarzen Loch?

Nehmen wir irgendeine uns bekannte Situation, meinetwegen in der Kneipe beim besagten Feierabendbier, wo wir plötzlich erkennen: „*Hey, da möchte jemand mit mir in Kontakt treten*" oder auch „*Ich würde schon gerne diese Person kennenlernen*". In diesem Fall wäre das Bedürfnis also aktiviert. Dementsprechend würde ein annäherndes Verhalten bedeuten, dass ich diese Person anspreche oder aber mich ansprechen lasse. Nun könnte es jedoch ebenso gut so sein, dass irgendwo in meinem schwarzen Raum Gehirn/Psyche folgende Erfahrung gespeichert ist: Bislang ist das immer in die Hose gegangen, ich habe schon zu oft eine peinliche Abfuhr erhalten oder dass mich Menschen fast immer enttäuscht haben. Nicht selten leider von Kindheit an. In diesem Fall ist es nicht verwunderlich, wenn es nun passiert, dass ich mit meinem Verhalten mein soziales Bedürfnis eher vor weiteren Angriffen schütze. Ich tue vielleicht alles, damit es bloß nicht zu einem Kontakt kommt: wegschauen, abwesend sein, vielleicht sogar provokant werden. Ich würde in diesem Fall also ein Vermeidungsverhalten an den Tag legen.

Nun sind zwei Dinge wichtig. Erstens: Auch derjenige, der sozialen Kontakten offensichtlich immer aus dem Weg zu gehen scheint, der nach außen menschenscheu, ja abwehrend wirkt, hat dennoch dieses Bedürfnis auf soziale Einbindung. Sein Verhalten, welches es naheliegend erscheinen lässt, dass dem nicht so sei, ist halt eher ein Schutzverhalten.

Zweitens, und nun kommen wir langsam auch in Richtung unseres Hauptthemas, dem „Wohlfühlen“: Während ein annäherndes Verhalten durchaus zu einem Erfolg führen kann – und wir werden später im Zusammenhang mit dem Dopamin noch sehen, wie wichtig ein solches Erfolgserlebnis ist – kann ein vermeidendes Verhalten niemals zu einem Erfolg führen. Denn die Gefahr des Scheiterns und der Verletzung, sie besteht ja durchgehend weiter und weiter. Man ist in diesem Fall sogar ständig besorgt, dass da demnächst doch wieder was Schlimmes passieren könnte. Und dieser ständige Stress beschreibt genau das Gegenteil von Wohlfühlen. Das hätten wir also schon einmal.

… was der Wohlfühlgarten dabei für eine Rolle spielt

Für unseren Wohlfühlgartenansatz ist es zunächst ganz allgemein immer ein guter Tipp zu überlegen, welche dieser Grundbedürfnisse für einen Menschen besonders bedeutsam sind. Denn, wenn wir auch letztlich all diese Dinge für Wohlempfinden und Wachstum benötigen, so haben wir doch auch immer unterschiedliche Schwerpunkte. Den einen Menschen hat das Leben so geformt, dass ihm die sozialen Bedürfnisse das Höchste sind, dem anderen ist dagegen möglicherweise das Sicherheitsgefühl besonders nahe. Und hier kommt direkt der nächste Psychologe ins Spiel: der Amerikaner Steve de Shazer. Der hat den wunderschönen Satz geprägt: *„Was nicht kaputt ist, muss auch nicht repariert werden.“* Die zweite ebenso klare Anleitung von ihm ist: *„Das, was gut funktioniert, sollte man häufiger tun.“ Und schließlich noch: „Wenn etwas nicht funktioniert, sollte man etwas anderes ausprobieren“* (de Shazer, 2008, S. 23). Daher: Wenn Sie im Verlauf der späteren Kapitel für sich Punkte entdecken, bei denen Sie sagen: „Das Problem habe ich absolut nicht“, dann halten

Sie sich gerne an Satz Eins. Auch wenn ich vorhin geschrieben habe, für eine Störung müsse man nur lange genug suchen: Lassen Sie das! Wenn Sie aber denken, dass diese Frage Sie durchaus betrifft, wenn Sie all das Beschriebene kennen und Ihnen dann Gedanken kommen wie: „*Das hat bei mir schon mal richtig gut geklappt*" oder auch nur: „*Doch, ja, das würde mir gefallen*" – dann halten Sie sich an Satz Zwei. Und dann setzen Sie genau diese Punkte um. Schließlich gilt: Sie sind der Chef. Die psychologischen Konzepte in diesem Buch sollen Ihnen nicht sagen, wie Sie sich verhalten sollen. Nein, aber Sie können bei dem Wunsch, sich mit dem Garten etwas Gutes zu tun, durchaus behilflich sein.

Natürlich ist es dann ebenso interessant und auch wichtig zu ergründen, was unsere Lebensumwelt mit diesen Grundbedürfnissen so macht. Sprich: Wo sind unsere Bedürfnisse unbefriedigt oder wo werden sie gar angegriffen?

Mit Wissen über uns selbst ausgestattet kommen wir dann auch zur Klärung der Frage, wie denn über den Garten oder über das Gärtnern ein passender Ausgleich geschehen kann. Bei all dem sollte für den Garten, wenn wir ihn denn wirklich positiv für unser dauerhaftes Wohlempfinden nutzen wollen, immer die Frage im Raum stehen: Wie kann man hier ein entsprechendes Annäherungsverhalten einsetzen? Interessanterweise haben viele Gartenbücher oder auch Tipps von Mitgärtnern im Übrigen zum Inhalt, wie man dem einen oder anderen im Garten entgeht: Unkraut, Läusen oder auch zu viel Arbeit. Wir wollen im Sinne des besseren Annäherungsverhaltens uns lieber darauf konzentrieren, wie sich das eine oder andere erreichen lässt. Die erwiesenermaßen gesundheitsfördernden Empfehlungen sollten also nicht darauf abzielen, wie man sich im Garten am besten verkriechen kann. Sinnvoll sind langfristig jene Empfehlungen, die dazu dienen, mit der Gartennutzung einen möglichen Annäherungserfolg zu bekommen.

Daher als Einstieg in das Thema eine Tabelle mit der Möglichkeit, auf die Schnelle eine Liste mit wenigstens fünf Dingen anzufertigen, die Sie echt gerne im Garten tun – und auch für solche, die Sie überhaupt nicht mögen. Ein paar Beispiele, die ich mag (ein Teil von mir sagt sogar „Fuckin' awsone, yeah, i love it!") habe ich auch schon mal eingetragen (**Tab. 6-1**).

Tabelle 6-1: Tragen Sie hier ein, was Sie gerne oder nicht gerne im Garten tun (A. Niepel)

	Was ich mag	Was ich nicht mag	Was der Autor mag
1			Hier und da was abschnippeln
2			Mit dem Schlauch gießen
3			Muster in den Rasen mähen
4			Laub blasen! (ehrlich wahr)
5			Hecken in Formen schneiden

Diese Liste dürfen Sie auch gerne in Ihre Gartenlaube heften. Möglicherweise können Sie so künftig die eine oder andere unbeliebte Arbeit an ein anderes Mitglied der Familie weiter delegieren, z.B. wenn Sie erstaunlicherweise kein Laub blasen wollen (**Abb. 6-3**).

Was man mag, ist im Übrigen das eine; entscheidend ist jedoch die Frage, was ich brauche. Für Tipps zu einem Garten, der sich an den psychischen Grundbedürfnissen seiner Nutzer zu orientieren hat, sollte man somit schon etwas mehr über genau diesen Nutzer wissen. Leider weiß ich nichts über Sie. Bei meinen Patienten kann ich zumindest in den Arztbriefen das eine oder andere finden. Allerdings gibt es hier einen absoluten Experten für Sie, jemanden der am allerbesten weiß, was Ihnen guttut: Sie, lieber Leser, liebe Leserin. Deswegen wäre es echt hilfreich, wenn Sie das mit einbringen. Und weil es so sinnvoll ist, finden Sie nun hier gleich nachfolgend eine kleine gartenbezogene Übung zur Selbsteinschätzung. Eine, die Sie vielleicht auf die Spur bringt, wie das denn bei Ihnen gewichtet ist.

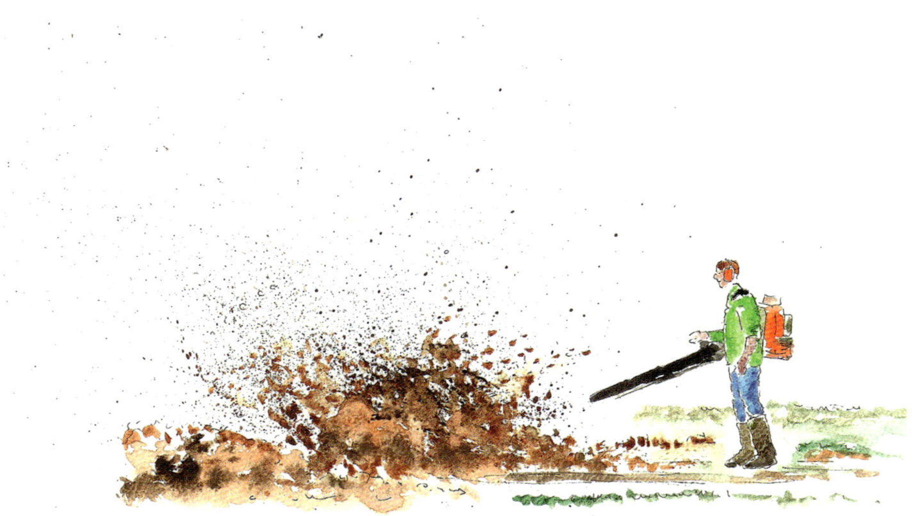

Abbildung 6-3: Mal ordentlich mit dem Laubbläser austoben – ich mag es (Zeichnung A. Niepel)

7 Die eigene Einschätzung: Welcher Gartentyp sind Sie?

Ein bisschen was über sich selber zu erfahren, ja auch nur ein wenig über sich selber nachzudenken, ist immer eine gute Idee. Wer sich beispielsweise häufig gestresst erlebt, dem empfehle ich Gert Kaluza und sein Buch „*Gelassen und sicher im Stress*". Darin gibt es u. a. auch einen sehr schönen Stressfragebogen. Und ich gebe es unumwunden zu: Der war die Anregung dazu, doch einmal selbst einen kleinen Bogen zur Selbsteinschätzung zu entwickeln (**Tab. 7-1**), bei dem es darum geht herauszufinden, was man für ein Gartentyp ist. Im Grunde ist es recht einfach. Sie finden auf den nachfolgenden Seiten eine ganze Reihe an Aussagen zum Garten. Schauen Sie sich diese an und Sie werden sehen, dass nahezu keine davon kompletter Bullshit ist. Warum auch? Es sind alles leicht unterschiedlich formulierte Aussagen zum Thema Wohlfühlgarten. Annäherungsaussagen halt.

Was Sie nun machen können ist Folgendes: Einfach einmal schauen, inwieweit Sie diesen Aussagen zustimmen. Mehr nicht.

Sind Sie der Meinung „Ja – *das ist es. Genau das ist es, was ich im Garten mag oder suche*", dann kreuzen Sie die erste Spalte mit den zehn Punkten an.

Ist Ihr Urteil dagegen ein „Ja, *das ist schon okay, aber jetzt nicht DAS ausschlaggebende Argument speziell für mich*" oder auch, wenn es überhaupt nicht zutrifft, dann nehmen Sie die rechte Spalte mit den null Punkten.

Und weil es gut ist, wenn zwischen Null und Zehn noch etwas liegt, haben Sie auch die Möglichkeit, dieses Feld zu wählen, sagen wir für ein „*Doch ... Ja, ist wichtig, wenn auch nicht vielleicht das Wichtigste*". Irgend so etwas.

Wenn Sie es ganz genau machen wollen, dürfen Sie natürlich auch gerne exakt skalieren und die ganze Bandbreite von Null bis Zehn nutzen.

Also: Nehmen Sie sich gerne jetzt die Zeit, die Sie brauchen und weiter geht es dann danach mit der Auswertung.

Tabelle 7-1: Formulierte Aussagen zum Thema Wohlfühlgarten: Was trifft für Sie zu und was nicht? (A. Niepel)

Nummer	Das Gartengefühl	Stimmt bei mir komplett	Finde ich auch wichtig	Ist nicht ganz so wichtig
1	Wenn ich im Garten das Gefühl bekomme, dass dort durch mich und meine Hände etwas gewachsen ist, dann ist das total klasse und genau dieses Gefühl ist mir auch wichtig.	10	5	0
2	Etwas wirklich aktiv zu tun, das finde ich wichtig im Garten, aber irgendwie auch in Maßen, denn natürlich will ich in meinem Garten auch mal wieder richtig herunterkommen.	10	5	0
3	Ich fände es gut, wenn ich in meinem Garten die Möglichkeit hätte, etwas zu planen. Und wenn dann das Ergebnis am Ende auch dem entspricht, was ich mir vorher so gedacht habe, dann würde ich das sehr genießen.	10	5	0
4	Ich mag es, wenn ich das Gefühl bekomme: Wow! Das ist mir echt gelungen. Genau das soll mir auch der Garten als Wohlfühlraum geben. Ja, ich möchte in meinem Garten auch unbedingt von meinem Engagement was haben.	10	5	0
5	Toll ist es, wenn ich Erfolgserlebnisse habe, und daher möchte ich in meinem Wohlfühlgarten auch unbedingt etwas ernten – Gemüse, Blumen, Obst, Kräuter, egal was, aber Ernte ist wichtig.	10	5	0
6	Ich mag es sehr, dass im Garten die Dinge ihre Ordnung haben, dass eines auf das andere kommt und dass ich diesen ganzen Prozess dabei gut begleiten kann.	10	5	0
7	Richtig gut finde ich es, wenn ich meinen Garten tatsächlich auch einfach nur genießen kann. Unter einem Baum liegen und ohne jeden Druck einfach die Augen schließen und dann: riechen, hören, schmecken, tasten.	10	5	0

Nummer	Das Gartengefühl	Stimmt bei mir komplett	Finde ich auch wichtig	Ist nicht ganz so wichtig
8	Das Tolle an einem Garten ist für mich, dass man dort wieder ein Gefühl für das Wetter und für die Jahreszeiten bekommt, dass man merkt, welcher Monat gerade ist und wo die Natur so steht.	10	5	0
9	Im Garten möchte ich mich v. a. ein wenig entschleunigen, klar – ich möchte schon was tun, aber das auch einmal in einem langsameren, in meinem Tempo.	10	5	0
10	An einem Garten schätze ich es, wenn der Aufbau und auch die Aufgaben dort in sich logisch und klar sind, dass ich dort das Gefühl habe: Alles Roger!! Ich habe alles im Griff! Und das ohne das Gefühl, ständig überprüft zu werden.	10	5	0
11	Schön ist es, wenn in meinem Garten auch andere, wie Freunde oder Familienmitglieder, sich daran erfreuen können und wenn ich dann das gute Gefühl habe, dass ich das auch für sie gemacht habe.	10	5	0
12	Ich mag es im Garten zu sein, weil ich dort auch das Gefühl habe, mich irgendwie als Naturbestandteil zu fühlen. Und genau das soll mir der Garten auch zurückspiegeln.	10	5	0
13	Ich genieße es auch sehr, wenn ich im Garten das Gefühl bekomme, dass ich Dinge richtig mache, dass ich etwas kann – Daher: Ja, für mich ist das Ergebnis schon wichtig.	10	5	0
14	Ich möchte in meinem Garten richtig viele Menschen treffen, dort feiern und es erleben, dass wir so gemeinsam sehr harmonische Zeiten dort miteinander verbringen können.	10	5	0
15	Im Garten gefällt es mir, dass ich hier einen Ort und einen Bereich habe, wo ich auch einmal ganz allein etwas mit meiner Energie schaffen kann.	10	5	0

Nummer	Das Gartengefühl	Stimmt bei mir komplett	Finde ich auch wichtig	Ist nicht ganz so wichtig
16	Ich wünsche mir im Garten, dass ich dort auch gut mit anderen Gartenfreunden zusammenkomme, ja sehr gerne auch zusammenarbeiten kann.	10	5	0
17	Im Garten fühle ich mich ganz häufig irgendwie geerdet und immer, wenn ich dieses Gefühl verliere, dann brauche ich ihn hin und wieder.	10	5	0
18	Ich finde es gut, dass ich im Garten das Gefühl habe, etwas zu tun, was irgendwie in einem größeren Zusammenhang steht, ja irgendwie finde ich ist das Tun dort durchaus auch etwas Spirituelles.	10	5	0
19	Ich genieße es sehr, wenn mein Garten auch von anderen geschätzt wird, wenn beispielsweise zu einem „Tag der offenen Gartenpforte“ interessierte Gartenfreunde kämen und meine Arbeit wertschätzten.	10	5	0
20	Ich mag es im Garten, dass ich dort immer wieder klare Entscheidungen fällen kann und so irgendwie ein ganzes, sehr komplexes System steuern und auch immer wieder verändern kann.	10	5	0
21	Ich finde es gut, wenn ich im Garten nicht ständig "auf der Hut" sein muss, dass da die Dinge eben langsamer geschehen und ich so ein Gefühl für die Vorgänge habe.	10	5	0
22	Ich möchte natürlich schon gerne mit der Natur und nicht gegen diese einen Garten haben, da darf dann auch mal Chaos herrschen – komme ich gut mit klar, ja – das mag ich sogar sehr.	10	5	0
23	Ganz ehrlich: Ich mag es, wenn ich mich im Garten auch mal so richtig auspowern kann. Für mich bedeutet Wohlfühlen im Garten auch, dass ich den Schweiß spüre und merke, dass ich aktiv war.	10	5	0

Nummer	Das Gartengefühl	Stimmt bei mir komplett	Finde ich auch wichtig	Ist nicht ganz so wichtig
24	Ich will schon auch einen Garten, der so für sich gut ist, wo ich nicht ständig Dinge entdecken muss – oder auch drauf hingewiesen werde – die ich noch verbessern muss. Alles läuft und passt!	10	5	0
25	Wichtig für mich ist es, wenn ich in meinem Garten das Gefühl habe, von vorne bis hinten immer bei der ganzen Entwicklung des Gartens dabei zu sein ohne dass es zum Stress wird.	10	5	0
26	Ich finde es schon sehr schön, wenn andere das toll finden, was ich da so herangezogen habe, deshalb ist mein Wohlfühlgarten auch ein Garten nicht nur für mich. Und wenn andere das wertschätzen – umso besser!	10	5	0
27	Ich mag es im Garten, dass ich dort Vögel und Insekten beobachten kann. Ja und noch besser, wenn ich vielleicht sogar etwas für diese tun kann. Ja, es tut mir gut mit dem Garten auch etwas aktiv für die Natur zu tun.	10	5	0
28	Ich genieße es, wenn ich im Garten immer wieder neue Projekte angehen kann. Garten heißt für mich auch: Keine Langeweile, sondern ein Feld, wo ich mich betätigen kann.	10	5	0
29	Am Garten gefällt mir, dass ich mich dort auch mal aktiv betätigen kann. Ich genieße es, auch mal kräftig anzupacken und nicht immer nur geistige Arbeit zu verrichten.	10	5	0
30	Ich fände es super, wenn man meinem Garten auch ansieht, dass dies MEIN Garten ist, dafür stecke ich auch gerne viel Engagement hinein. Der Garten soll Ausdruck meiner Persönlichkeit sein, ein kleines Kunstwerk.	10	5	0
31	Ich will im Garten einfach mal erleben, dass man einen Ort hat, wo man sich sicher fühlt und wo einem nichts Schlimmes passiert kann. Und dafür beispielsweise unter einem Baum liegend abschalten.	10	5	0

Nummer	Das Gartengefühl	Stimmt bei mir komplett	Finde ich auch wichtig	Ist nicht ganz so wichtig
32	Ich mag es im Garten, dass ich da irgendwie so eine Art Schöpfender bin und dass ich hier in der Natur für Pflanzen und Tiere eine wichtige pflegende Rolle einnehme.	10	5	0
33	Ich finde den Garten toll, wenn er mir das Feedback gibt, dass ich alles gut im Griff habe. „Gut gemacht Gärtner, du hast's raus", anstelle von „Was liegt denn jetzt schon wieder an?"	10	5	0
34	Ich genieße einen Garten, in dem ich erleben kann, dass ich auch ganz alleine etwas schaffen und erstellen kann und dass das speziell etwas mal für mich ist.	10	5	0
35	Ich möchte gerne einen Garten, in dem ich einen guten Überblick habe, ein Ort wo ich nicht ständig aufpassen muss, was jetzt schon wieder passiert.	10	5	0

Zum Ergebnis

Ich denke, Sie haben sich sicher wiederholt und bei vielen Aussagen wiedergefunden. Sollten bei Ihnen insgesamt null Punkte stehen, haben Sie sich das falsche Buch gekauft. Sorry. Zu spät. Aber es ist ja auch nicht so, dass es für das Wohlfühlen im Garten ein Entweder-Oder gibt. Nun gut, wenn Sie Frage 10 und Frage 22 gleichzeitig 10 Punkte gegeben haben oder bei 28 und 7, ja dann sollten Sie noch einmal kritisch drüber schauen. Passt irgendwie nicht, es sei denn, Sie haben eine multiple Persönlichkeit, was aber vielleicht ja auch einen spannenden Garten ergibt. Abgesehen davon: Das sind natürlich alles absichtlich positive Aussagen gewesen und es ist absolut normal, wenn Sie in vielen Bereichen Punkte gesammelt haben, denn wir sprechen ja hier von Grundbedürfnissen.

Für dieses Buch habe ich diese im Übrigen ein wenig gruppiert. Sie erinnern sich sicher an die lange Liste von Begriffen – dabei war auch einiges doppelt oder zumindest ähnlich. Als Gartentherapeut orientiere ich mich hier an den sogenannten POSITIVen Basistherapien des cc©-Konzeptes (Scholz & Niepel, 2019; Niepel & Vef-Georg, 2020). Bei diesem Konzept geht es genau darum, wie man denn Menschen – beispielsweise mit einer Demenz – so behandelt, dass ihre Grundbedürfnisse befriedigt werden und dass den Beeinträchtigungen, die diese durch Krankheit oder auch durch die Behandlungssituation erleben, etwas entgegengesetzt wird. Und da wir ja schon zuvor festgestellt haben, dass auch der Patient nur ein Mensch ist – und dass das sogar für den Gärtner gilt – landen wir per klassischem Dreisatz dabei, dass wir hier doch eine perfekte Grundordnung hätten. Sie sind also in guter Gesellschaft. Diese Therapieform ordnet dabei die erwähnten Begriffe in sieben Bereiche.

Eine Sortierung, die uns im Übrigen auch ab jetzt Stück für Stück durch den Garten und das Gärtnern führen wird. Und dann endlich zur Frage: Wo liegt denn Ihr Fokus? Und damit geht es an die Auswertung. Dafür gilt es jeweils die Punkte von fünf verschiedenen Items zusammenzuzählen, und zwar auf die Art und Weise, wie es die folgende Tabelle zeigt (**Tab. 7-2**).

Egal, was herauskam – es ist okay so!

Und jetzt Ta-ta-ta-taaaa – direkt zu den Ergebnissen dieser kleinen Übung. Wobei kurz vorher doch noch Folgendes: Es ist ja, wie erwähnt, normal, wenn Sie in vielen, vielleicht in allen Bereichen Punkte gesammelt haben. Es ist sogar zu erwarten. Ab und an führt dabei sogar das eine Bedürfnis zu einem ganz anderen Ergebnis wie ein anderes Bedürfnis.

Beispiel: Die Einladung zum Schrebergartenfest annehmen? Das Bindungsbedürfnis sagt dann vielleicht: *„Ja, da gehe ich hin, da treffe ich den Heinz endlich mal wieder*“, während das Bedürfnis nach Selbstwerterhöhung angesichts der zu erwartenden Lobhudeleien über Hedwigs Gemüseernte sagt: *„Boah, schenk' dir das, tu' dir das nicht an*“. Und weiter geht's: Das Bedürfnis auf Bewegung meldet sich: „Wie *wäre es mit Joggen stattdessen?*“, dem das Lustbedürfnis entgegnet: *„Joggen??? – Als Alternative zu Grillwurst und frisch gezapftem Feierabendbier, nicht dein Ernst.*“ Kurzum: Es läuft hier oft auf Kompromisse und damit auch einen Ausgleich hinaus.

Und doch gibt es sehr wahrscheinlich hier und da einen Schwerpunkt, der bei Ihnen besonders ins Gewicht fällt und der sich am Ende durchsetzt, vielleicht auch zwei. Das ist bei fast allen Ergebnissen so und es gibt dabei kein Richtig oder Falsch.

Wenn Sie die Übung mit einiger Reflektion gemacht haben, dann ist das, was da jetzt steht, für Sie auf jeden Fall richtig. Es ist, so kann man sagen, ein Ergebnis Ihres Lebens. Ihre Erfahrungen und Ihr Umfeld haben dafür gesorgt, dass bei Ihnen diese Motive besonders herausgestellt sind. Und auf gar keinen Fall sollten Sie jetzt die Tabelle nehmen, um z. B. zu überlegen, wo Sie denn noch „Lücken“ haben. Im Sinne von: *„Oh, das Ökologische ist bei mir aber unterentwickelt, da muss ich jetzt wohl mehr investieren*“. Wenn ein spezielles Motiv bei Ihnen besonders bedeutsam ist, also ein wenig mehr Ihre persönlichen Bedürfnisse und Persönlichkeit widerspiegelt –

Tabelle 7-2: POSITIVe Basistherapie und POSITIVes Gärtnern: Kategorien und Begriffe (A. Niepel)

Kategorien der POSITIVen Basistherapie	Zugeordnete Begriffe					Ihre Punkte
Positive Emotionen und Wohlempfinden	Addieren Sie folgende Items					
Positive Emotionen, Lustgewinn	4	5	7	25	31	
Oekologische Einbindung	Addieren Sie folgende Items					
Ökologische Einbindung, Naturerlebnis	8	12	17	22	27	
Soziale Integration	Addieren Sie folgende Items					
Soziale Integration, Beziehung, Bindung	11	14	16	19	26	
Identität und Selbsterleben	Addieren Sie folgende Items					
Selbstakzeptanz, Selbstwirksamkeit, Kompetenz	6	5	7	25	31	
Tonusregulation und Bewegung	Addieren Sie folgende Items					
Entspannung, Stressreduktion, Bewegung	2	9	23	28	29	
Intention und Sinnerleben	Addieren Sie folgende Items					
Autonomie, Sinnerleben, Wachstum, Bedeutsamkeit	1	15	18	32	34	
Verstehbarkeit und Orientierung	Addieren Sie folgende Items					
Kontrolle, Orientierung, Verstehbarkeit, Handhabbarkeit, Kompetenz	3	10	20	21	35	

warum dann in Ihrem Garten etwas ganz anderes anstreben? Der Garten soll schließlich Ihnen guttun und nicht einem von wem auch immer angestrebtem Ideal.

Wenn wir eines aus der positiven Psychologie gelernt haben, dann, dass es wichtig ist, sich auf seine Stärken zu konzentrieren. Dazu hier einmal zur Verdeutlichung ein kleiner Seitenblick, denn es gibt eine besonders eindrückliche Untersuchung, die genau das gezeigt hat. Dabei ging es vereinfacht darum, dass Schüler aus einer Liste von Eigenschaften, wie beispielsweise ein guter Teamplayer zu sein, ein verlässlicher Kumpel zu sein und so weiter, jenes wählen sollten, von dem sie glaubten, dass es auf sie zutrifft. Dann galt es, einen kurzen Aufsatz zu schreiben. Also so was wie „*Hey, da bin ich echt gut und das zeigt sich hier und da und deswegen mache ich auch dieses und jenes …*". Gar nichts Kompliziertes, es handelte sich immerhin um Schüler. Die Vergleichsgruppe dagegen sollte hier in einem Aufsatz jene Eigenschaften wählen, von denen sie selbst der Meinung war, dass sie hier noch Schwächen hätte. Dieses Mal im Sinne von *„Ja, da bin ich nicht so toll im Gegensatz zu diesem oder jenem Kumpel und vielleicht könnte ich mehr dies und jenes machen*“. Auch keine Weltliteratur. Insgesamt waren es wohl sechs Aufsätze über drei Schuljahre verteilt, was ein überschaubarer Aufwand ist. Ein sehr gut designter Aufbau, den man anhand der Noten auch gut am Ende auswerten konnte. Und siehe da: Jene, welche zu ihren Stärken etwas schreiben sollten, hatten am Ende tatsächlich signifikant bessere Noten – über alle Fächer, nicht nur in dem Bereich, in dem sie vielleicht Stärken hatten und auch die Sitzenbleiberquote sank hier deutlich. Minimaler Aufwand, wirklich großes Ergebnis.

Sehen Sie also mit gutem Gewissen besonders dort nach, wo Sie Ihre Stärken gefunden haben. Sie sind so, wie sie sind. Und das ist nebenbei bemerkt auch gut so.

Und damit beantwortet sich auch eine Frage, die sich bei Ihnen vielleicht aus der Auswertung ergeben hat: Was machen wir mit dem Ergebnis, um aus Ihrem Garten ein Seelenstudio zu kreieren? Die Lösung soll nicht sein, mit dem Garten eine Art Gegenmodell zu Ihnen als Person zu erschaffen, nein, der Garten soll das unterstützen, was da ist: Also genauer das, was Sie sind. Wie am Anfang des Kapitels formuliert: Wir haben die Ressourcen im Blick. Auf Störungen konzentrieren wir uns erst, wenn Sie darunter leiden oder halt nachweislich Ihre Umgebung.

Daher aber doch ein klitzekleines Aber (musste ja sein!)! Wo schon das Stichwort „Darunter leiden“ gefallen ist, soll ergänzend gleich „aber“ doch noch ein wichtiger zusätzlicher Hinweis kommen. Denn die Erkenntnis, dass man so oder so gepolt ist und den Garten daher gezielt für sein Wohlempfinden nutzen möchte, beinhaltet leider doch zwei kleine Aber-Punkte, die wir auch beachten sollten.

Erstens: Wo werden Ihre Hauptbedürfnisse, also das, was für Sie die ersten Plätze belegt, möglicherweise in Ihrem Alltag von außen angegriffen? Wenn Sie sich unausgeglichen und gestresst fühlen, dann liegt das nicht selten genau hier begründet. Das können Sie nur selbst erkunden, um dann besser herauszufinden, wann und wie der Garten dazu als Ausgleich dienen kann. Dies ist eine Frage, der wir daher immer wieder in den kommenden Kapiteln begegnen werden.

Zweitens stellt sich „aber“ auch jene Frage: Könnte vielleicht dieser innere Schwerpunkt dazu führen, dass Sie sich höchstpersönlich besonders Stress machen? Diese Gefahr besteht v. a. dann, wenn ein Bedürfnis besonders stark, ja herausragend ausgeprägt ist. Und wenn dem so ist, sollte man sich schon fragen: Gibt es möglicherweise dadurch so etwas wie einen Angriff von Ihrem Inneren auf Ihr Wohlempfinden? Eine Art von „Schatten“, den dieses auf Ihr angestrebtes Wohlergehen wirft. Selbst dann, wenn man dazu nicht gleich das zuvor erwähnte „Darunter leiden“ hervorholen muss? Wenn Sie das Gefühl haben, dass Ihre inneren Motive Sie mitunter auch selbst stressen, dann wäre es keine schlechte Idee, den Wohlfühlgarten doch dazu zu nutzen, um hier doch das klitzekleine bisschen gegenzusteuern, um zu wachsen.

Nicht in dem Sinne, dass Sie besser jemand anderes wären, sondern um ein klein wenig zu lernen, bewusst mit diesem selbsterstellten Schatten umzugehen. Wenn man diese Arbeit an sich selbst über den Garten und das Gärtnern unterstützen kann, könnten Sie dieses „Seelenstudio Garten“ wirklich nutzen, um sich selbst zu entwickeln. Dann kommen wir mit kleinen Schritten vielleicht doch in Richtung „*Vervollkommnung des Menschen*“, wie Herr Fukuoka das für den Garten beschrieben hat. Also: Schau’n wir doch mal auf die Ergebnisse der Selbsteinschätzung und was das so bedeuten könnte.

Der Gartengenusstyp: P für positive Emotionen

Sie haben hier viele, vielleicht sogar die meisten Punkte? Dann zählen Sie sicher zur wachsenden Gärtnerform des Gartengenusstyps. Für Sie ist es bedeutsam, auch im Garten möglichst viele positive Erlebnisse „zu sammeln“. Ein Wohlbefinden basiert bei Ihnen, wahrscheinlich auch jenseits des Gartens, ganz deutlich auf einem guten, einem angenehmen, ja auch einem bequemen Leben. Vielleicht sind Sie damit auch so etwas wie ein Feinschmecker, können wirklich gut das Leben auskosten. Spaß und Freude im Leben zu finden ist für Sie wirklich wichtig. Somit gehören zu einem guten Leben für Sie vielleicht auch solche Dinge wie Partys, aber eben nicht nur, sondern auch die Erfahrung, etwas zu schaffen, ein Ergebnis einzufahren. Doch, Erfolg zu haben, das befriedigt diesen Gartenmenschen auch oftmals sehr.

Als spezieller Typ hat er mit diesem grundsätzlichen Blick auf den Ertrag daher auch sehr viel mit Heinz und Hedwig gemein, er vereint jedoch auch recht viel von Rudi und Rita in sich. Und zwar dort, wo der Garten, wie bei diesen beiden, eben nicht Last, sondern Lust sein soll.

Und Ihr Garten soll einer voller Sinnesfreude sein: bunt, blühend, duftend, nicht nur eine Augen-, sondern eine Augen-Ohren-Nasen-Zungen-Weide. Neugärtner Stefan würde ergänzen: muss bunt sein. Er muss, vereinfacht gesagt, funktionieren und das ist diesem Gartenmenschen wahrscheinlich auch ganz grundsätzlich immer sehr wichtig.

Der besagte Schatten, den gerade dies auf Sie werfen könnte, liegt dann natürlich schnell auch dort, wo Sie sich durch diesen Anspruch auch selbst zu sehr unter Druck setzen. Wo ein möglichst positives Ergebnis doch so wichtig für das persönliche Gleichgewicht ist, da bekommt so mancher Alltag, in dem ja auch das Unangenehme und das Nicht-Erfolgreiche leider Gottes ganz normal sind, schnell etwas Bedrohliches. Bei Heinz wären das u.a. Kartoffelkäfer. Aber es ist oft ein ganz genereller Wesenszug. Und dem versucht jemand, der sehr stark auf Erfolg geprägt ist, natürlich erst einmal aus dem Weg zu gehen. Wir sprachen ja vorher schon vom Vermeidungsmodus. Dieser zeigt sich hier oft in einem zunehmenden Rückzug auf das, was bereits zuvor schon mal als Positiv erlebt wurde, im Klartext: Es besteht die Gefahr, zur Couchpotatoe zu werden.

Dazu gehört dann auch gerne eine Abwehr von eher unangenehmen Aufgaben oder die Tendenz, sie gerne auch mal ganz nach hinten auf die bekannte lange Bank zu schieben. Da sie dort aber nicht wirklich verschwinden, kann so eine langsam wachsende Bedrohung durch all diese Punkte entstehen. Irgendwann wächst möglicherweise auch das Gefühl, dass man nicht in der Lage ist, die einfachsten Dinge zu erledigen. Natürlich, das Leben soll einfach und lässig sein, aber wenn es das nicht ist (was ja erfahrungsgemäß oft der Fall ist), dann wächst in besagtem Schatten schnell das Gefühl von Unzulänglichkeit. Möglicherweise treiben sich auch in Ihrem Kopf immer öfter Gedanken herum, wie „*Ich will jetzt einfach nur meine Ruhe*", „*... das ist mir alles viel zu viel Druck hier*" oder am Ende dann sogar „*Ich schaffe das alles nicht mehr.*" Dann hat das eigentlich ganz normale Grundbedürfnis, speziell wenn es auch noch von außen Angriffe auf dieses gibt, die Fähigkeit, zusätzlich von innen für erheblichen Stress zu sorgen. Falls Sie diesen Schatten spüren, sollte der Garten dies nicht noch zusätzlich befeuern. Denn es ist klar: Diesen Kreislauf von Nichtgelingen, über selbst gesetzten Druck, es aber doch genauso zu wollen, bis hin zu einem Rückzug und einer Frustration, – den kann ein Garten problemlos fördern. Ein solches „negatives" Gärtnern sollte dieser Gartenmensch unbedingt vermeiden. Stattdessen gilt es, wie im entsprechenden Kapitel noch beschrieben wird, zunächst wirklich den Garten und sein Gärtnern so zu modifizieren, dass er sich dort einen wirklichen Ausgleich zum vielleicht bedrohlichen Alltag schafft. Eben einen persönlichen Genuss- und Wohlfühlraum, ein Raum, „wo *man ihn dann wirklich in Ruhe lässt*".

Sollte dieser Schatten tatsächlich bei Ihnen vorhanden sein, können und sollten Sie auch Ihren Garten dazu nutzen, derartigen möglichen negativen Gedanken durch gezieltes Tun etwas entgegenzusetzen. Wenn Sie im Garten am Ende z. B. das Erleben haben „*Ich schaffe das*" oder „*Das war schon eine Herausforderung – aber die habe ich gut gemeistert*", kann dieses gut dazu führen, dass Sie eine derartige Erfahrung auch innerlich auf andere Situationen übertragen können. Ein derartiger Ansatz, den man als Ihr eigenes Gartencoaching beschreiben könnte, erfordert vom „Garten als Coach", dass er Ihnen die richtigen Fragen und Aufgaben stellt. Und er verlangt auch von Ihnen, dass Sie all das gezielt reflektieren. Kleiner Tipp: Hängen Sie sich als Erinnerung die richtigen Gartenmantras an das Gartentor, sodass Sie beim Gang in den Garten daran erinnert werden, für Sie z. B.:

If you can make it there, you make it anywhere. (Frank Sinatra)

Der Naturgartentyp: O für oekologische Einbindung

Ihr Schwerpunkt lag hier? Dann sind Sie sicherlich ein sehr naturverbundener Mensch. Keine große Überraschung, oder? Sie lieben es wahrscheinlich, mitten in der Landschaft zu stehen, sie können lange Waldspaziergänge genießen und nichts fängt Ihren Blick mehr ein als der Anblick von Vögeln, von Eichhörnchen oder auch von anderen Wundern der Natur. Löwenzahn beispielsweise, der sich durch engste Pflasterfugen quetscht. Ja, Sie sind natürlich auch, wie der vorherige Gartentyp, ein Genießer. Dieser Genuss ist bei Ihnen jedoch weniger vom eigenen Erleben abhängig, sondern entsteht auch daraus, dass Sie sich als jemand innerhalb eines, sagen wir mal, gesunden und natürlichen Systems wiederfinden. Ein wenig Unordnung und ein wenig alles wachsen lassen werden Ihnen daher auch in Ihrem Wohlfühlgarten nicht den Spaß verderben. Ganz im Gegenteil: Sie möchten genau dies dort erleben. Möglicherweise sind Sie auch bereits in diesem Bereich außerhalb des Gartens aktiv, engagieren sich für den Erhalt der Insektenvielfalt oder auf umweltpolitischer Ebene.

Denn es ist nicht nur die Beobachtung. Sie möchten schon etwas erschaffen. Und so ist es für Sie auch in Ihrem Garten erholsam, wenn Sie dort das Gefühl haben, einen Teil Natur zu schützen, vielleicht sogar etwas zu einer neuen Natur beizutragen. Dieses Wohlfühlen ergibt sich dabei nicht nur aus dem äußeren erschaffenen Garten, sondern auch aus dem, was das bei Ihnen bewirkt. Kurz: Sie möchten auch das positive Gefühl haben, eigenverantwortlich mit der Natur umzugehen. Dies wäre eine Erfahrung, die Ihnen gefallen würde. Dieses „sich selbst gut fühlen wollen“ verbindet Sie übrigens mit dem kreativ-gestaltenden Gartentyp, dem wir uns noch zuwenden werden. Und natürlich: Fraglos ist dieser Gartenmensch wirklich eng mit Dietmar und Dagmar verwandt, steht da in direkter Tradition. Auch dort sollte ja der Garten einer sein, der den Gärtner und die Gärtnerin mit der Natur verbindet und dabei am liebsten einer, welcher die Natur dabei nicht zu sehr verbiegt.

Das Gefühl der eigenen Verantwortlichkeit könnte aber auch ein wenig für Schatten sorgen. Denn dort, wo diese Gartenmenschen spüren, wie wichtig doch die Natur für sie persönlich ist, leiden sie auch ebenso schnell unter den Störungen, die sie in der Natur entdecken. Wenn unser Wohlgefühl und wer wir sind wirklich stark von der Umgebung abhängt – denken Sie an mein New Yorker Ich – dann ist es auch nicht verwunderlich, wenn kränkelnde Umgebungen einen selber krank macht. Vertrocknende Bäume, vergiftete Flüsse oder das Beobachten vom Rückgang der Arten ist etwas, was diesen Gartenmenschen auch persönlich berührt. Auch bei Stefan und Sabine spielte das ja eine Rolle. Wenn Sie auch dazu gehören, dann haben auch Sie möglicherweise, wie die Patienten aus dem ersten Kapitel, viele schöne Erinnerungen an Kindheitserlebnisse im Wald oder Sie kennen noch den Blick in den seinerzeit so vollen Himmel, voller Falken und Milane. Unsere Garten – und auch Naturerinnerungen – sind oftmals sehr, sehr positiv. Sie fühlen sich jetzt manchmal diesen Tagen so fern und auch so fern der Natur, wie die Erde von der Venus. Sie ist schon da, aber man muss sich schon sehr anstrengen und wissen, wo sie zu finden ist. Und natürlich, das kann Ihnen auch Stress bereiten. Umso mehr, falls Sie dies dann vielleicht auch direkt auf sich und Ihr Verhalten beziehen. Hier taucht ein besonderes Thema auf, das Schämen. Oft ist es da, ganz egal, wie gerechtfertigt es auch ist. Und so empfinden viele von Ihnen auch hier nicht nur Stress, der von außen kommt, sondern erzeugen diesen selbst. Sich Schämen ist ein Thema und da gibt es nicht nur die bekannte Flugscham: Warum habe ich wieder kein Ökofleisch gekauft? Und muss es überhaupt Fleisch sein? Und das mit der Urlaubsfahrt macht dann auch nicht das beste Gewissen. Von den Fahrten zur Arbeit mit dem eigentlich viel zu großen Auto ganz zu schweigen. Vielleicht haben Sie solche Gedanken nach der eigenen Lebensweise. „*How dare you?*" fragte Greta Thunberg und viele sehr naturverbundene Gärtner haben das tatsächlich auf sich bezogen. Natürlich ist es gut für die Umwelt, sich Gedanken darüber zu machen. Wenn Sie in Ihrem Innersten dieser Gartentypus sind, gilt: Nutzen Sie den Garten dann wirklich, um einen kleinen positiven Schritt zu tun. Doch auch dies ist wichtig: Auch Sie gehören zur Natur und jegliche Pflege, die Sie sich bewusst antun, ist auch die Pflege eines natürlichen Wesens. Und bitte: Erleben Sie im Garten, um wie viel mehr Sie eigentlich tun. Sie können in Ihrem Wohlfühlgarten sicher nicht die Gesamtpopulation der Wildbienen in Deutschland wieder erhöhen, aber jene, sagen wir hundert Wesen, denen Sie Nahrung und Unterschlupf bieten, sind so viel mehr als nichts. Und da es oft die kleinen Schritte sind, kommt Ihr Mantra gleich eine Nummer größer, aber dafür sehr gartenbezogen daher:

> *Wenn ich wüsste, dass morgen die Welt unterginge, würde ich heute noch ein Apfelbäumchen pflanzen.* (Martin Luther)

Der Gartengemeinschaftstyp: S für soziale Integration

Sie brauchen offenbar andere Menschen zum Wohlfühlen. Ob Familie oder Freunde, Sie benötigen für ein inneres Wohlgefühl einfach Leute um sich herum. Dafür tun Sie auch sehr viel und gerne. Natürlich, auch dieser Typus steckt in allen Menschen und auch in allen bisher vorgestellten Gartenurtypen. Ob wir uns Heinz und Hedwig im Schrebergarten mit Gartenfreunden vorstellen, Dagmar und Dietmar in einem Gärtnerkollektiv oder Rudi und Rita im heimischen Garten mit Kindern und Enkeln. Bei all diesen unterschiedlichsten Typen finden wir immer wieder einzelne Exemplare, welche die Anwesenheit anderer Menschen wie Dünger brauchen, damit sie selbst aufblühen. Sie investieren dabei gerne einiges an Arbeit (Grillfeste, Gartenfeste etc.) und natürlich soll Ihr Wohlfühlgarten einer sein, der Ihnen möglichst gute Voraussetzungen für derartige Zusammenkünfte bietet. Sie investieren also. Aber – und jetzt kommt's: Sie brauchen auch eine gute Rückkopplung dieser Menschen. Bei Ihnen ist es nicht das Arbeitsergebnis, nicht die gesunde Natur, die an erster Stelle steht. Es ist ein Gefühl von Anerkennung, ein Gefühl, dafür in einer Gruppe eine wichtige Rolle zu spielen. Das Gefühl von entgegengebrachter Dankbarkeit. Das ist Ihre Belohnung, die Sie anstreben. Seien Sie beruhigt. Es ist toll, dass es solche Menschen wie Sie gibt. Die meisten sozialen Systeme und nebenbei bemerkt auch viele Kleingartenvereine würde ohne diese zusammenbrechen. Also danke dafür (da war es jetzt).

Sie ahnen es, wir schleichen uns auch hier wieder mal in den Schatten. Sie wollen beliebt sein, sie genießen es, wenn man Ihre Arbeit wertschätzt. Wenn es um die unterschiedlichsten Gruppen geht: Familie, Gartenfreunde, Rosenliebhaber, dann fühlen Sie sich als ein gern akzeptiertes Mitglied dieser Gruppe.

Und wenn das mal nicht der Fall ist? Dieses Grundbedürfnis, wenn es denn zu dominant wird, beinhaltet eine Gefahr: Es kann sehr belastend für diese Gartenmenschen sein, wenn das, was sie so schaffen, dazu ja nicht selten mit sehr viel Aufwand, eben nicht anerkannt wird. Darauf reagieren so manche deutlich mit Ablehnung, im Sinne von „Wie *undankbar die doch sind, ich habe drei Stunden am Grill gestanden*" oder auch „*Die haben doch keine Ahnung, was einen schönen Garten ausmacht*". Aber manchmal führt dies auch dazu, dass dieser Typ diese Ablehnung auf sich bezieht, dass er das Gefühl bekommt, einfach nicht genug getan zu haben. Und dann kann es in zwei gefährliche Richtungen gehen. Einerseits wieder mal die Vermeidung. Sprich: Sie schützen sich und ziehen sich mehr und mehr zurück. Nun erleben Sie zwar nicht mehr diese Frustrationen, aber weil Sie doch eigentlich sehr gerne mit Menschen zu tun haben, ist das auch nicht wirklich gut.

Oder: Sie versuchen noch mehr zu machen. Sich bei wirklich jeder Frage nach Freiwilligen zu melden. „*Na klar bring' ich einen Salat mit*" und „*Ja, natürlich können wir uns bei mir treffen*". Dieses Streben ist zwar ein annäherndes, aber es kann auch sehr schnell zu einer Überforderung führen. Denken Sie einmal an Ihnen bekannte ähnliche Personen (oft waren es die eigenen Mütter) und überlegen Sie mal, wie oft Sie gleichzeitig dachten, wie sehr diese sich doch sozial einbringen und gleichzeitig, wie müde und erschöpft diese wirken.

Wie wird hier der Garten als Seelenstudio helfen können? Nun, zunächst einmal bleiben wir bei der Annäherung. Diese Gartenmenschen brauchen tatsächlich einen sozialen Garten. Und da gibt es ja die unterschiedlichsten Modelle.

Gehören Sie dazu und spüren Sie den beschriebenen Beziehungsstress tatsächlich auch? Dann würde Ihnen der Gartentherapeut Ihres Vertrauens ebenso raten, diesen Garten auch als Wachstumsraum zu nutzen. Das bedeutet: Es kann auch sinnvoll sein, im Garten zu erleben, dass es nicht unbedingt die Anerkennung anderer Menschen braucht, um das eigene Können und die Leistung bestätigt zu bekommen. Wenn im Herbst der Apfelbaum all Ihre Arbeit mit einer großen Menge an zuckersüßen Früchten belohnt. Ach was, wenn Ihnen die Schnecken auch nur eine einzige Zuckerschote überlassen, dann ist das eine Form von Anerkennung, quasi ein Dankeschön vom Universum.

Sie sollten also versuchen, beim Gärtnern, damit es Ihnen guttut, durchaus etwas für andere zu tun, so sind Sie nun mal. Doch ebenso sollten Sie auch gezielt öfters mal etwas nur für sich selbst machen. Das, was Sie dabei lernen können, ist das Gefühl, auch anderen etwas abschlagen zu dürfen und sich auch mal nur um sich zu kümmern. Mit einem Gartenteil, der beispielsweise tatsächlich nur Ihnen gehört, wird es Stück für Stück für Sie selber, aber eben auch für alle anderen um Sie herum nachvollziehbar, dass es notwendig ist, sich mindestens genauso intensiv um Sie, beziehungsweise stellvertretend eben um diesen Gartenteil kümmern zu müssen, damit auch dieser gedeiht. Denn wie heißt es so richtig in dem Motto für Sie:

Liebe deinen Nächsten wie dich selbst. (Jesus von Nazareth)

Der kreativ gestaltende Gartentyp: I für Identität und Selbstwert

War dies vielleicht der Bereich, bei dem Sie bei Ihrer Selbsteinschätzung besonders gepunktet haben? Alles klar: Sie stehen auf Leistung. Fraglos. Vor allem auf Ihre eigene Leistung. Sie mögen es, wenn Sie am Ende etwas bekommen und auch hinbekommen. Im Gegensatz zum vorherigen Typ ist bei Ihnen die Bewertung von außen zwar nicht unwichtig, aber Sie können das, was Sie so gestaltet haben, auch ganz gut selbst wertschätzen. Ja, Sie sind in der Lage zu erkennen, dass dieses Ihre eigene und persönliche Leistung ist. Speziell diese Gartenmenschen, jene, bei denen dieses Grundbedürfnis besonders stark ausgeprägt ist, sind dabei oftmals sehr kreativ. Sie positionieren Ihre Pflanzen sehr gezielt, sie machen sich Gedanken über die Wirkung von Beeten und sie statten ihren Garten auch gerne mit besonderen Dingen aus: kleine Kunstwerke oder andere Besonderheiten. Herzlichen Glückwunsch: Sie haben soeben Ihren inneren Rudi oder Ihre innere Rita entdeckt. Kommen Sie gut mit den beiden klar.

Wenn Sie etwas machen, dann sollte es schon etwas Besonderes sein und vor allem: Es sollte direkt etwas mit Ihnen zu tun haben.

Und dann, ja dann ist es auch diesem Typen natürlich durchaus angenehm, wenn andere das so wahrnehmen. Und so zieht jemand mit einem Fokus hier sehr direkt Selbstbestätigung und eben auch seinen Selbstwert aus seinem Tun. Dieser Gartentyp beschäftigt sich somit auch sehr intensiv mit sich selbst, damit, was ihn besonders macht. Deswegen sind diese Gärtner auch nicht selten an anderer Stelle künstlerisch tätig. Sie fotografieren gerne, malen oder beschäftigen sich intensiv mit Musik. So, wie eben jener Rudi und Rita mit ihrem Faible für den englischen Garten. Aber auch die Beschäftigung mit der Biologie, auch der Ökologie gehört dazu, sodass es auch bei den Dietmars und Dagmars starke Tendenzen zu dieser Ausrichtung gibt. Das, was sie tun – und dazu sollte dann auch der Garten als Wohlfühlraum gehören – das sollte schon gut und etwas Besonderes sein. Kein 08/15 Garten, sondern ein Spiegel des Erschaffers.

Und keine Angst oder falsche Bescheidenheit: Gut zu sein und etwas Besonderes darzustellen, auch dieses Motiv haben wir alle, mal mehr, mal weniger. Aber dort, wo es besonders stark ausgeprägt ist, wäre es jedoch wieder nicht die schlechteste Idee darauf zu achten, dass auch diese Ausprägung nicht zu übermächtig wird und damit besagten inneren Stress auslöst (**Abb. 7-1**). Denn wenn Sie Ihren Selbstwert v.a. aus den Ergebnissen Ihrer Arbeit ziehen und nicht einfach daraus, dass Sie sind, wer sie sind, dann bedeutet jeder Misserfolg, jedes Versagen auch schnell einen Angriff auf den Selbstwert. Und wenn jede vertrocknete Staude, jede nicht angegangene Sommerblume und jede faulende Tomate Sie an sich selbst zweifeln lassen, kann ein Garten schnell den eigenen Stress sogar fördern. Hey, lassen Sie es mich so sagen: Es gibt wahrscheinlich einen tieferen Grund, warum der Winterfrost jedes Jahr kommt. Fallende Blätter sind keine Niederlage für die Buche.

Damit diese Gartenmenschen sich so richtig gut in ihrem Garten fühlen, ist das Thema der Selbstbestätigung oft zentral. Ähnlich wie bei dem vorher beschriebenen Gartentypus besteht daher bei Angriffen auf diesen Selbstwert schnell die Gefahr, dass man sich entweder zurückzieht oder – was viel wahrscheinlicher ist – bis zur Erschöpfung immer mehr und mehr und noch mehr tut, ständig versucht, perfekter und besser zu werden. Dementsprechend tut Ihnen natürlich ein Garten gut, der Ihrer Einstellung entspricht, dem, wer Sie sind. Der Ihnen Gelegenheit gibt, kreativ tätig zu werden, den Sie als Ausdruck Ihrer Persönlichkeit gestalten können.

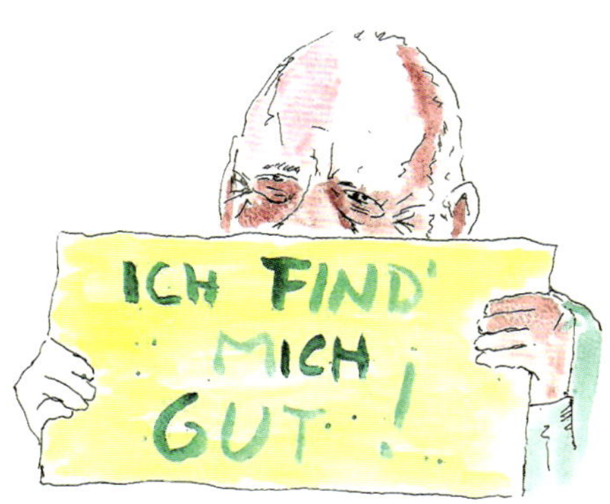

Abbildung 7-1:
Prima, aber keinen Stress damit und locker bleiben (Zeichnung: A. Niepel)

Aber, um dem inneren Stressor etwas entgegenzusetzen: Es wäre gut, wenn der Garten Sie genau solche Dinge lehrt, wie wir sie aus manchen Sprichwörtern kennen. Denken Sie an „*Aus Fehlern wird man klug* „oder auch „*Weniger ist mehr*". Wahrscheinlich können diese Gartentypen mit solchen Weisheiten eher wenig anfangen, aber wissen Sie was: Gerade dann tun sie, um mit Rudolf zu Lippe zu sprechen: not und gut. Und mit ihm und dem dazugehörigen Zitat habe ich ja das Kapitel „*Auch ein Gärtner ist nur ein Mensch*" nicht ohne Grund begonnen. Wer sich nicht erinnert: Einfach zurückblättern. Ja, genau deswegen könnte dann der Garten und könnte das Gärtnern das ideale Hobby für Sie sein. Anders als bei manchen handwerklichen Verrichtungen ist hier eine gewisse Unperfektheit einer der Wesenszüge. Wabi-Sabi heißt in Japan der Ansatz, dass das Schöne in seinen Brüchen liegt. Das wäre doch mal was für Sie. Gärtner, die mit Zollstock und Winkelmesser an die Arbeit gehen, sind nicht unbedingt die Besten ihres Fachs. Und Gärten, die so entstehen (gibt es, nicht wenige), sind beileibe nicht die besten Gärten.

Für viele dieser Gartenmenschen ist dies zugegeben ein echt schwerer Prozess, letztlich aber einer, der ihnen langfristig Entspannung bringen kann. Daher: Wenn der eigene Anspruch mal wieder zu übermächtig wird, hier nicht nur für's Gartentor, sondern etwas zum Auftätowieren (es müssen ja nicht immer japanische Schriftzeichen sein):

> *Ultra posse nemo obligatur. Unmögliches zu leisten ist niemand verpflichtet.*
> (Lateinisches Sprichwort)

Der Buddeltyp: T für Tonusregulation

Alles klar – das war Ihr Ding? Vielleicht sogar das mit den meisten Punkten? Dann kann es sehr gut sein, dass auch für Ihre psychische Gesundheit das Physische von hoher Bedeutung ist. Wir alle haben nun einmal einen Körper und unsere Psyche hat immer ein gutes Bild davon, wie es diesem Körper gerade geht. Dazu gehört auch, ob er gerade körperlich komplett unterfordert ist und unbedingt Bewegung braucht oder ob es jetzt gut mit der Hetzerei ist und Sie unbedingt erst einmal wieder herunterkommen müssen. Unsere Psyche weiß darum und kann über gezieltes Ansteuern des Körpers dies auch perfekt nach außen darstellen. Wo der verängstigte Mensch sich klein macht, mit gesenkten Schultern und mit vorsichtigem Blick, richtet sich der auf, den der Stolz gepackt hat. Mit herausgedrückter Brust und gehobenem Kopf. Und das gilt auch umgekehrt. Stellen Sie sich einfach einmal hoch aufgerichtet hin, die Hände offen nach vorne und weit geöffnet. Das Gesicht ein großes Grinsen, die Augen weit offen. Alles so ausgerichtet, als wenn Sie sagen wollen „*Ich bin das Beste, was der Menschheit passieren konnte*". Das Witzige ist; desto länger und häufiger Sie das tun, desto besser wird Ihre Stimmung. Das Hirn registriert die Körperhaltung und schließt daraus: „*Oh, scheinbar geht es mir super*", und geht besagten Weg mit.

Körper und Geist sind also eng verbunden und für viele Menschen – scheinbar auch für Sie – ist die Beziehung zwischen Körperlichkeit und Wohlempfinden besonders bedeutsam.

Ja, das betrifft gerade viele der Neugärtner. Und so findet man diese begeistert beim Umgraben eines Beets, beim Aufbau einer Gartenhütte oder beim Anlegen eines Gartenteiches (**Abb. 7-2**). Dabei ist es, leicht anders als bei den vorherigen Typen, gar nicht so sehr das Ergebnis, das die größte Bedeutung hat. Es ist das „*sich selbst spüren können*" und auch das Gefühl zu haben, ein Ventil für alle möglichen Ideen und Vorhaben zu finden.

Und so braucht dieser Gartenmensch natürlich auch einen Garten, der die alte Redewendung vom „*Garten, der nie fertig wird*" besonders unterstreicht. Ja, das gefühlte „*Alles fertig*" ist fast eine Horrorvorstellung. Wir finden hier also einen quirligen, ja vielleicht sogar unsteten, auf Wandel ausgerichteten Gärtner. Stillstand ist nicht sein Ding und Herausforderungen sind erst einmal etwas Tolles. Und wenn der Alltag das nicht bietet, so sucht dieser Typus es woanders. Im Garten oder sonst wo. Die Wahrscheinlichkeit, dass dieser Gartenmensch auch die 200 Kilo-Hantelbank kennt, ist durchaus hoch. Und natürlich ist es gut, wenn sein Garten auch so etwas wie die Chance auf ein privates Workout bietet.

Aber, man kann es sich denken, es gibt auch hier Gefahren. Da wäre zunächst einmal wieder der Alltag. Wir stehen nun einmal nicht sehr häufig hoch aufrecht

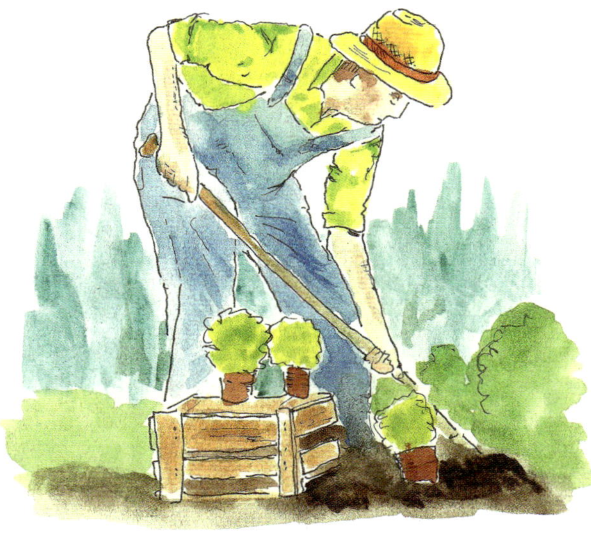

Abbildung 7-2:
Privates Workout – Powern im Wohlfühlgarten (Zeichnung A. Niepel)

breit grinsend herum. Wenn unser Alltag uns eher sitzend, vielleicht auch zurückgezogen daheim herumhocken lässt. Wenn die körperlichen Anforderungen gering sind, wir wenig Gelegenheiten haben, etwas zu unternehmen. Was soll dann das Hirn als Rückschluss denken, wie es uns denn so geht. Stundenlang vor dem Fernseher oder mit gesenktem Blick auf ein Handy schauend dazusitzen oder auch zu stehen: Ganz unabhängig von dem Inhalt und jetzt nur mit dem Blick auf den Körper. Erinnert Sie diese Haltung nicht auch an einen schwer depressiven Menschen? Dass unser Hirn zumindest auch diese Schlussfolgerung erwägt, ist nicht verwunderlich. Dem aktiv etwas entgegenzusetzen ist schwierig, aber nützlich. Hier kann der Garten, der dazu auffordert, aktiv zu arbeiten, eine sehr große Hilfe sein.

Und dann gibt es auf der anderen Seite auch noch die bekannte Gefahr der Übertreibung. Ständig unter Strom (oder auch ständig grinsend) ist auch nicht gut. Ein jeder Muskel hat einen Antagonisten. Während der eine sich anspannt, muss der andere erschlaffen, ansonsten haben Sie genau das, was man als Spastik bezeichnet. Es sei demnach auch nicht nur vor einer physischen, sondern auch vor einer Art psychischer Spastik gewarnt, denn ohne ein Gegenwirken finden wir hier auch den Typen mit dem größten Risiko eines Dauerstresses.

Ja, für Menschen, die besonders ihr Wohlempfinden aus der Erfahrung der eigenen Körperlichkeit ziehen, sollte der Wohlfühlgarten unbedingt einer sein, in dem sie einerseits etwas tun und sich bewegen können, allerdings sollte dann das Gärtnern im übertragenen Sinne eher ein Tai Chi-Gärtnern sein und kein Martial Arts-Kampfgarteln. Powern Sie sich gerne in Ihrem Wohlfühlgarten aus, speziell, wenn Ihnen das ansonsten fehlt, aber schaffen Sie sich auch die Nischen zum Entspannen, denn:

> *Alle Ding' sind Gift und nichts ohn' Gift – allein die Dosis macht, dass ein Ding' kein Gift ist.* (Paracelsus)

Der bedeutsame Gartentyp: I für Intention

Wer hier punktet, der hat – bewusst oder unbewusst – eine ganze Menge Aussagen angekreuzt, in denen es im Kern immer um SIE ging. Ja, vielleicht schon auch um die Familie oder um Freunde oder die Natur, aber eben v.a. um Sie. Sie sind für sich natürlich erst einmal der wichtigste Mensch auf diesem Planeten. Sie richten also möglicherweise oft den Blick auf sich und Ihr Leben. Und ja, Ihre Autonomie ist Ihnen einfach sehr, sehr wichtig. Dabei sind Sie keineswegs dadurch irgendwie thematisch beschränkt, sondern befassen sich wahrscheinlich mit sehr vielen Dingen im Leben: mit fremden Kulturen, Weltanschauungen, möglicherweise auch mit Kunst und Literatur. Sie haben es sich vielleicht gedacht: Rudi und Rita haben zweifelsohne auch viel von diesem Typus. Auch für sie war der Garten ein Ort, mit dem sie sich und ihre Interessen gut darstellen und sich auch in viele derartige Themen vertiefen konnten. Und wenn Sie dieser Gartentypus sind, können Sie auch sicher alle diese Inspirationen gut einsetzen.

Dieser Gärtner ist einer, der idealerweise mit seinem sich verändernden und wachsenden Garten auch selbst wächst und der das, was er dort erlebt, sehr gut auf seine Lebenssituation beziehen kann. Richtig wohl fühlen Sie sich daher nicht nur, wenn etwas angenehm und positiv ist, sondern dann, wenn Sie das Gefühl haben, hier tatsächlich eben jenes Stück innerlich wachsen zu können. Wenn das, was dort passiert, auch etwas mit Ihnen macht. Somit finden wir bei diesem Gartentypen auch weniger jenen Gärtner, der nun ständig etwas erschaffen muss wie zuvor. Vielmehr ist das Nachdenken über Sinn und Hintergrund etwas, was diesen Gartenmenschen sehr beschäftigt. Das Thema Sinnfindung ist etwas sehr Konkretes für ihn und ein wirklicher Wohlfühlgarten hat hier auch sehr oft eine spirituelle Note. Dementsprechend benötigt dieser Typus auch einen sehr individuellen Garten. *„Ich will, dass das mein Ding ist“*, *„Ich will das auch allein durchziehen“* oder auch *„Ich muss stark sein“*. Das sind Sätze, die diesen Typen häufig innerlich antreiben, bewusst oder unbewusst. Was ihn dann allgemein stresst ist natürlich, wenn er sich in Situationen begeben muss, wo er von anderen oder von deren Leistungen abhängig ist. Oder wenn er das Gefühl hat, den selbst gestellten Anforderungen nicht gerecht zu werden. Beides zusammen ist der Horror. Deshalb denken sie nicht selten Dinge wie: *„Komm, damit's vernünftig wird, mache es besser selbst“*. Denn – ein Sprichwort, das Sie sicher kennen: *„Wer sich auf andere verlässt, der ist verlassen.“* Alles weitere innere Antreiber.

Dementsprechend ist ein Garten für Sie auch gerne mehr als nur erweiterter Naturraum oder Entspannungsort, sondern ein Ort, wo Sie die Dinge in der Hand haben. Ja, es geht nicht nur um Sinnfindung, sondern immer auch um Eigenständigkeit.

Der Schatten eines solchen Schwerpunktes ist Ihnen dabei möglicherweise auch gut bekannt, schließlich befassen Sie sich ja eingehend mit sich selbst. Es sind Wörter, die gerne mit „Über-“ anfangen, wie „Übertreiben“ und auch „Überforderung“. Denn auch wenn Sie die Dinge gerne angehen, nach außen wie ein Macher oder eine Macherin erscheinen (wollen), so sind Sie natürlich kein Superman (oder Superwoman). Der eigene Anspruch führt dann immer häufiger zu einem Gefühl der Verausgabung. Wie bei den anderen Typen gilt auch hier: Es ist Ergebnis Ihres Lebens, dass Autonomie und eigene Stärke für Sie bedeutsam ist. Es ist gut, dass Sie sich intensiv mit sich und auch mit Sinnfindung beschäftigen. Wenn Sie mit einem Garten einen Raum, einen Ort und eine Art der Beschäftigung finden, die Ihnen genau dieses gibt: Selbstständigkeit, das Gefühl von Stärke und auch von sinnhaftem Handeln. Haben Sie aber das Gefühl, der Stress kommt zunehmend auch von innen, dann ist es auch für Sie keine schlechte Idee, an der Stelle den Garten als kleine Intervention zu nutzen. Als Fluchtpunkt vor einem eigenen, vielleicht zu hohen Anspruch und mit dem gezielten Blick auf das Kleine. Ja, das geht in einem Garten und er bietet das, wenn man denn hinschaut. Nicht nur Erfolgserlebnisse, sondern ganz kleine Sensationen einfach so am Rande. Halten Sie sich dafür gerne mal an folgenden Text:

Ah, heute lass' ich den Job
Gott, ich hasse den Trott
Noch so'n paar Tage mehr
Mann ich schwör', dann platzt mir der Kopf
Immer nur funktionier'n nach Regeln und Listen
Will inmitten der Schnappschüsse mal das Leben erwischen
Und bin weg, weit weg, da wo dir Fehler verzeihbar sind ...

... Und heute bin ich aufgewacht
Augen aufgemacht
Sonnenstrahlen im Gesicht, halte die Welt an
Und bin auf und davon (Hey) (Casper: Auf und davon)

Der Sicherheitsgartentyp: V für Verstehbarkeit

Dem Ergebnis nach scheint es so, als wenn Sie ein durchaus bedachtsamer Mensch sind. Wer hier viele Punkte erreicht, dem ist das Gefühl wichtig, die Dinge des Lebens – v. a. seines Lebens – unter Kontrolle zu haben. Zumindest braucht er das Gefühl zu verstehen, was da so um ihn herum vor sich geht. Dementsprechend ist es auch gut möglich, dass Sie, wenn Sie dazugehören, sich gedanklich oftmals mit Dingen sehr intensiv befassen, bevor Sie dann zu Entscheidungen kommen. Entscheidungen sind wahrscheinlich für Sie ganz grundsätzlich sehr bedeutsam. Und daher gleich hier die Selbstverständlichkeit: In einem Garten, der Ihnen guttut, sollten Sie die Möglichkeit haben, derartige Entscheidungen fällen zu können.

Sie machen das gerne und wahrscheinlich auch sehr gut: den Überblick behalten, neue Entwicklungen beobachten und gewichten. Überlegungen anstellen, wie sich dieses oder jenes auswirken könnte und planen, was denn nun als Nächstes ansteht. Nicht nur im Garten, sondern auch in Beruf oder Familie.

Das Element des Planens, speziell der detaillierten Vorausplanung, das ist das Ding dieses Gartenmenschen. Und wenn dann das Ergebnis dem entspricht, was Sie sich so vorgestellt haben, ist das für Sie sehr angenehm. Dabei geht es möglicherweise gar nicht so sehr darum, dass sich immer alles um Sie drehen muss. Nein, eher streben Sie an, dass ein Gefühl von Sicherheit und Verlässlichkeit entsteht. Das Wort „Überraschung" ist hier tatsächlich gefühlt immer mit dem Wort „böse Überraschung" verbunden.

In dem Sinne haben Sie nicht wenig gemein mit Heinz und Hedwig, denn auch für diese typischen Gärtner war und ist Kontrolle wichtig. Kontrolle, die in diesem Fall gerne mit viel angeeignetem Fachwissen und Erfahrung gestützt wird. Und auch für diesen Gartentyp ist es immer gut zu wissen, möglichst viele Informationen über das zu haben, womit er sich gerade beschäftigt. Denn wer weiß, welche Dinge alle passieren können, der kann sich entspannt zurücklehnen, ja er fühlt sich vor der Zukunft geschützt.

Sie brauchen daher ebenso in einem besonderen Ausmaß einen Garten, der Ihnen für Ihre psychische Gesundheit das Gefühl gibt, er sei ein Schutzraum. Ein Garten demnach, der eher geordnet, ohne übermäßiges Chaos, ohne allzu viele Überraschungen daherkommt und der gerne gut abgegrenzt ist. „*Gut isoliert, ich bin gut isoliert. Kommt keine Kälte rein, geht keine Wärme raus*", so heißt es in einem Songtext von Haindling. Und das passt hier.

Aber möglicherweise spüren Sie dennoch den Bedarf, ein wenig zu wachsen, sich ein wenig weiterzuentwickeln, die Komfortzone zu verlassen. Und möglicherweise haben auch Sie das Gefühl, dass dieses Bedürfnis für Sie auch Stress bedeuten kann, dass es tatsächlich manchmal in eine Art Kontrollzwang umschlägt. Und wer im Hinterkopf immer befürchtet, dass eine jede Entscheidung auch eine Fehlentscheidung sein kann, der kann zunehmend schlechte Entscheidungen und anstehende Arbei-

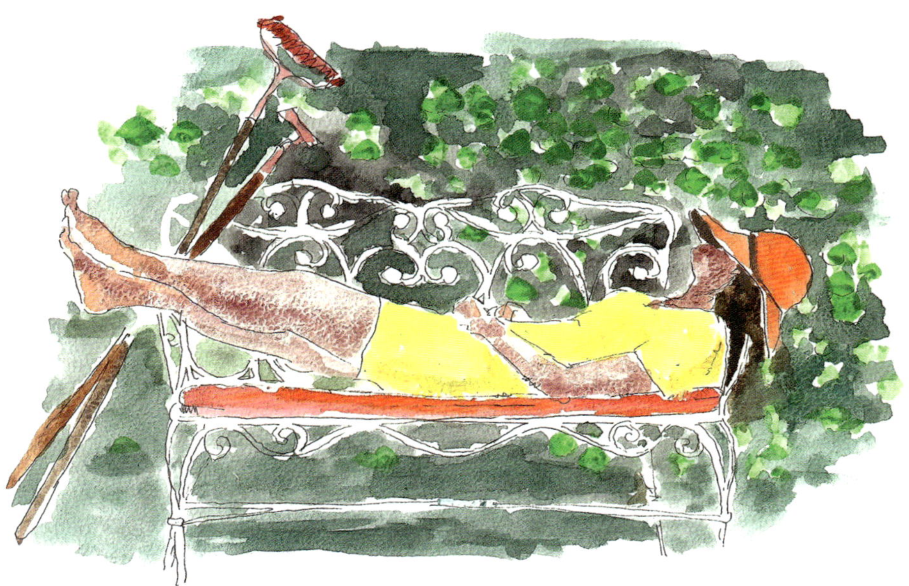

Abbildung 7-3: Gelassenheit üben im Garten: Die Hacke mal wegstellen und entspannt bleiben (Zeichnung A. Niepel)

ten abgeben. Dessen Gedanken befassen sich immer öfter mit all dem, was passieren könnte. Und das gräbt dann irgendwie auch am Selbstvertrauen.

Wenn Sie also diesen Schatten ein wenig spüren oder befürchten, dass es in diese Richtung gehen könnte, wenn Sie künftig gerne auch mal denken würden „*Ich muss nicht alles vorher planen*“, vielleicht dann sogar „*Es gibt Sachen die kann man nicht ändern*“ bis hin zu „*No Risk no Fun*“, was für Sie wahrscheinlich schon die Champions League der Gelassenheit wäre – ja dann wäre es doch eine gute Gelegenheit, derartige Verhaltensweisen im Garten langsam und Stück für Stück zu üben (**Abb. 7-3**).

Sie werden sehen, das geht nirgendwo besser als dort. Und mit ein wenig Gärtnererfahrung machen Sie sich dann vielleicht auch folgende Weisheit zu eigen:

Et kütt wie et kütt und et hätt immer noch jut jejange. (Kölsche Weisheit)

8 POSITIV gärtnern! Viel Spaß damit

Nachdem Sie nun vielleicht herausbekommen haben, welcher Gartentyp oder besser welche Typen denn so in Ihnen stecken und Sie als Gratisbeilage sogar noch ein paar persönliche Gartenmottos zur Verfügung bekommen haben, ist es zunächst doch einmal interessant, einen kleinen Seitenblick zu wagen, bevor es weitergeht.

Hat Ihr Partner auch den Test gemacht? Die meisten Gärten sind ja solche, die man sich teilt. Das könnte eine spannende Frage sein: Besteht vielleicht das gleiche Bestreben? Und wenn nicht: Kann man sich wenigstens gut ergänzen?

So ist natürlich für einen Menschen, der mit Begeisterung ständig irgendetwas Neues anlegen will, der Loch um Loch in den Garten graben möchte, ein Partner mit einem ausgeprägten Gestaltungswillen, mit kreativen Ideen und künstlerischem Anspruch die ideale Kombination. Das kann für eine Zusammenarbeit hervorragend passen, insbesondere, wenn man dem Partner ständig neue Wochenaufgaben präsentieren kann (**Abb. 8-1**).

Dagegen liegen auf dem Beziehungsfeld von Buddeltyp und Genussgärtner durchaus ein paar Minen herum, falls das Ziel auch hier ein funktionierendes Zusammenwerkeln sein sollte. *„Komm schon, lass uns doch den Rasen umstechen und eine Kräuterspirale anlegen, macht sicher Spaß“*, ist ein Satz, den nur einer von beiden mit gutem Gewissen von sich geben würde. Ebenso spannungsreich könnte es werden, wenn ein Partner mit dem Bestreben nach einem natürlichen Garten auf ein Gegenüber trifft, dem Sicherheit und Kontrolle das höchste Gut ist. Das setzt schnell mal gehörig die Tapete unter Strom, wenn es darum geht, ein Urteil über den blühenden Löwenzahn zu fällen, der sich da gerade zwischen die Terrassenplatten zwängt.

Aber vielleicht sind ja gerade diese eher spannungsreichen Paarungen ein guter Ansatz, um aneinander zu wachsen. Viel Spaß!

Denn auch das sei gesagt. Dieses *„Viel Spaß“* da oben, das ist ernst gemeint.

Als Therapeut erinnere ich mich gerne an einen Ex-Kollegen, der auf nicht selten zu hörende Äußerungen von anderen Kollegen wie *„Oh, du hast jetzt einen Termin bei Herrn Müller. Oh, oh oh, ... na dann mal viel Spaß“* immer entgegnete, dass das doch super sei. Er hätte bestimmt Spaß dabei, denn das, was man oft so schön als „herausforderndes Verhalten“ bezeichnet, sei es auch – eine Herausforderung. Und der begegnet man am besten mit: Spaß daran!

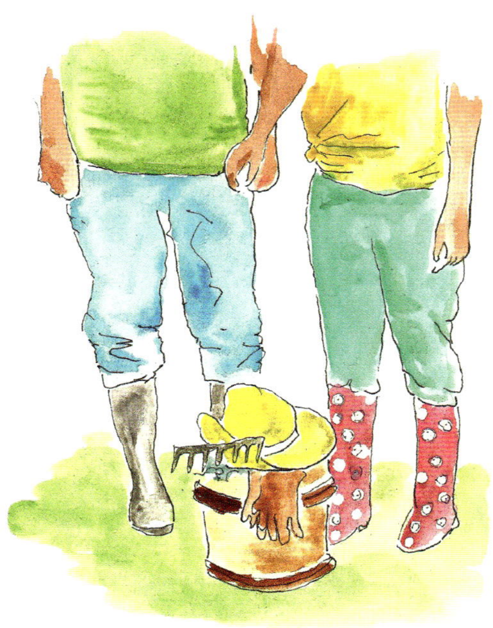

Abbildung 8-1:
Zusammen im Garten:
Wer hat die besten Ideen?
(Zeichnung: A. Niepel)

Daher gerade für die Neugärtner: Nehmen Sie die Herausforderungen, die Ihnen Ihr Garten so bietet, v.a. mit dem gehörigen Spaß an. „*Pflege deinen Garten und der Garten pflegt deine Seele*", so hat der Lyriker Mark Balkens-Knurre (1952) geschrieben und wir wollen es gerne ergänzen mit: Pflege auch sehr gezielt deine Seele, und nicht nur den Garten. Was das bedeutet, werden wir in den kommenden Kapiteln der Reihe nach betrachten, wenn es darum geht, wie man denn auf diese Art POSITIV gärtnert, wie:

- **P** uns der Garten **p**ositive Emotionen, Spaß und Genuss bietet,
- **O** uns das Gärtnern auf **o**ekologische Art wieder mit Natur verbindet,
- **S** wir im Garten unsere **s**ozialen Netze pflegen können,
- **I** wir im Garten unsere **I**dentität und unseren Selbstwert steigern können,
- **T** wir beim Gärtnern unseren **T**onus von Ruhe und Bewegung regulieren können,
- **I** der Garten dem Leben **I**ntention, Antrieb, wie auch Sinn und Bedeutung gibt,
- **V** wir im Garten unser Leben **v**erstehen und Sicherheit erfahren.

Im Idealfall kommt alles das zusammen. Schließlich sind wir die Wohlfühlgärtner, die neuen Gärtner. Wir genießen, wir pflegen nicht nur Blumen, sondern auch uns, wir wachsen mit den Aufgaben und ich glaube, wir riechen sogar ein wenig besser.

9 Die Gartenbiografien

Und wie ja schon angekündigt, jetzt nachfolgend für Sie zum Ausfüllen der Vordruck einer kleinen Gartenbiografie. Da Sie nun ein wenig Übung darin haben sollten, sich mit sich selbst, mit Ihren wichtigsten Bedürfnissen und vielleicht auch mit Ihren Stressoren zu beschäftigen, kehren wir doch noch einmal zum Garten zurück.

Wir sind unsere eigene Geschichte. Das, was dazu an Erinnerungen und Vorlieben aufeinandergeschichtet wurde, kann bei der Suche nach dem eigenen persönlichen Paradies, nach dem Wohlfühlgarten, sehr hilfreich sein, Also, wenn Sie möchten, so nehmen Sie sich doch den folgenden Biografiebogen vor und kramen Sie ein wenig in Ihrer Gartengeschichte. Meine Gartenbiografie finden Sie auch im Anschluss. Quid pro quo, wie bei Hannibal Lecter. Sie ist in ein imaginäres Interview zusammen mit der eines irakischen Gartentherapeuten eingeflochten, wobei ich Person A und er Person B ist – aber das hätten Sie wohl schon selbst herausbekommen.

Biografiebogen: Meine Gartenerfahrungen

Wenn ich an Garten denke, welche Personen fallen mir dabei direkt ein?

Was sind meine Lieblingspflanzen?

Warum sind sie das?

Welche 5 Wörter fallen mir spontan zum Ausdruck „Garten“ ein?

Wenn ich im Garten bin, welchen Sinn spricht dies am meisten an und was bedeutet das für mich? (Fühlen, wie Temperatur auf der Haut, Riechen, Sehen …)

Wenn ich den Gang in den Garten zur Entspannung nutze: Was ist bislang meine bevorzugte Methode dabei? (Arbeiten, Meditieren, Betrachten …)

Welche Natureindrücke aus meiner Kindheit fallen mir als erstes ein?

Was sind meine prägendsten persönlichen Gartenerfahrungen? (von der Anzucht von Zimmerpflanzen bis zur Landwirtschaft)

Was mag ich an Gärten NICHT?

Was gehört an Pflanzen und Dingen unbedingt in meinen idealen Garten?

Was ist meine Lieblingstätigkeit im Garten?

Das imaginäre Interview

Wenn Ihr an den Garten denkt, welche Person fällt Euch da direkt ein?
A: Das ist mein Opa. Ich habe noch nicht einmal mehr sein Gesicht vor Augen, aber irgendwie fühle ich mich direkt zurückgeschickt an einen Tag, an dem ich ihm als kleiner Junge helfen konnte, die Kartoffeln zu ernten. Er hat gegraben und ich die Kartoffeln eingesammelt. Das war wie eine Schatzsuche.
B: Eigentlich denke ich da gerade sehr genau an jemanden, der etwas ganz Besonderes für mich ist und mir Kraft für mein Leben gibt ☺.

Welche Natureindrücke aus der Kindheit fallen Euch ansonsten als Erstes ein?
A: Neben der Geschichte mit meinem Opa ist es das Spielen mit den Freunden. Ich bin Jahrgang 1963, also mitten im Baby-Boom geboren. Wir waren immer viele Kinder und unser Spielplatz war der Wald und die Wiesen. Und da haben wir Feuer gemacht, Buden gebaut oder Bögen hergestellt. All so was.
B: Als ich ein Kind war, erinnere ich mich, dass wir einen Garten hatten, der voll von Bäumen und Pflanzen war und zu unserem Haus gehörte. Zu dieser Zeit kümmerte sich mein Großvater um den Garten und bewässerte ihn. Das war für mich wie ein Wunder und es hielt die ganze Zeit meines Lebens. Als ich dann ein Teenager war,

gingen wir jeden Tag in unser Dorf, um uns um diesen Garten zu kümmern. Wir hatten dabei viele Bäume und Pflanzen wie Tomaten, Bohnen und Gurken zu versorgen.

Wenn Ihr heute den Gang in den Garten, beispielsweise zur Entspannung nutzt, was ist bislang Eure bevorzugte Methode?
A: Sitzen und Beobachten – was jedoch nie lange funktioniert. Irgendwann finde ich dann immer etwas zum Abschneiden oder Korrigieren – und dieses Tun, das ist dann in dem Moment wirklich Entspannung. Nun ja, bin halt mittlerweile Gärtner und ich glaube, ich bin echt gut im Schneiden von Hecken. Immerhin habe ich einige Friseure in der Familie, da ist der Hang zum Schneiden schon angelegt. Ja, Hecken schneiden, und zwar in fantasievolle Formen, das mag, das kann und das genieße ich.
B: Das sind verschiedene Formen der Meditation und an Entspannungsübungen in der schönen Natur.

Wenn Ihr dann im Garten seid, welchen Sinn spricht dies am meisten an?
A: Die Nase – ohne Frage. Ich bin ein Nasenmensch und oft, wenn ich rausgehe, dann schließe ich kurz die Augen, um mich auf die Nase zu konzentrieren. Und mit Erlebnissen wie Sommerregen, Freibad oder Gartenfest verbinde ich immer direkt Düfte.
B: Letztlich alles, was mir angenehme Gefühle bereitet. Ich bin dort fröhlich und fühle mich dann sehr verbunden, ich empfinde Freude und die Größe Gottes.

Was sind Eure Lieblingspflanzen?
A: Natürlich mag ich Blumen – schließlich bin ich Blumen-Gärtner. Und da fasziniert mich der Mohn mit seiner so sauberen, klaren roten Farbe und dem ungemein filigranen Innenleben. Aber eigentlich sind meine Lieblingspflanzen dennoch die Bäume.
B: Kurz gesagt: Blumen, dann der Orangenbaum, alles mit Reben und Trauben und der Olivenbaum.

Warum sind sie das?
A: Es ist wohl einmal die Friedfertigkeit und Gelassenheit von Bäumen. Hey, über 1000 Jahre alt zu werden und das von Luft und Sonne – in aller Ruhe, ohne Kampf und Konkurrenz ist doch super. Außerdem fasziniert es mich als Gärtner, dass ich wohl zehntausende gepflanzt habe, aber die meisten davon niemals als „Erwachsene“ sehen werde.
B: Ich mag diese, weil sie sehr nützlich für unseren Körper sind und unsere islamische Religion diese Idee auch unterstützt.

Was gehört an Pflanzen und auch Dingen unbedingt in Euren idealen Garten?
A: Man kann es sich denken: Viele fantasievolle, grüne, geformte Hecken – eine ganze Landschaft davon, das wäre mein idealer Garten.

B: Das Wichtigste ist es, diese Blumen zu haben und eben auch Früchte wie Orangen, Trauben, Wassermelonen und Pfirsiche.

Gibt es auch etwas, was Ihr an Gärten nicht mögt?
A: Wenn die Wärme zur Hitze wird und wenn dann auch noch kein Ende der Arbeit abzusehen ist, wenn Erschöpfung die Lust zur Last macht, dann macht mich das gefühlt zu klein für das Leben und seine Aufgaben.
B: Dass sie mir mitunter viel Energie nehmen und mir das Gefühl geben, dass ich mich müde fühle, aber dann geben sie mir wiederum auch die Chance, mich an Dinge zu erinnern, die ich vergessen habe in all der Routine meines Alltags.

Und zuletzt: Welche 5 Wörter fallen Euch spontan zum Ausdruck „Garten" ein?
A: Erstens Grün: Es ist vor allem die Farbe Grün – für mich sind Gärten gar nicht in erster Linie bunt, sondern eher schattig, dunkel und vor allem Grün – in vielen Schattierungen. Dann Erde: Sich dreckig machen zu können fand ich als Kind schon toll und es ist ein Privileg, auch als Erwachsener genauso weiter machen zu können. Drittens: Ernte. Wahrscheinlich ist es meine Kartoffel-Historie, aber es hat etwas Tolles, wenn man die Früchte seiner Arbeit genießen kann. Weiter: Wärme. Ich liebe Wärme und in meiner Vorstellung ist ein Garten immer warm. Und zuletzt ganz praktisch: eine Gartenbank. Keine Ahnung warum, aber wenn ich spontan versuche, mir ein Bild zu machen, dann ist da immer eine Gartenbank
B: Wieder einmal ganz spontan und auf die Schnelle: Natur – Entspannung – Überraschung – Liebe – Umarmung.

Und nun ist es eine gute Gelegenheit doch mal genauer zu betrachten, was denn das Gärtnern und auch die Gärten im Einzelnen so wirksam als Privat-Therapeutikum machen. Natürlich können Sie – wo Sie ja jetzt ahnen, welcher Typ Sie sind, hier und da ein wenig genauer schauen. Besonders wertvoll als Wohlfühlhobby macht das Gärtnern aber die Tatsache, dass es, wie wenig anderes, alle unsere Bedürfnisse ansprechen kann.

10 P – Positive Emotionen: Wie uns das Gärtnern Genuss und Freude bereitet

Der Schlagerstar Jürgen Drews („Ein Bett im Kornfeld") entspannt am liebsten in seinem Garten. In einem Interview sagt der 75-Jährige der Augsburger Allgemeinen: „Ich habe im Garten viele verschiedene Blumen gepflanzt. Vor allem die, die Bienen anziehen. Das war mir wichtig. Ich liebe es, unterm Baum zu sitzen und in der Blütezeit dem Bienensummen zu lauschen. Da sitze ich stundenlang und höre zu." Privat habe er mit Partys nichts am Hut, verriet der „König von Mallorca", der in Dülmen lebt. (Augsburger Allgemeine, 16.08.2020)

Jürgen Drews liebt es also, im Garten unterm Baum zu sitzen. Etwas, was möglicherweise auch einige von Ihnen zuvor im Gartentest angekreuzt haben. Es war die Frage Nummer 7. Und vielleicht hat dieser Test ja auch bei Ihnen ergeben, dass Sie, wie in diesem Falle wohl auch der Schlagerstar Drews, zum Team Gartenlust gehören.

Doch selbst, wenn dies nicht Ihr bevorzugter Zugang ist: Ein wenig davon steckt in uns allen. Und hinzukommt: Dieser Gartentyp ist mittlerweile allgegenwärtig. Das verwundert nicht. Denn natürlich sehen wir zunehmend Menschen im Garten, die dort so etwas wie ein Gegenmodell zu einem oft als oberflächlich, v. a. ziemlich genussfreiem, ja, wenn überhaupt, dann von schnellem Konsum geprägten Alltag suchen. Ein Schlagwort, welches dabei viele dieser Gartenmenschen wählen, ist „Entschleunigung". Und diese Befreiung von allzu viel Tempo und Hektik haben sicher auch viele von ihnen oftmals bitter nötig.

Es stimmt: Nicht selten ist unsere Arbeitswelt – und manchmal auch das private Umfeld – bis zum Anschlag gefüllt mit Lärm, Tempo und Stress: Eine ständig hohe Belastung, Ärger mit dem Chef, dazu dann noch diverse Anforderungen daheim in der Familie, manchmal glaubt man, alle Welt will etwas von einem – und nicht irgendwann, sondern genau hier und genau jetzt – und zwar schnell! Ob das Spaß macht, ob ich in meiner Arbeit aufgehe, ist oft zweitrangig. Nein, in erster Linie geht es darum, das zu tun, was erwartet wird. Spaß dabei zu haben ist so etwas wie das Sahnehäubchen obendrauf. Wenn überhaupt.

Und da ist klar: Da will man nicht auch noch im Garten funktionieren, sondern will eben wenigstens dort seinen wohlverdienten Spaß, will im besten Sinne seine Früchte ernten – will einfach auch mal nur seine Ruhe haben. Neugärtner Stefan hat das ja auch klar und deutlich ausgedrückt. Die ideale Welt im Garten, also das Paradies, ist dann jenes, in welchem man die Augen schließt, den ganzen Stress nicht sehen und nicht hören muss, sondern einfach hier und jetzt in diesem Moment die Sonne auf der Haut genießt oder eben den Bienen beim Summen zuhört. Da ist es also: Entschleunigung oder auch – dieses Wort hatten wir ja schon ganz zu Anfang – Abschalten.

Die Augen zu schließen ist augenscheinlich(!) natürlich eine sehr praktische Form von Abschalten. Klüsen zu, ich bin dann mal weg. Wer das macht, schafft sich gerne eigene innere Bilder, ersetzt damit die Realität. Oft sind es dann Bilder, z. B. vom letzten Urlaub, sagen wir mal auf Bali oder meinetwegen auch vom Brocken. Dieser Gartenlust-Typ will, wenn man ihn fragt, in seinem Garten oft eine Wellnessecke, eine Wohlfühl-Lounge. Ja, das Wort gefällt ihm. Davon träumt er und sieht sich schon hinter seinen geschlossenen Augen dort an einer Bar sitzen, mitsamt Drink – und natürlich mit Schirmchen obendrauf.

Arbeiten im Garten ist da erst einmal ein heikles Thema. Und so ist er auch sofort dabei, wenn er das Wort vom „pflegeleichten" Garten hört. Denn „Pflege" – mit dem Wort verbindet er nervige Arbeit und natürlich auch Verantwortung und so etwas schwächt er dann gerne mit dem Wort „leicht" ab. Pflegeleicht. Auch das mit dem sogenannten „intelligenten Faulen" gefällt ihm. Denn Arbeit und Verantwortung, die hat, wie gesagt, schon sein Alltag zur Genüge. Idealerweise wäre es halt genau wie seinerzeit im Hotelkomplex auf Bali: Alles blüht, drumherum ein wunderschöner Garten – es duftet und schmeckt und abends kommt jemand und macht es für den kommenden Tag wieder fertig. Zuhause kann das gerne der Rasenroboter übernehmen.

Und ja: Dieser Typ – und er gibt es sogar zu –, auch er hat hin und wieder einen Kiesgarten vor dem Haus. Und nochmal ja: Auch er findet den eigentlich scheußlich, aber vor die Wahl gestellt, dort zum Sklaven dieser 30 Quadratmeter zu werden, im Schaufenster seiner Nachbarn unvorteilhaft schwitzend, auf den Knien herumzukriechen? Wo da denn der Gartengenuss herkommen soll, das soll ihm mal jemand erklären. Der Garten ist für *ihn* da, er soll *ihm* zur Erholung dienen. Nicht umgekehrt. Das hat er sich verdient. Für diese Menschen – und möglicherweise gehört Jürgen Drews halt eben auch dazu – ist sein Garten der Ort, den er gerne seine Seelentankstelle nennt.

Sich gut zu fühlen ist entscheidend …

Ich habe jetzt gerade extra einmal die unpersönliche „Er"-Form gewählt anstatt „Sie" direkt anzusprechen, damit es gemeinerweise irgendwie negativ klingt. Doch das ist Quatsch. Kein schlechtes Gefühl bitte: Es ist komplett in Ordnung, wenn Sie den Garten als Quelle für Spaß, für Freude und als lustvollen Ort betrachten. „*What-*

ever Gets You thru the Night ... Its' alright, it's alright", wie schon John Lennon wusste. Dieses „*Whatever*", das sind in unserem Fall frische Kirschen direkt vom Baum oder das Summen von Bienen. It's alright!

Und sollten Sie immer noch ein schlechtes Gewissen haben: Es ist auf jeden Fall die bessere Alternative zu Sahnetorte, zu wilden Partys mit dem König von Mallorca, zu Alkohol oder zu anderen Drogen, die nämlich nebenbei bemerkt allesamt auf den gleichen Mechanismus zurückgreifen, wie wir noch sehen werden.

Wenn wir es uns am Sonntagmorgen auf unserer Terrasse bequem machen, unser Brot mit der selbstgemachten Marmelade bestreichen und die Morgensonne auf dem Gesicht genießen, dann wissen wir: Dieser Gartentag hat das Zeug zum perfekten Tag in einer perfekten Welt. Und das ist eben gut so. Tun Sie sich das Beste an, was Sie finden, zumindest so lange, bis Sie noch etwas Besseres finden.

Wer sich hier wiederentdeckt, steht dabei durchaus in der Tradition von Rudi und Rita. Den beiden ist es beispielsweise wichtig, dort im Garten auch gut auszusehen. Sie sind halt der Meinung, dass man das nicht abgekämpft in schmutzigen Latzhosen tut. Nein, der Garten soll ein Erholungsort sein – und es soll dabei so einer sein, der dieses bitte auf die, sagen wir mal, „süße Art" bietet.

Das mag sich ironisch anhören, ist es allerdings keineswegs. Denn ein solcher Ansatz betrifft immerhin ein wichtiges Grundbedürfnis, von Klaus Grawe auch Lustgewinn genannt. Spannenderweise taucht dieses bei den Grundbedürfnissen von Maslow überhaupt nicht auf, dabei ist es elementar. Und ich würde noch weitergehen: Man könnte sogar, wenn einem danach ist, selbst mal etwas zu postulieren, behaupten, dass dieses ein Grundprinzip unseres Handelns darstellt. Jener besagte „schwarze Raum" dort in unserem Kopf strebt immer Situationen an, die für uns mit Lustgewinn verbunden sind und versucht gleichzeitig jene mit Unlust zu vermeiden. So sind wir halt gebaut. Ist 'ne Art innerer Kompass. Und weil es so elementar ist, wird dieses Kapitel wohl eines der längsten werden.

Ein Maßstab für psychisches Wohlergehen ist die Qualität, aber interessanterweise auch die reine Quantität emotionaler Empfindungen. Vereinfacht gesagt: Mir geht's gut, wenn ich mich – oft – gut fühle. Bevor wir uns genauer unserem entsprechenden Wohlfühlgarten widmen, werfen wir daher doch einen Blick auf diese psychologische Seite. Achtung, Warnung: Theorie! Seitenweise!

Es war der Psychologe Ed Diener, der uns eine ebenso einfache wie klare und allseits anerkannte Sichtweise auf das Wohlempfinden geboten hat. Wir alle erleben in allen Situationen immer ein Gemisch an unterschiedlichsten Gefühlslagen. Derjenige, der einen stressigen Arbeitsalltag hat, empfindet dort tagtäglich ein buntes Kaleidoskop aus Stolz, Angst, Überraschung, Erschöpfung und so weiter. Hey, nicht selten ist auch eine gehörige Spur Ekel dabei. Aber eben durchaus auch Freude. Laut Diener fühlen wir uns dann gut, wenn es in der Summe, quasi am Ende des Tages, mehr positive als negative Gefühle sind. Wie einfach doch Psychologie sein kann.

Dumm bei der Sache ist im Übrigen nur, dass negative Emotionen von uns viel schneller und leider auch nachhaltiger wahrgenommen werden. Sie dienen halt dem Überleben und von daher ist unser inneres System da immer ein wenig auf der Hut. Deshalb wenden wir auch viel mehr Energie für sie auf und wir erinnern uns länger daran. Das färbt so manchen Tag am Ende duster, obwohl wir – auch das ist nachgewiesen – in der Summe tatsächlich alle mehr positive Emotionen erlebt haben. Ehrlich wahr.

… und was man darüber denkt!

Das heißt, dass wir unsere Aufmerksamkeit gerne bewusst ein wenig stärker darauf richten sollten. Doch nicht nur das reine Fühlen muss man betrachten, sondern auch die damit verbundenen Gedanken einbeziehen. Auch da gibt es die gerade beschriebene quantitative Betrachtung wie auch eine qualitative. Wie bewerten wir denn innerlich das, was wir Tag für Tag erleben und empfinden? Kann ja sein, dass so mancher die überbordenden Situationen in seinem Alltag hin und wieder echt super findet, dann aber am nächsten Tag wieder extrem fürchterlich und belastend. Ob und wie wir das jeweils tun, hängt wiederum von unterschiedlichen Faktoren ab. Da spielt die Vererbung eine Rolle, v.a. aber unsere allgemeine Erfahrung, die uns sagen, wie wir herausfordernde Situationen bewältigen können. Ganz so simpel scheint Psychologie dann leider doch nicht.

Und jetzt kommt's: Der Garten und die dort gemachten Erfahrungen können dabei eine sehr positive Rolle einnehmen. Wenn ich beispielsweise im Garten erlebe, dass ich mit Angst und Erschöpfung gut umgehen kann, werde ich das auch auf andere Erlebnisse übertragen – und sie stressen mich schon ein kleines bisschen weniger. (Mehr hierzu gut hundert Seiten später im passenden Kapitel: Wofür Schnecken gut sind.) Freude und Stolz im Garten zu erleben tut also auf jeden Fall gut und das sollten Sie ganz gezielt nutzen: Setzen Sie an Tagen, wo es im Beruf mal wieder sehr belastend war mit, sagen wir mal drei echt negativen Emotionen, diesen sechs positive nach Feierabend entgegen. Klingt banal, ist aber durchaus clever. Denken Sie an Ed Diener – und falls Ihnen hier nun der Einwand kommt, man würde so doch nur existierende Probleme kaschieren, dann seien Sie versichert, dass dieser Weg des „Versüßens" auch in der Therapie ein bekannter ist. Denn Medizin, v.a. wenn es um die Seele geht, muss keineswegs bitter schmecken. Auch in der Therapie entfernt man sich mehr und mehr von der Herangehensweise, sich ausschließlich mit dem Problem zu beschäftigen. Sie erinnern sich an den Hinweis auf Milton Keynes im ersten Kapitel mit der einfachen Regel, dass man das, was gut geht, bitte öfters machen soll und das, was nicht funktioniert, lassen soll. Das ist's. Und was für die Therapie richtig ist, das gilt auch präventiv für Sie.

Wenn man wirklich platt ist, Stresssymptome zeigt, wenn die Probleme zunehmen, dann kann es genau die richtige Lösung sein, dem gezielt ganz schlicht etwas Positives entgegenzusetzen: Einfach mit höchstem Genuss auf ein paar Erdbeeren – anstatt noch stundenlang weiter gedanklich auf Problemen – herumzukauen, hilft. Ich behaupte jetzt einmal, Erdbeeren sind bessere Seelennahrung als Probleme.

Ja, es stimmt: Wenn wir an intelligente Menschen denken, an solche, die ihr Leben gut im Griff haben, dann denken wir weniger an den Genusstypen. Eher kommt uns ein Bild in den Kopf von tief sinnierenden, schwere Gedanken wälzenden und die Last auf ihren Schultern tragenden Typen oder aber auch, wie bei Spock von der Enterprise, von jemandem, der möglichst emotionslos die größten Probleme analysiert. Und so würden wir uns dann auch gerne sehen. Doch dem ist nicht so: Wirklich voran bringen uns erst die positiven Emotionen

Diese Grundregel hat ihre Gründe in unserem Bauplan: Es sind letztlich nicht die tiefsinnigen Grübeleien, sondern die positiven Emotionen, die uns wachsen lassen: Freude, Dankbarkeit, Heiterkeit, Gelassenheit, Interesse, Hoffnung, Stolz, Vergnügen, auch Ehrfurcht und natürlich Liebe – das ist es, worauf unser Hirn so richtig anspringt.

Wir sind unser Hirn

Wenn wir schon über positive Emotionen reden, dann sollten wir wissen, wo sie entstehen und v. a., was diese dort bewirken. Wer in seinem Garten „psychisch wachsen" und sich so zweifelsohne positiv entwickeln will, der muss dafür schließlich irgendwie direkt auf sich einwirken. Und anders als bei Magen oder Darm geschieht dies durch eine Fütterung mit Erlebnissen. Begeben wir uns also einmal kurz direkt in ein Gehirn, gerne auch das von Jürgen Drews. Und das ist wahrhaftig ein ganz eigenes Universum!

Je nach Zählweise entdecken wir dort bis zu hundert Milliarden Nervenzellen, die jede durchschnittlich mit zehntausend anderen verbunden ist. Etwa eine Trillion Synapsen (geschrieben 1 000 000 000 000 000 000 000!) stehen dort zur Verfügung. Es gibt das Rechenbeispiel, dass die Anzahl der dadurch möglichen Schaltzustände in Herrn Drews Gehirn, wo wir ja gerade sind, größer ist als die Anzahl der Atome im Universum. Wow, Jürgen! Das ist definitiv ein sehr, sehr großer schwarzer Raum. Hinzu kommt, dass die Reizübertragung, anders als bei unser aller Computer, nicht nur eine reine tumbe Strom-Da oder Strom-nicht-Da-Entscheidung ist, also Null oder Eins: An jeder dieser unzähligen Synapsen spielt für ein Feuern der Neuronen (oder eben ein Nicht-Feuern, Null oder Eins) das Zusammenspiel von diversen Neurotransmittern eine Rolle (**Abb. 10-1**). Neurotransmitter sind allesamt chemische Stoffe, deren Namen wir teilweise alle schon mal gehört haben, z. B.

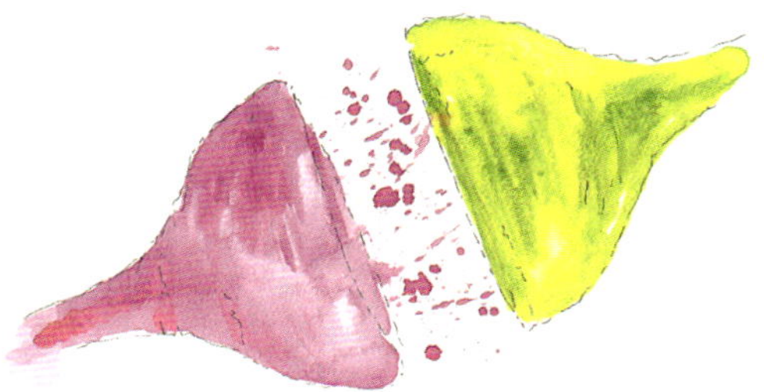

Abbildung 10-1:
Die Reizübertragung zwischen zwei Nervenzellen funktioniert chemisch und ist ungemein kompliziert (Zeichnung: A. Niepel)

Adrenalin, Histamin, Dopamin oder auch Glutamat, den es nicht nur beim Chinesen in „Ente süßsauer" gibt.

Das ganze Zusammenspiel ist tatsächlich noch weitaus komplizierter. Damit der König von Mallorca aber nicht ganz größenwahnsinnig wird, lassen wir es hier dabei.

Was für uns von Bedeutung ist, das ist die Tatsache, dass diese chemischen Stoffe eine bedeutsame regulierende Rolle für die Arbeit des Gehirns spielen. Diese sogenannten Neurotransmitter (Botenstoffe) regeln beispielsweise, ob etwas notwendigerweise gehemmt wird und wo bestehende Leitungen reguliert werden müssen. Achtung, jetzt kommt's: Neurotransmitter arbeiten mit daran, dass neue Verbindungen entstehen können. Und genau für diesen Mechanismus wiederum ist das positive Erleben entscheidend. Sie können also den einen oder anderen Botenstoff nicht per Knopfdruck ausschütten, sondern es geschieht aufgrund dessen, was Sie so tun und erleben! Man hat in einem Versuch einmal Ratten in der Art ausgestattet, dass diese tatsächlich per Knopfdruck automatisch über eine Apparatur mit implantiertem Stromkontakt im Hirn direkt das Belohnungszentrum aktivieren und damit auch die entsprechenden Neurotransmitter fließen lassen konnten. Also Glücksgefühle auf Knopfdruck. Man kann sich vorstellen, was passierte. Wie Drogensüchtige taten sie nichts anderes mehr, sie verzichteten auf Fressen, einfach alles, nur noch Glücksgefühle per Knopfdruck. Wie gesagt, Lustgewinn ist ein Grundprinzip. Eines, das es jedoch in entsprechende Bahnen zu lenken gilt. Dafür erscheint es sinnvoller, diese Gefühle dosiert über ein gezieltes Tun und Erleben auszulösen (als per Knopfdruck). Wenn wir dies über den Garten erreichen wollen, wenn wir also durch den Garten glücklich werden wollen, dann müssen wir demnach gezielt genau das tun, was den dafür verantwortlichen Stoff fließen lässt.

Der Name dieses besonderen Stoffes ist Ihnen vielleicht bereits vertraut. Es ist das Dopamin. Auch Serotonin ist dabei bedeutsam, aber bleiben wir der Einfachheit halber beim Dopamin. In Bezug auf diesen Stoff kann man grob sagen: Solange wir eine Situation als unangenehm, als bedrohlich, gar beängstigend empfinden (also möglicherweise eben tagsüber im Büro), wird dessen Ausschüttung blockiert. Damit wird nebenbei im Übrigen jedoch auch jedwede Neuentwicklung, jedes Lernen verhindert. Denn erst bei positivem Erleben und den damit verbundenen positiven

Emotionen sorgt nach einem denkbar komplizierten Vorgang dann dieses ausgeschüttete Dopamin dafür, dass jetzt neue Verbindungen geschaffen werden können. Rudi, Rita, Stefan oder auch Jürgen Drews haben es also genau richtig erkannt – Spaß, Freude, Genuss, Belohnung – all das ist die Voraussetzung für ein langfristiges Lernen neuer Inhalte und für die eigene Weiterentwicklung: das besagte Wachsen von Menschen. Dieser biochemische Mechanismus ist wirklich ziemlich kompliziert und auch noch nicht vollständig erforscht und soll daher hier nur in dieser kurzen Form angedeutet werden.

Diese Erkenntnis hat aber nicht nur für das Lernprinzip, sondern seit einiger Zeit eben auch für Therapeuten die wichtige Folgerung ergeben: *„Hey! Hauptsache ist, es macht Spaß"* oder *„Therapie muss Spaß machen."* Wenn eine Einheit mit einer positiven, gerne witzigen Geschichte beginnt, anstatt sofort mitten in das Thema zu gehen, dann bleibt nachweislich am Ende von der Therapie mehr hängen. Ist tatsächlich so. Gute Lehrer, gute Redner, gute Therapeuten wissen das. Gilt auch für daheim. Mit jemandem, der gestresst und genervt heimkommt, ist echt schwierig zu diskutieren. Damit mit einer solchen Person gut Kirschen essen ist, schicken Sie ihn oder sie erst einmal in den Garten. Unter den Kirschbaum. Zum Kirschenessen. In der Therapie würden wir dies ein emotionales Priming (Bahnung) nennen. Und wenn wir schon darüber reden, was sich denn von den gartentherapeutischen Erfahrungen auf unser aller Wohlempfinden im Garten übertragen lässt, dann liegt hier der erste Schlüssel. *Hauptsache, et macht Spaß!*

Dabei ist Spaß natürlich ein sehr vereinfachter und absichtlich plakativer Ausdruck. Sprechen wir lieber erst einmal, nachdem wir uns ja jetzt damit bereits intensiver beschäftigt haben, von den positiven Emotionen.

Voll krass, die Emotion

Wobei: Muss man darüber sprechen? Emotionen, das ist ja wohl ein Wort, welches ständig gebraucht wird. Wer so manche Castingshow betrachtet und einfach einmal mitzählt, hat schnell den Zettel voll. Die Psychologie dagegen ist sich im Übrigen noch gar nicht so sicher über Art und Mechanismus dieser Emotionen und arbeitet hier tatsächlich auf Basis einer Arbeitsdefinition. Lange war es interessanterweise unklar, wofür eigentlich die positiven Emotionen gut sind. Bei den negativen wie Schuld, Scham, Ekel und auch Wut (kann man beispielsweise alle zusammen erleben bei der Betrachtung der Meisterfeier des FC Bayern) weiß man, dass diese unser Verhalten in klare Bahnen lenken, dass sie uns auf diese Art vor diversen Gefahren schützen (**Abb. 10-2**). Angst lässt uns wegrennen, Wut kämpfen, Ekel warnt uns vor Gefährlichem und Trauer hält uns zurück. Aber warum gibt es beispielsweise so etwas wie Freude? Mittlerweile ist klar: Um nicht nur in vorgegebenen, in entspre-

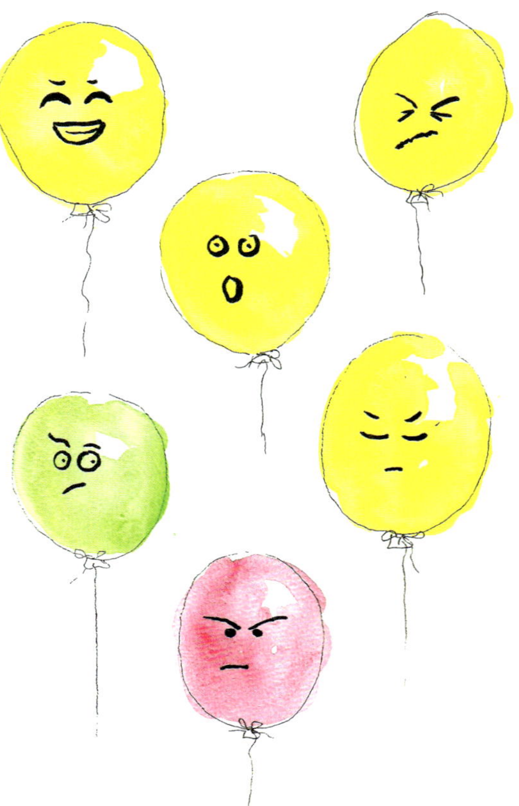

Abbildung 10-2:
Und? Alle sieben Grundemotionen erkannt? (Zeichnung A. Niepel)

chend festen Bahnen handeln zu können, sondern um auch Neues zu lernen, was für uns Menschen evolutionär von Vorteil ist, benötigen wir Positives.

All diese Emotionen färben dabei gleichzeitig unsere Wahrnehmung ein und sie sind dann so etwas wie eine allererste Weiche dafür, wie unser gesamter Organismus sich im Verlauf weiter empfindet, wie er denkt und wie er handelt. Wird beispielsweise diese Weiche – wodurch auch immer, gerne eben auch im Garten und sei es durch besagte Erdbeeren – auf das Gleis „Alles positiv" gestellt, dann ist eben auch im Denken danach eher das zu fünfzig Prozent gefüllte Glas halb voll. Geht die Fahrt jedoch schon auf dieser frühen Weiche in die andere Richtung, ist uns danach eher die ebenso richtige Wahrheit vom halbleeren Glas präsent. Wenn unser Gartenfreund also gezielt in den Garten geht, weil er weiß, dass ihn eine Handvoll seiner Erdbeeren oder Kirschen auf die richtige Bahn schickt, dann ist das eine gute Methode der Eigenregulierung. Erdbeeren als Gehirndünger. Und nur so gedüngt kann es funktionieren, dass wir mit unseren Nerven quasi in die richtige Richtung wachsen.

Die Psychologie nennt dieses Prinzip passenderweise „Broaden & Build", also Verbreitern und Aufbauen. Dies beschreibt, dass, einmal in Gang gesetzt, sich auch diverse andere Fähigkeiten aufeinander entwickeln. Und dazu gehören dann in der Folge tatsächlich messbar auch solche, wie sie sich in körperlichen Reaktionstests zeigen. Ebenso gibt es beispielsweise einen nachweisbaren Einfluss auf die Herzfrequenz. Selbst das Immunsystem wird entsprechend positiv gesteuert und letztlich zeigen wir dadurch wiederum eine Verbesserung der Fähigkeit, auf Stress zu reagieren, was ja immer in Bezug auf den Wohlfühlgarten ein wichtiges Thema ist.

Und das alles auf Basis einer ersten guten Weichenstellung. Genau deshalb habe ich vorhin auch geschrieben: *Es ist komplett in Ordnung, wenn wir den Garten als Quell für Spaß, für Freude und als lustvollen Ort entdecken.* Können Sie sich gerne ausdrucken und ebenfalls in die Laube hängen, wenn Sie wieder mal jemand zum Rasenmähen zwingen will. Vielleicht klappt's ja.

Jetzt kommen wir endlich zu der entscheidenden Frage, was denn für diese positiven Emotionen sorgen kann und damit zur Ausschüttung besagter Botenstoffe führt.

Denn wenn wir uns darüber bewusst sind, dass es gut ist, sich gut zu fühlen und das dann natürlich auch in unserem Garten gezielt ansteuern möchten, wäre es doch zusätzlich von Vorteil zu wissen, an welchen Rädchen wir dafür so drehen können und sollten. Also: Hier kommt jetzt ein Ergebnis von bald 30 Jahren gartentherapeutischer Erfahrung und dem Verzehr unzähliger Fachbücher: Es gibt zwei besonders gut geeignete Rädchen, an denen wir drehen müssen: *Genuss* und *Belohnung*.

Erster Grundsatz: Genießen können

Genießen also – sollte ja nicht allzu schwer sein, oder? Wie stimulieren wir denn Genuss, besonders im Garten? Ganz grundsätzlich: Genuss ist nahezu immer mit sensorischen Leistungen verbunden, d.h. mit unseren Sinnen. Und schon an der Stelle ticken wir alle völlig unterschiedlich. Wer eher ein Zungenmensch ist, z.B. einen Rotwein minutenlang kauen kann, der wird möglicherweise auch seinen Gartengenuss eher bei frisch gepflückten Kirschen oder den Erdbeeren finden. Das haben wir schon im ersten Kapitel mit den Gartengeschichten sehen können. Auch finden wir bei den Gartenmenschen nicht selten den Nasen-Typ. Sei es der Duft des Regens nach langer Trockenheit (Sie kennen diesen Duft, oder?) oder das Lavendelfeld im Sommer: Dieser Genusstyp steht gerne mit geschlossenen Augen in seinem Garten. Wer die Augen lieber offen lässt, sich am Rhythmus einer Pflanzung oder an den feinen Unterschieden der Rosatöne seiner Hortensie erfreuen kann, der nutzt dagegen mit den Augen seinen bevorzugten Sinneskanal. So macht es auch der Tastmensch, wenn er über die feinen Strukturen einer Holzmaserung oder eines Baumstammes streichelt oder die feinen Temperaturunterschiede genießt, wenn er im Schatten auf seinem Rasen liegt. Und vielleicht genießen Sie Ihren Garten auch bevorzugt wie Jürgen Drews, der ja gestand, über das Hören zu genießen, was für einen Sänger nicht der schlechteste Zugang ist. Vielleicht sind Sie das, wenn Sie vergnügt das Summen oder auch das Quaken seiner tierischen Bewohner vernehmen oder gar die tiefe Stille in sich aufsaugen.

Vielleicht haben Sie es während der letzten Zeilen schon gemacht, also nur zu: Testen Sie sich. Welches ist Ihr bevorzugtes Sinnesorgan? Wollen Sie den Garten zum Genuss einsetzen, ist es zielführend, sich erst einmal Gedanken darüber zu machen, wie Sie besonders genießen. Wie viele Punkte geben Sie sich auf einer Skala von eins bis zehn? Eins bedeutet, dass Sie hier überhaupt keinen Zugang haben und keinem der Sätze zustimmen und zehn, dass Sie aber wirklich jede der Aussagen unterschreiben können?

Auge – das Sehen

„Ich liebe es einen Rhythmus in einer Pflanzung zu erkennen. Ich kann stundenlang in den Wald schauen und die feinen Schattierungen voneinander unterscheiden. Die feinen Strukturen der Linien einer Blüte zu untersuchen oder ein Gebüsch mit einem schönen Geäst zu bewundern, kann mich gefühlt Stunden binden, zumindest verliere ich jedes Zeitgefühl und wenn ich nur kann, dann fotografiere ich in meinem Garten, wobei ich immer wieder unendlich viele neue Motive entdecke."

1	2	3	4	5	6	7	8	9	10

Nase – das Riechen

„Einmal nur kurz Lavendel in der Nase und ich habe den Sommer im Herzen, ja und ich kann nicht umhin, an wirklich jeder Rose, die mir begegnet, zu schnuppern. Überhaupt, sobald ich einen Garten betrete, muss ich unwillkürlich die Augen schließen und tief durch die Nase einatmen. Das frisch gemähte Gras, der erdige Kompost, oder der schwere Duft des Herbstlaubes, für mich ist die Welt voller Moleküle."

1	2	3	4	5	6	7	8	9	10

Zunge – das Schmecken

„Was geht schon über frisch geerntete Radieschen – direkt aus dem Beet. Diese feine Schärfe kann ich in jeder Ecke meiner Mundhöhle spüren und wenn ich an den besten Garten der Welt denke, dann ist das ein Naschgarten, wo ich am Wegesrand Himbeeren,

Brombeeren und anderes süßes Zeug abstreifen kann. Seien es Tomaten aus dem eigenen Gewächshaus oder die Äpfel im Herbst, dagegen kommt kein Spitzenkoch an.“

1	2	3	4	5	6	7	8	9	10

Haut – das Tasten

„Auf dem Rasen liegen und das frische Gras im Rücken spüren oder auch barfuß über den noch feuchten Morgenrasen schlendern, das liebe ich. Und ebenso die Hände durch den Teich gleiten lassen und dabei die Kühle des Wassers genießen. Ja – das ist meine Welt und natürlich liebe ich es, auch die raue Struktur einer Sonnenblume zu ertasten. Und das Schönste für mich ist die Wärme der Sonne auf der Haut und der Wind, der die feinen Härchen dort bewegt.“

1	2	3	4	5	6	7	8	9	10

Ohren – das Hören

„Also für mich ist ein Garten tatsächlich ein Ohrenschmaus und das bedeutet erst einmal wirkliche ‚Ruhe hören‘ – was gibt es Schöneres, als wenn all der Alltagskrach verschwindet. Ja, ich gehöre zu denen, die die Stille hören können. Und dann versuche ich den Wind, das Summen der Bienen oder auch das Gluckern des kleinen Bachlaufes herauszufiltern. Dabei kann ich mich total vergessen. Das ist meine Gartensymphonie.“

1	2	3	4	5	6	7	8	9	10

Wenn Sie sich die Mühe machen, sich selber zu beobachten, wenn Sie sich überlegen, welche Kanäle Ihnen am nächsten sind, dann können Sie sich nun im Garten gezielt Ihre ideale Welt, Ihr eigenes Sinnesparadies herstellen.

Natürlich gilt: Wählen Sie gezielt die Pflanzen aus, die Ihrem bevorzugten Sinn entsprechen und sorgen Sie für spezielle Situationen. Wir sprechen in diesem Zusammenhang vom Genuss der äußeren Welt oder wie es in der Psychologie auch heißt: Wir sind als Wesen „weltbezogen“. Diesen Bezug können Sie im Garten natürlich sehr gezielt gestalten. Sehen wir uns dafür folgende Beispiele an.

Auge – das Sehen

Arbeiten Sie doch mit gestalterischen Rhythmen, indem Sie z. B. bestimmte Formen wie aufrechte Gräser immer wieder auftauchen lassen. Das Auge oder besser unser

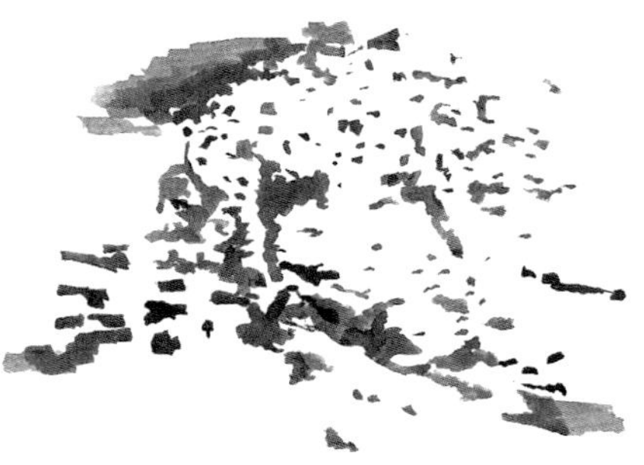

Abbildung 10-3:
Hat Ihr visuelles System schon den Dalmatiner entdeckt? (Zeichnung: A. Niepel)

Hirn verbindet diese miteinander und Sie erhalten so ein zusammenhängendes, gut komponiertes Bild.

Dieses Hirn, genauer unser visuelles System, mag Formen. Wir suchen und finden diese überall. Sicher kennen Sie die optischen Spielereien, wo eigentlich objektiv nur wenige schwarze Flecken zu sehen sind, entdecken wir dennoch so etwas wie einen Dalmatiner (**Abb. 10-3**).

Wir, respektive unser visuelles System, suchen also immer und immer wieder nach Linien und Formen. Also geben Sie dem System, was es mag. Ein geformter Strauch hier, eine Reihe von Pflanzen dort, all dieses befriedigt unsere Formenwahrnehmung. Und wenn Sie möchten und sich trauen: Mähen Sie doch einmal solche Formen in Ihren Rasen. Glauben Sie mir: Schöne geschwungene Wellen im Green statt eines unmotivierten Durcheinanders geben einen ganz neuen Eindruck.

Geben Sie außerdem Ihrem Auge so viel wie möglich unterschiedlichste Blickwinkel. Wenn Sie mitten im Garten z. B. eine Kulisse etwa in Form einer Hecke setzen, sodass der Garten nicht von überall aus komplett zu übersehen ist, schaffen Sie so unterschiedliche Bilder in Ihrem Kopf. Ansonsten haben Sie schnell eine Art innere Karte parat, die Ihre Umgebung langweilig erscheinen lässt. Sie kennen diese inneren Karten übrigens, wenn Sie nachts beim Gang zur Toilette nicht einmal mehr die Augen öffnen müssen. Und im Garten für den Augen-Genussmenschen wollen wir ja genau das forcieren: Dass wir immer wieder die Augen öffnen, um Neues zu finden.

Übrigens. Ein Garten wandelt sich natürlich im Laufe des Jahres. Auch hier können und sollten Sie als Augenmensch unterschiedliche Bilder entstehen lassen. Und wichtig dabei: Wenn Sie jedes Jahr im August im Urlaub sind, darf der Garten in dieser Zeit auch gerne mal mit seiner sonstigen Farbenpracht durchatmen. Denken Sie beim Thema Wandel an Licht und Schatten, denn auch die können im Laufe eines Tages für ganz unterschiedliche Bilder sorgen und vielleicht gibt es ja sogar eine bevorzugte Tageszeit für Ihren Gartengenuss. Es gibt Pflanzen wie die Nachtkerze, die warten sogar auf Sie, bis Sie abends nach Feierabend in den Garten kommen.

Sie können dem Auge natürlich auch ein paar „Garten-Gimmicks“ gönnen. Denken Sie dabei an kleine Statuen, an Windspiele oder auch einfach mal nur an Spiegel, die ganz erstaunliche Bilder zaubern können.

Und zu guter Letzt kommen wir zu den Blüten. Natürlich sind das die Farben auf Ihrer Palette. Und die damit gezeichneten Bilder müssen Ihnen gefallen, wie auch in der Kunst. Da gibt es jenen, der wie Stefan die farbbunten Bilder eines Emil Nolde besonders schätzt und andere, die bei den wenigen Farben von Mark Rothko ins Schwärmen kommen oder von Yves Klein und seinem Blau fasziniert sind. Bei Sabine war es wie bei vielen anderen Gartenfreunden das Weiß. Daher: Ob bunt, beschränkt oder ein rein blauer oder weißer Garten, alle Farben können Ihnen einen Augengenuss bieten.

Nase – das Riechen

Die Nase ist wohl einer der unterschwelligsten Reize, die wir haben, zumindest solange etwas nicht zum Himmel stinkt oder wunderbar duftet. Wenn Sie ein Nasenmensch sind, sollten Sie daher genau den Bereich dazwischen in Ihrem Garten aufleben lassen.

Unterschwellig im Übrigen auch deshalb, weil die Duftwahrnehmung eng mit unserem emotionalen System verbunden ist. Im Klartext: Wenn wir etwas zum ersten Mal riechen, dann speichern wir gleichzeitig dabei die damit empfundene Emotion ab. Jedes Mal, wenn uns dieser Duft dann wieder in die Nase kommt, wird automatisch auch diese Emotion mit abgerufen. Spannenderweise gibt es ja das Heinrich Heine-Wort: *„Düfte sind die Gefühle der Blumen.“* Genauso richtig wäre es zu sagen: Unsere Gefühle hängen an den Düften der Blumen. Wenn Sie also einen Wohlfühl-Duftgarten für sich wollen, dann forschen Sie zuvor, welche Düfte Sie geprägt haben und sehen Sie zu, dass Sie diese wieder in Ihren Garten hineinbekommen. So ist für viele der Duft von frisch gemähtem Gras etwas Wunderbares. Das Problem ist nur, dass in den modernen Rasenmischungen genau das dafür verantwortliche Gras (es heißt tatsächlich auch Ruchgras) oft nicht mehr enthalten ist. Also achten Sie drauf oder säen Sie es gezielt nach.

Wissenswert ist: Der Duft im Garten breitet sich in Sonne und Wärme besonders stark aus, denn viele Pflanzen mit ätherischen Ölen produzieren diese auch als eine Art Hitzeschutz. Also: Sorgen Sie für Sonne. Aber es gibt für die Sonne auch einen Gegenspieler: den Wind. Er vertreibt schnell die schönsten Düfte, daher der nächste Tipp: Sorgen Sie soweit wie möglich für Windstille.

Natürlich kommen wir auch hier zur Pflanzenauswahl. Und irgendwie ist in der Beziehung auch eine Pflanze nur ein Mensch. Da gibt es die offenen, freizügigen, die gerne ungefragt volle Pulle von sich aus duften. Der Losbaum wäre ein solches Gehölz und auch manche Duftrose füllt gleichermaßen automatisch ganze Räume

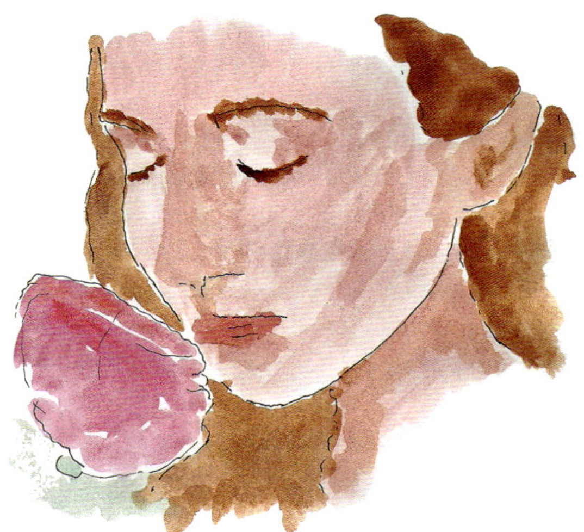

Abbildung 10-4:
Den Duft einer Rose genießen Und ich wette, Sie können das sogar genau jetzt in diesem Moment, rein aus der Erinnerung, wenn Sie sich einen Moment konzentrieren (Zeichnung: A. Niepel)

(**Abb. 10-4**). Es gibt aber auch Pflanzen, die sich nicht so öffnen, an denen müssen Sie ein wenig streicheln, reiben und auch rubbeln, damit es losgeht. Einfache Grundregel: Die sollten dann auch so in Ihrem Garten stehen, dass Sie daran reiben können und nicht irgendwo tief hinten im Beet verschwinden.

Und darüber hinaus schon einmal jetzt der Tipp: Denken Sie an Nuancen. Es macht viel mehr Spaß, die unterschiedlichen, sagen wir Zitronendüfte der Melisse, der Zitronenverbene und beispielsweise vieler Duftgeranien voneinander zu unterscheiden, als einen Knaller neben den anderen zu setzen.

Zunge – das Schmecken

Vieles von dem, was ich zu dem Thema Duft erklärt habe, gilt auch für das Schmecken, denn schließlich stehen beide Eindrücke in engem Zusammenhang. Dies trifft besonders für jene Feststellung zu, dass wir natürlich individuell von unserem Leben geprägte Erfahrungen haben, wie auch dafür, dass oftmals die Nuancen entscheidend sind. Wie wäre es z. B. daher anstelle des üblichen bunten Kräuterbeetes mit einer Anpflanzung von 15 verschiedenen Sorten an Strauchbasilikum? Da können Sie aber beim Marinieren am Grillabend so richtig einen auf dicke Hose machen!

Ebenso wie beim Sehen sollten Sie darauf achten, dass die besten Geschmackserlebnisse nicht gerade dann anstehen, wenn Sie im Urlaub verweilen. Meine besten Tomaten darf beispielsweise immer mein Kollege oder Cousin ernten, der während meines Urlaubs das Gießen übernimmt. Dafür bin ich sehr dankbar – nur clever ist es nicht.

Sind Sie ein wirklicher Zungenmensch? Dann sind Sie ähnlich dem Nasenmenschen sicher auch stark von Erfahrungen geprägt. Deshalb kann es ein besonderes Erlebnis sein, wenn Sie wieder mal Gemüse schmecken, wie Sie es in Kinderzeiten hatten. Das ist gar nicht so einfach, denn so manche Kartoffel-, Bohnen- oder auch Erbsensorte ist im EU-Verordnungsdschungel verschwunden. Hier lohnt es sich, wenn Sie nach solchen Vereinen forschen, die sich dem Schutz alter Sorten verschrieben haben. Meist ist der Deal, dass Sie beispielsweise ein Päckchen Bohnen bekommen und dass Sie dafür in etwa die Hälfte der geernteten Bohnen dem Verein zurückgeben. Der Verein versucht so, die Sortenvielfalt zu erhalten. Auf diese Art und Weise kann Ihnen Ihr Garten zu Geschmackserlebnissen verhelfen, die über den Einkauf gar nicht mehr möglich sind. Also, lieber Zungenmensch. Wenn Sie etwas Gutes tun wollen, dann sehen Sie Ihren Garten doch als Wochenmarktstand, und zwar als einen, an dem Sie fasziniert die vielfarbigen Tomaten oder Radieschen bewundern (**Abb. 10-5**). Oder versuchen Sie gerne Neues. So, wie Stefan, der ja gerne mal mit Ginseng experimentieren würde. Geht!

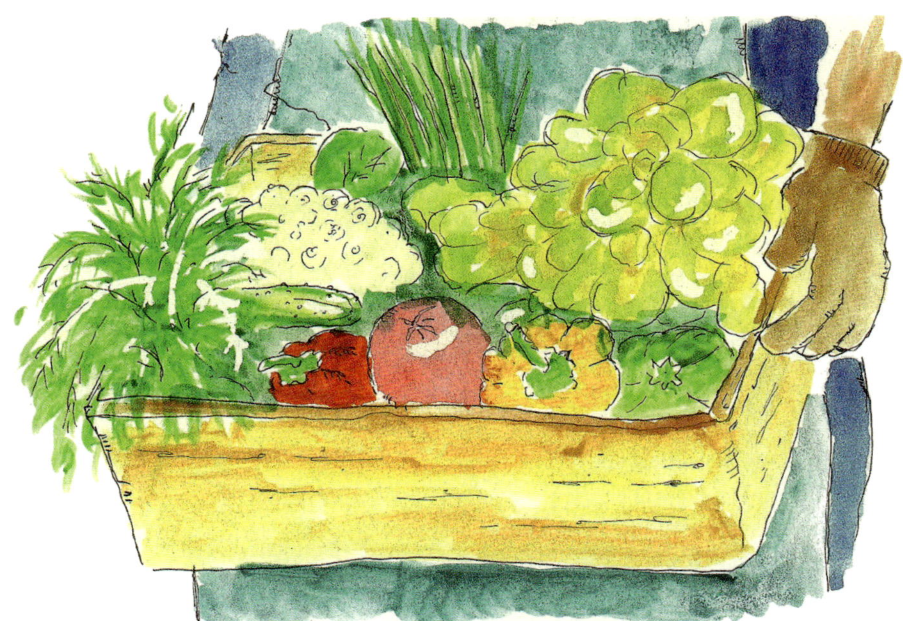

Abbildung 10-5: Frisch aus dem eigenen Garten – ein Genuss für Zungenmenschen (Zeichnung: A. Niepel)

Haut – das Tasten (und ein bisschen mehr)

Die Haut ist unser größtes Sinnesorgan und wenn man bedenkt, wie viele Sinneszellen so auf jedem Quadratzentimeter Haut sitzen: An bestimmten Stellen unserer Haut finden sich auf der Fläche eines gerade mal Zwei-Cent-Stückes insgesamt sieben Wärme- und 16 Kältepunkte sowie einhundert Druck- und ganze 700 Schmerzpunkte. Man kann nur erahnen, mit welcher Woge von Informationen unser Hirn hier überschwemmt wird. Sollte sich Stefan doch mal dazu hinreißen lassen, sich nackt auf den Rasen zu legen, darf er davon ausgehen, dass er mit gut 0,7 Quadratmetern Haut diesen Rasen berührt. Das ergibt ein ganzes Wahrnehmungsgewitter.

Und wir sollten, wenn wir vom Tasten und Fühlen sprechen, also von der sehr körpernahen Wahrnehmung, noch zwei weitere Kanäle dieser Körperwahrnehmung hinzunehmen. Da ist zunächst der Gleichgewichtssinn, den wir natürlich auch sehr gut im Garten reizen können. Denn was sonst macht das Schaukeln gerne an starken Ästen aus? Und dann kennen wir natürlich den Tiefensinn, gemeint ist unser kinästhetisches System. Dessen Rezeptoren in Gelenken und Muskeln sagen uns jederzeit, wie wir im Raum stehen. Glauben Sie nicht? Nicht hingucken: Wie liegen gerade Ihre Beine? Übereinander? Nebeneinander? Sehen Sie, es geht. Voila – der Tiefensinn!

Diese gesamte Körperwahrnehmung lässt uns unsere eigenen Körper wahrnehmen und sie macht tolle Sachen. Durch sie haben wir ein Gefühl dafür, wie groß wir sind, sodass wir bei Hindernissen rechtzeitig den Kopf einziehen. Haben Sie vielleicht schon mal bemerkt. Sobald Sie den Fahrradhelm aufhaben, hauen Sie sich ständig die Birne ein, da unser Hirn diese fünf Zentimeter nicht mit einberechnet, die wir plötzlich größer sind. Wir wissen auch, wie breit wir sind, sodass wir uns geschickt frühzeitig, wenn es mal enger wird, seitlich drehen. Kinder können das übrigens noch nicht automatisch und üben deshalb sehr intensiv. Sie schaukeln, sie kugeln sich auf dem Rasen, sie buddeln ihre Beine im Sandkasten ein, zwängen sich zwischen Sträucher oder klettern auf Bäume. Alles, um die Körperwahrnehmung zu trainieren. Dafür ist der Garten natürlich der ideale Trainingsplatz. Und Spaß macht es auch noch. Wenn Ihnen als Erwachsene dieser Spaß immer noch naheliegt: Schaffen Sie sich doch diese Liegeplätze auf dem Rasen oder Sandflächen, in die Sie auch als Erwachsener noch Ihre Zehen bohren können.

Seien wir doch ehrlich – ein nicht geringer Anteil am Gartenspaß liegt eben auch darin, dass wir wie Kinder wieder im Matsch spielen können.

Geben Sie weiter Ihrem Temperatursinn Nahrung, indem Sie gezielt mit Sonne und Schatten arbeiten. Für Ihren Tastsinn legen Sie Wert auf geschmeidige schöne Oberflächen. Für diese Art Genussmensch ist es nun mal eben schon ein Unterschied, ob man auf einem fein gemaserten Holzstuhl sitzt oder schwitzend auf einem Plastikhocker festklebt.

Und da dieser Typ nun einmal seine Hände nicht bei sich lassen kann, sollte er auch in seinem Garten darauf achten, diesen tollen Fühlapparaten genügend zu bieten: Wollziest, der sich wie ein Tierfell anfühlt, auch Gräser, die fein an den Fingern kratzen, ebenso wie die glatten Oberflächen von Bergenien oder Funkien. All dies kann für Genuss sorgen.

Was übrigens für den fühlenden Typ besonders gilt: Er mag keine zu großen Beeinträchtigungen seines Genusses, besonders einen Faktor (wie interessanterweise auch fast alle Deutschen) kann er nicht leiden: Zug! Also diesen Umstand, wenn es irgendwo zieht. Eine Bezeichnung, die auch kaum in andere Sprachen zu übersetzen ist. Versuchen Sie das mal einem Amerikaner zu erklären. Der versteht es kaum. *„Fuckin' what? I have received a train?"* Für uns hier ist es allerdings zweifelsohne so: Bewegte Luft kann diesen Typ nahezu krankmachen und er sollte rechtzeitig überlegen, wie er diese Beeinträchtigung beseitigt: Thema Windschutz.

Ohren – das Hören

Auch beim Ohren-Genusstyp wäre es der erste Tipp, dafür zu sorgen, dass eben keinerlei Beeinträchtigungen vorhanden sind. Der höchste Genuss für viele Menschen in dieser lauten Zeit ist es, einen Ausgleich zu bekommen durch Ruhe. Und wem das im Garten wichtig ist, der sollte darauf achten, wo denn die größten Lärmquellen sind. Liegen sie außerhalb des Grundstücks, kann mit Hecken Lärm gedämpft werden. Je feiner das Laub, desto besser schirmen sie übrigens den Krach ab. Also eher Liguster als Kirschlorbeer wählen. Wenn schon, denn schon!

Der nächste Schritt wäre zu schauen, wo denn zur bevorzugten Aufenthaltszeit der ruhigste Ort ist. Der kann nämlich wandern. Hier ist dann auf jeden Fall die beste Stelle für den neuen Genuss-Lieblingsplatz.

Was weg soll, der Krach, steht fest. Jetzt kommt die Frage auf: Was soll da sein? Der Ohrenmensch hat zwei Möglichkeiten: Entweder die natürlichen Klänge zu genießen oder aber sich einen Ort zu schaffen, wo er gezielt Musik hören (oder selbst machen) kann. Geht es Ihnen um letzteres, wäre es gut, an dieser Stelle einen Stromanschluss zu haben, um dort Ihre Gibson mitsamt Verstärker anschließen zu können.

Was die natürlichen Geräusche angeht: Auch diese können Sie forcieren. Summende Insekten bevorzugen nun einmal Blumenwiesen gegenüber Rasenflächen. Sie mögen Obst, Wasser als Tränke und meist auch Sonne. Bevorzugen Sie das Geräusch des Windes, so wählen Sie Pflanzen, die dieses verstärken. Viele Gräser sind da erstklassig geeignet. Und auch so mancher Strauch mit kleineren härteren Blättern wie der Buchsbaum wirkt als Klangverstärker für den Wind.

Und jetzt: Alle zusammen!

Mit diesen Tipps sollten ein paar kleine Anregungen gegeben werden, wie Sie einen bestimmten Sinneskanal in Ihrem Garten besonders herausstellen können: Doch so einfach lassen die sich nicht trennen. Beim Thema Riechen und Schmecken wurde das schon angesprochen. Hier dazu einmal eine Erfahrung aus einer garten- und kunsttherapeutischen Einheit, die Sie natürlich gerne in Ihrem Garten nachmachen können.

Der Aufbau dieser Therapieeinheit ist einfach: In verschiedenen Behältern werden ganz unterschiedlich duftende Pflanzenteile gesteckt. Soweit ganz einfach. Die Aufgabe besteht dann aber nicht darin zu raten, was das denn ist, sondern einfach zu beschreiben, welche Farbe denn für jemanden ganz individuell dieser Duft hat. Ist er hell oder dunkel, eher blau, also eine kalte Farbe, oder ist er Rot. Ist es eher ein Gemisch und ist er intensiv oder mehr ein Hauch. Da es kein Richtig oder Falsch gibt, ist es sehr spannend, die Ergebnisse miteinander zu vergleichen, wenn man die Karten übereinander sortiert. Und glauben Sie mir. Die Ergebnisse sind immer sehr unterschiedlich. Außer wenn man vorher weiß, um was es geht. Dann ist Lavendel immer lila, Minze grün und Zitrone gelb.

Für uns bedeutet dies, dass beides immer miteinander wahrgenommen wird. Und auch das können Sie mir glauben: Weiße Erdbeeren schmecken anders und durchsichtige Johannisbeeren auch. Beim Gartengenuss steht somit – unabhängig von Ihrem bevorzugten Kanal – immer eine Art Komposition im Raum. So haben wir ja auch unsere Welt abgespeichert. Derartige Welt-Kompositionen wären beispielsweise:

- *Schwimmbad im Sommer:* Besteht aus kreischenden Kindern, Wasserglucksen, Hitze auf der Haut, dem Geruch von Sonnencreme und Pommes Frites.
- *Mein Opa:* Besteht aus dem Gefühl eher dunklerer Räume, dem Geruch nach Holz und Briketts, dem Geschmack von schlesischer Brotsuppe mit viel, viel Liebstöckel, dazu das Krächzen des Löffels auf einem Aluminiumteller.
- *Urlaub auf dem Bauernhof:* Der Geruch von Kuhstall und das Summen von Fliegen, Wärme auf der Haut und Vorsicht, wo man hintritt!

Haben Sie auch solche einschneidenden Erinnerungen? Dann machen Sie doch einmal eine Liste: Notieren Sie doch einmal in der Tabelle, was Ihnen auf der Sinnesebene alles zum Begriff und zur Situation Garten einfällt (**Tab. 10-1**). Nur: es muss positiv sein, das ist die Bedingung – und es sollten schon wenigstens fünf Situationen werden. Kommen Sie, darunter tun wir es nicht.

Als es zuvor darum ging zu erklären, wie unser psychischer Mechanismus funktioniert, hatte ich ja das Dampfmaschinenbild aus der Feuerzangenbowle heraus-

Tabelle 10-1: Welche Situationen fallen Ihnen zum Thema Garten ein? (A. Niepel)

Situation	Sinneseindrücke
Hier ein Beispiel: Der erste Regenschauer nach langer Trockenheit	

geholt. Thema: Vorne geht was rein, drinnen passiert was und am anderen Ende kommt wieder was raus. Ich hoffe, Sie haben nun einmal ein Bild davon bekommen, wie viel über die Sinne so in diesen schwarzen Raum hineinkommt. Wenn Sie nur das Bild aufnehmen, das am Kapitelanfang von Jürgen Drews beschrieben wurde: Auf dem Rasen liegen und den Bienen lauschen. Bei dieser Tätigkeit – ja, das ist es! – schickt nahezu jeder Kanal massenhaft Informationen in diesen Raum. Wir haben in etwa vier Millionen „Datenleitungen", die in unser Gehirn gehen und in derartigen Momenten hat fast jede etwas zu senden. Und natürlich ist es nicht nur ein quantitativer, sondern auch ein qualitativer Unterschied, ob Sie nun mit Informationen überschüttet werden, die in jener Situation entstehen, z. B. reger Verkehr auf der A40 in den Abendstunden und Sie mittendrin oder aber jene, die Ihnen Gartenfreude bietet. Geben Sie Ihrem Hirn nicht nur viel Wahrnehmung, gönnen Sie ihm etwas Gutes.

Ich habe zuvor in dem Zusammenhang schon den Begriff der Weltzuwendung benutzt. Also etwas, was hier und jetzt in dieser Situation geschieht. Aber natürlich können Sie das verlängern und sollten es sogar. Wie? Binden Sie einfach Ihr Denken mit ein. Ist weniger kompliziert, als es klingt. Es beginnt damit, dass Sie sich beispielsweise jeden Abend gezielt an bestimmte Eindrücke erinnern, sie wieder hervorholen.

Wenn Sie am Ende eines Tages wieder in der Wohnung sind, versuchen Sie doch einmal mit geschlossenen Augen sich das zuvor beschriebene Gefühl zurückzuholen. Versuchen Sie sich mit allen Sinnen z. B. daran zu erinnern, wie sich eine Sonnenblume anfühlt, können Sie auch direkt jetzt machen. Und? Spüren Sie es? Lassen Sie sich Zeit dabei, meinetwegen legen Sie das Buch mal kurz zur Seite.

Hier der Platz für's Lesezeichen – hier geht's gleich weiter!

In diesem Sinne wäre es auch ein guter Tipp das zu machen, was in der Therapie mittlerweile gang und gäbe ist: ein positives (Garten)-Tagebuch anzulegen. Leider nehmen wir die negativen Emotionen stärker wahr, sodass oftmals am Abend mit dem Rückblick auf den Tag vieles viel schlechter erscheint, als es real war. Hier hilft es, wenn Sie sich vornehmen, jeden Abend wenigstens drei positive Dinge gezielt wieder ins Gedächtnis zu rufen. Drei Dinge aus dem Garten, jeden Abend. Sie werden staunen, wie schnell das einen guten Einfluss auf Ihre Gemütslage hat.

Genuss, erinnerter oder auch konkret erlebter, ist tatsächlich ein idealer Zugang zur psychischen Gesundheit. Dies hat sogar dazu geführt, dass es das Konzept der Genuss-Therapien gibt. Klingt kitschig, ist es aber keineswegs. Schließlich existieren bekanntlich beide Ausdrücke. *„Ich bin krank“* und *„Ich fühle mich krank“* nebeneinander. Und zumindest auf den letzten Ausdruck haben Sie immer einen direkten Einfluss. Wenn Sie von der Arbeit nach Hause kommen und auf die Frage, wie erschöpft und platt Sie sich fühlen, wie sauer und genervt Sie sind, wie also Ihr gefühlter psychischer Gesundheitszustand auf der ja jetzt schon wiederholt benutzten Skala wäre, einen Wert angeben – und diesen dann bei 6,5 benennen, dann ist das erst einmal ein Fakt. Genauer als jeder Bluttest, den es für diesen Fall ja so oder so nicht gibt. Und wenn Sie dann nach einer halben Stunde auf Ihrer Liege in der Sonne die gleiche Frage mit 8 beantworten können, dann haben Sie sich selbst um fünfzehn Prozent verbessert. Wow! Das schafft kein Medikament so schnell. Vergessen Sie Arzneien wie Tavor oder Seroquel, die Liege, die bringt's wirklich. Übrigens ist es meist ein lieber Mensch, der das vollbringen kann. Menschen sind die effektivsten Pharmazeutika.

Genau an dieser Stelle setzen also auch besagte Genusstherapien an. Wer dies auf sich überträgt – und der Garten ist ein idealer Ort dafür – der tut aktiv etwas für seine Gesundheit und er stellt dabei die schon erwähnten frühen Weichen direkt auf positives Wachstum. Dabei hat diese Form der Therapie natürlich spannende Erfahrungen gemacht, die wir getrost übernehmen können. Denn es gibt tatsächlich so etwas wie Genussregeln, aufgestellt von der Psychologin Koppenhöfer, die wir uns gerne anschauen und auf den Garten übertragen können.

Regel 1 und 2: Genuss braucht Zeit und Genuss geht nicht nebenbei

Ist so. Sie gehen nicht nach draußen und – Wumms! – sind Sie voll im Sinnesgenussmodus. Deshalb: Wandern Sie erst ein wenig umher, kommen Sie erst mal runter und v.a.: Organisieren Sie sich die Zeit bewusst. Sie kennen das doch sicher vom Urlaub. Auch da braucht es manchmal zwei, drei Tage, bis Sie endlich im Urlaubsmodus angekommen sind. Übertragen Sie das auf den Garten. Sagen Sie der Familie Bescheid, dass Sie jetzt mal gezielt für eine Stunde rausgehen. Schaufeln Sie sich so die Zeit frei. Und schaffen Sie sich dafür gerne auch einen eigenen Genussort, zu dem Sie erst einmal hingehen müssen, irgendwo hinten in der Ecke Ihres Gartens. Denken Sie an Jürgen Drews und den Schatten des Baums oder auch an Stefan und die Laube. Es ist daher auch eine gute Idee, diesen Ort wirklich speziell dafür einzurichten. Mit der Zeit verbinden Sie den Gang dorthin direkt mit dem besagten „Runterkommen". Und dann bereiten Sie Ihre persönliche Genusszeit gezielt vor. Sprich: Die Auflage für die Liege rausholen, alles positionieren und natürlich im Haus Bescheid sagen, dass man nun gerne ungestört wäre. Ja, ich weiß, die Zeit ist nicht immer da. Also versuchen Sie dafür ein festes Ritual einzuführen und es mitzuteilen, dann wird es besser.

Regel 3: Genuss muss erlaubt sein

Gerade Menschen wie Sie, auch Ich, Jürgen, Rudi oder Sabine brauchen auf der einen Seite dieses Abschalten und auch ein Nix-Tun, klar. Oft haben wir aber selber ein mitunter gestörtes Verhältnis dazu. Nichtstun erscheint keineswegs positiv, sondern wird mit Begriffen wie Faulheit, vergeudete Zeit oder gar Dummheit in Verbindung gebracht. Wenn dem so ist: Lesen Sie noch einmal den Anfang dieses Kapitels – lesen Sie ihn gerne auch den Menschen vor, wenn Sie der Meinung sind, ihnen sagen zu müssen, wenn Sie mal nichts tun. Dann erklären Sie stolz, dass Sie gezielt Ihre synaptischen Verbindungen optimieren. Stolz ist bekanntlich ein positives und Scham ein negatives Gefühl. Ist schon klar, womit man besser startet, oder?

Wir kennen das übrigens auch bestens aus der Therapiesituation. Da macht ein Patient begeistert eine Einheit mit, hat richtig Spaß, ist also – wie ja schon genannt – „positiv gebahnt" – und dann kommt der Besuch. „*Na Schatz, ist immer noch nicht besser ...; Du Ärmster ...; Ach, wir leiden so mit dir ...; Und wir vermissen dich so zu Hause ...*" Und Sie können sich vorstellen: Alles bricht zusammen. Und besagter Patient traut sich gar nicht mehr davon zu sprechen, dass er gerade Spaß hatte, stattdessen versucht er lieber seinem Rollenbild als leidender (Patient = Patience = ertragen) zu entsprechen.

Und wie ist es bei Ihnen: Ist es für Sie nicht auch einfacher, wenn Sie immer schön davon berichten können, wie mies der Tag war, wie nervig die Kollegen und wie schlimm so Ihr Alltag ist. Zumindest haben Sie da ein gewisses Maß an Mitleid sicher. Und gutgelaunt aus dem Garten zu kommen bedeutet ja auch immer die Gefahr, dass es dann heißt: „*Ja, du hast deinen Spaß, während wir hier ...*" Wenn Sie der Gartenlust-Typ sind – und ich bin sicher, Sie haben Ihren Spaß –, dann thematisieren Sie das und genießen Sie anschließend bitte mit gutem Gewissen. Das ist entscheidend.

Regel 4: Weniger ist mehr

Wenden wir uns noch einmal dem stressigen Alltag zu – und dabei der Tatsache, dass wir ja gerne zehn Dinge auf einmal tun oder auch tun müssen. Leider überfordert uns ein solches Vorgehen sehr schnell, speziell dann, wenn es um das Genießen geht. Da gehen die besagten rund vier Millionen Datenleitungen ins Hirn und senden alle 300 Millisekunden eine Unzahl an Informationen. Die jetzt alle verarbeiten zu wollen, ist Stress. Ist übrigens auch nicht möglich. Auf der A40 müssen Sie das eventuell versuchen, damit Sie sicher ankommen. Im Garten jedoch sollten Sie es sehr gezielt anstreben, sich die wichtigsten herauszufiltern. Und so machen wir es dort oft auch instinktiv. Wenn wir uns etwas auf der Zunge zergehen lassen, dann schließen wir die Augen, um uns nicht auch noch mit den Eindrücken von dort herumschlagen zu müssen. Das ist eine gute Idee. (Unterlassen Sie das jedoch auf der A40. Bitte!)

Wenn Sie sich also als Genusstyp entdeckt haben und Sie zudem noch einen bevorzugten Sinneskanal haben, dann konzentrieren Sie sich in den passenden Situationen. Dies führt oft tatsächlich dazu, die Augen zu schließen und das hat für Ihren Genussgarten direkte Folgen. Denn gerade draußen fühlen wir uns als Naturwesen eher unsicher und sind ein wenig auf der Hut. Dementsprechend gilt es, den angesprochenen Genussort gut zu planen, ihn geschützt anzulegen. Gerne so, dass Sie das Gefühl haben, selbst verborgen zu sein, immer einen Fluchtweg zu haben und notfalls gleichzeitig alles überblicken zu können.

Regel 5: Genuss ist Geschmackssache

Natürlich sollten Sie zuvor nicht ohne Grund versuchen herauszubekommen, welches Ihr bevorzugter Sinn ist. Denn, wie der Kölner so sagt „*Ein jeder Jeck ist anders*". Lassen Sie sich nicht einreden, was denn so besonders genussvoll sein soll. Wie kontraproduktiv Gartenzeitschriften sein können, dazu kommen wir noch. Aber auch so manches Lifestylemagazin steht dem in nichts nach. Zu lesen ist darin, was gerade die tollsten Genusserlebnisse sind. Aber hier geht es um *Ihren* Genuss. Und den haben Sie sich redlich verdient. Heißt nicht, dass man nichts Neues ausprobieren soll. Das Beispiel mit den Synapsen hat jedoch gezeigt, dass wir für die Integration von neuen Inhalten erst einmal ein positives Gefühl brauchen. So funktionieren wir. Also: Servieren Sie sich das Neue immer als eine Art Nachspeise, nachdem Sie sich selber mit gewohnt Angenehmem so richtig verwöhnt haben. Funktioniert besser.

Regel 6: Genuss braucht Erfahrung

Und da sind wir schon beim Thema: Altes bewahren und Neues aufbauen. Wenn Sie nun beherzt in den Garten stürmen, um sich Ihre Genussdosis zu holen und es fällt Ihnen schwer, dann ist das völlig normal. Auch unsere Sinne brauchen Training und Zeit, sowie eine Art von Lernen. Zum Weinkenner und damit zum Genießer wird man, indem man übt, Stück für Stück feinste Nuancen herauszuschmecken – es braucht Erfahrung. Auch zum Opernliebhaber wird man erst durch das über Jahre ausgeübte Ohrentraining. Wenn Sie wirklich den Mut aufbringen wollen und sich in die Welt des Free-Jazz einhören wollen (ist schließlich Ihre Entscheidung), dann bitte nicht direkt mitten hinein. Arbeiten Sie sich langsam von den Sachen, die Sie in Sachen Jazz mögen, dort hin. Immer aufbauen auf Bestehendes und immer geleitet von Freude. Das ist beim Gartengenuss nicht anders. Wenn Sie sich also als Duftmensch entdeckt haben, dann unterstützen Sie sich beim Entdecken dieser Nuancen. Wie schon beschrieben: Einen Duftbereich zu bepflanzen mit Zitronenmelisse, Zitronenverbene und mit vielen anderen unterschiedlichsten zitronigen Duftgeranien gibt Ihnen eine große Chance, sehr innig und genau zu riechen. Weniger gut sind die Chancen bei einem überbordenden Beet, in das Sie nun alles zusammenstopfen, was Sie im Gartenbuch über Duftpflanzen gefunden haben. Wenn Sie keine zitronigen Düfte mögen, dann starten Sie mit minzigen – auch da existiert eine sehr große Vielfalt. Oder konzentrieren Sie sich beim Sehen auf die unzähligen Grün-Mischtöne, beispielsweise von Funkien. Nach einer gewissen Zeit werden Sie sogar den Wechsel der Farbtöne über den Jahresverlauf erkennen, vom frischen Austrieb im Frühjahr bis zum matten Grün mit leichtem braunen Unterton im Herbst.

Regel 7: Genuss ist alltäglich

Diese Genussregel aus dem Therapiekonzept von Eva Koppenberger (2004), die dieses ja gezielt bei Menschen mit aktuellen Gesundheitsproblemen einsetzt, besagt, dass es nicht nur darum geht, diese Genussübungen nur in der Therapiesituation durchzuführen. Es ist wichtig, diese in den Alltag zu übertragen, um sie bei Bedarf direkt abrufen zu können. Zu nichts anderem soll dieses Kapitel anregen: Es geht darum, dies bereits präventiv zu machen, eben bevor unser angedachter Stresstyp möglicherweise mit psychosomatischen Beschwerden erst in der Reha darauf gestoßen wird. Den Garten dafür hat er ja schließlich schon. Also auch hier ein kleiner praktischer Tipp: Nehmen Sie sich doch regelmäßig so etwas wie einen kleinen Blumenstrauß aus Ihrem Garten mit zur Arbeit und verlängern Sie so den Gartengenuss in den Alltag hinein. Wer ein wenig älter ist, weiß noch, dass früher die VW Käfer mit integrierter Blumenvase am Armaturenbrett ausgestattet waren. Das war mal eine coole und sinnvolle Sonderausstattung. Da kommt keine Gestensteuerung oder ähnliche Gimmicks mit.

Zweiter Grundsatz: das Belohnungssystem aktivieren

Aber nun kommt es! Es gibt noch eine Steigerung, um mit positiven Emotionen das Dopamin fließen zu lassen. Stärker, nachhaltiger, besser! Im Grunde kommen wir damit von der Regionalliga direkt in die Champions League. Wenn Jürgen Drews sich also v. a. im Garten gut fühlen will, dann kommt jetzt der ultimative Kick:

Genießen und Belohnen, das wird gerne mal gleichgesetzt. Im Sinne von „*Mit dem Genuss dieses Amarena-Kirschbechers habe ich mich mal so richtig selbst belohnt.*" Doch so einfach ist es nicht. Denn unser Hirn mit seinen Fantastillionen von Schaltmöglichkeiten berechnet immer auch mit ein, was wir für ein bestimmtes Ergebnis zuvor investiert haben. Wenn ich mir also für besagten Eisbecher erst das Geld mühsam durch Hilfsarbeiten im Haushalt erarbeitet und dann zu Fuß den langen Weg zur Eisdiele zurückgelegt habe, dann weiß unser Gehirn das und bezieht es auch direkt mit ein in die Bewertung. Sie merken schon: Kindheitserinnerungen! Und dann schmeckt dieses Eis einfach um Klassen besser, als wenn ich mir mal so nebenbei einfach eines aus der Tiefkühltruhe nehme.

Dieser Effekt ist schon lange bekannt. In unzähligen Versuchen hat man Menschen mal Geld, mal anderes Nettes gegeben und sie zuvor unterschiedlich schwierige Aufgaben dafür erledigen lassen. Und siehe da, desto mehr Aufwand zuvor notwendig war, desto größer das messbare positive Gefühl am Ende.

Belohnung fordert also zunächst einen Einsatz.

Ich weiß, das klingt jetzt enttäuschend. Da haben wir seitenlang ein Hoch auf das Genießen gesungen, das Liegen unter dem Kirschbaum hochleben lassen, um dann kurz vor dem Ende des Kapitels auf das Thema „Einsatz" zu kommen. Um es aber ein wenig leichter zu machen ist es wichtig, auch auf den zweiten bedeutenden Punkt für die Aktivierung des Belohnungssystems hinzuweisen.

Es kommt auf die richtigen Ziele an

Als Zweites fordert dieses System, dass der Gegenstand der Belohnung für uns bedeutsam ist. Warum auch sonst sollte man etwas einsetzen? Deshalb war es ja beim Genuss schon so wichtig darüber nachzudenken, welcher Sinneskanal Ihnen am meisten bedeutet. Denn ganz klar: Genau über diesen Kanal bekommen Sie auch die meisten guten Gefühle.

Und dieses Prinzip betrifft das Belohnungssystem im Ganzen, welches sich eben nicht nur auf den sinnlichen Genuss beschränkt. Ja, es stimmt und es ist klar belegt: Unser Belohnungssystem kann über den besagten sinnlichen Genuss aktiviert werden, wie nachgewiesen beim Hören von Musik oder dem Verzehr einer Lieblingsspeise wie dem Amarena-Eisbecher. Aber es reagiert auch in Erweiterung auf andere Inputs. So wird dieses Belohnen beispielsweise auf das grundsätzliche Erleben von Erfolgserlebnissen ausgeweitet. Diese Erlebnisse müssen dabei sogar nicht einmal zwangsläufig mit positivem Genuss zusammenhängen. Denken Sie einmal an das letzte Mal, als Sie joggen waren. Es strengt an, möglicherweise tut es sogar weh, es riecht noch nicht mal gut. Von sinnlichem Genuss kann gar keine Rede sein. Aber am Ende fährt dennoch unser Belohnungssystem hoch. Und zwar dann, wenn uns das Joggen wichtig ist (nicht, wenn wir dazu gezwungen werden). Wer mag, kann das jetzt gerne wieder auf das Rasenmähen übertragen.

Weiter steht fest, dass sogar bereits die Erwartung einer Belohnung dieses System in Schwung bringt. Dennoch gilt – und das Beispiel mit dem Joggen zeigt schon das Problem – es benötigt halt zuvor eingebrachte Energie.

Für uns und unser Ziel, aus einem Garten einen Wohlfühlgarten zu erschaffen, bedeutet dies: Das Bestreben, sich über den Garten positive Gefühle zu vermitteln, geht nicht ohne Einsatz. Verdammt – wer es wirklich will, muss wohl doch ein wenig 'ran. Ja, die Liege ist schön ... aber es geht noch besser! Oder um noch einmal Jürgen Drews zu zitieren: *„Da mache ich dann lieber Sport oder begleite meine Frau beim Ausritt mit dem Fahrrad."* Oder widme dich doch einfach der Gartenarbeit!

Sollte er dies dann wirklich wagen und würde er, einmal nur angedacht, einen gartentherapeutisch geschulten Berater hinzuziehen, so würde dieser jedoch sehr genau überlegen, was er ihm denn als Arbeitsgebiet geben würde.

Wie erwähnt, es muss für ihn bedeutsam sein. Der Versuch, ihn daher nun in den – zugegeben hässlichen – Kies-Vorgarten zu schicken, damit er künftig dort Pflanzen heranzieht, die ihm möglicherweise auch nichts sagen, hätte größte Chancen, zum Rohrkrepierer zu werden. Wer es wagt, sollte sich also erst einmal auf die innere Reise machen, was für ihn erstrebenswerte Ziele sind. Und wieder sollte die Liste wenigstens fünf Punkte umfassen, besser mehr (**Tab. 10-2**). Und kleiner Tipp: Formulieren Sie es so, dass das Ziel schon erreicht ist. Sie wissen ja: Schon die Aussicht auf Erfolg tut gut.

Wenn wir auf dieser Liste dann einen Punkt gefunden haben, wenn wir den Entschluss gefasst haben, dieses Ziel anzugehen, dann wäre die nächste Frage: Was ist der *kleinstmögliche* Schritt? Das Beispiel mit dem Blumenstrauß: Wäre ich wirklich Anfänger, dann würde ich keineswegs die kompliziertesten Stauden wählen, die der Pötschke-Katalog (da ist er wieder!) so hergibt.

Eher wäre es hier zielführend, sich ein kleines, vielleicht lediglich ein eineinhalb Meter großes Beetchen zu nehmen, um dort eine gute Wildblumenmischung anzu-

Tabelle 10-2: Wo geht Ihre innere Reise hin? (A. Niepel)

Beispiele dafür, was ein geiles erfülltes Ziel wäre	Was Ihnen wichtig wäre
Ich ernte zum Grillen mit den Freunden direkt aus dem Beet ein paar Küchenkräuter.	Hochbeete, direkt die Terrasse umrandend, sodass man zum Ernten nicht einmal aufstehen muss.
Ich pflücke für meine Frau zum Hochzeitstag einen Blumenstrauß von selbst herangezogen Blumen.	Einen Blumenkasten schon einmal in ein Beet einlassen, dort genau die Pflanzen einsäen, die an besagtem Geburtstag blühen und ein großes „Finger weg!“-Schild dazu stellen.
Lassen Sie sich jetzt mal gefälligst selbst was einfallen!	

säen. Das würde nicht nur Jürgen freuen, sondern sicher auch die Gattin. (Sollten Sie durch dieses Beispiel auf den Geschmack gekommen sein, wissen Sie jetzt, für wann Sie Ihre Hochzeit planen sollten – der Frühsommer wäre perfekt.)

Man muss dann also – zumindest ein wenig – investieren. Neben den unbedeutenden paar Euro für's Saatgut vielleicht hin und wieder wässern. Aber im Normalfall ist der Erfolg kaum zu vermeiden. Unser Jürgen verlässt dabei seinen gesunden Komfortbereich nur in einem für ihn erträglichen Maße. Und sollte dieses gelingen, kann man im nächsten Schritt, im nächsten Jahr immer noch ein wenig mehr wagen. Vielleicht Tagetes oder Sonnenblumen, Dinge, die wieder ein bisschen, aber wirklich nur ein bisschen, mehr Einsatz erfordern. Als Belohnungsneuling hier also ein paar Tipps:

1. Nicht gleich ein ganzes Feld umgraben, starten Sie mit einer kleinen Ecke oder einer Blumenkiste.
2. Reduzieren Sie die Gefahr des Misserfolgs, suchen Sie sich gezielt die beste Ecke im Garten aus.

3. Erhöhen Sie die Erfolgsaussichten: Es gibt leichte und schwere Pflanzen und eben auch qualitativ hochwertigeres Saatgut.
4. Stellen Sie sich zwischendurch immer schon mal den Erfolgsfall vor. Das mit der Self-fulfilling Prophecy ist kein Unsinn.
5. Feiern Sie kleine Erfolge! Oder wie der englische Philosoph und Staatsmann Francis Bacon sagt: *„Nicht die Glücklichen sind dankbar. Es sind die Dankbaren, die glücklich sind.“* (Gutzitiert.de). Und manchmal ist die eine geerntete Tomate, die eine geschnittene Blume genauso viel wert wie ein ganzer Korb voll.

Zusammengefasst kann man also Genussgärtnern, wie Jürgen Drews, aber auch den Nachahmern von Rudi und Rita nur zustimmen. Sie sagen, dass sie den Garten für ihre persönliche Gesundheit möchten und da sie nun einmal der Genusstyp sind, wollen sie auch einen Garten passend für sich. Und mehr noch, dies stellt eine Art Grundprinzip dar. Den Garten lustvoll genießen darf und soll ein jeder. Ein guter Garten darf nicht, er muss Spaß machen, das verbindet ihn mit der Therapie.

Ein Garten wie auch das Gärtnern kann dadurch sehr gut zu Ihrem persönlichen Glück beitragen. Es gilt, dass Sie dort die Chance haben, genügend „P“ für positive Emotionen zu bekommen. Die wichtigsten Ankerpunkte sind Genuss und Belohnung und in dem kommenden Kapitel werden wir noch sehen, an welchen weiteren Stellschrauben man drehen kann, um dies zu erhalten.

11 O – Oekologische Einbindung: Wie wir im Garten unserer Natur begegnen

„Der Garten ‚Zurück zur Natur' der Herzogin zielt darauf ab, die Vorteile der Natur für die körperliche und geistige Gesundheit hervorzuheben und Kinder, Familien und Gemeinden dazu zu inspirieren, die freie Natur zu genießen."
„Es ist eine natürliche Umgebung, ein wirklich aufregender Ort, den Kinder und Eltern gemeinsam entdecken können."
„Draußen zu spielen hat großen Einfluss auf die psychische Gesundheit, besonders von kleinen Kindern."

Dies postete Kate Middleton 2020 auf Ihrem Instagram Account und setzte dazu ein schönes Foto, welches sie inmitten einer scheinbaren Wildnis beim Gärtnern zeigte. Herzallerliebst!

„*... die freie Natur zu genießen*", so bietet das Ansinnen von Kate Middleton die perfekte Überleitung zum nächsten Thema. Etwas, was man ihr im Übrigen natürlich von ganzem Herzen gönnt. Man kann sicher davon ausgehen, dass das Leben der englischen Herzogin in großen Teilen fern von einem „natürlichen Leben" ist, vergleichbar mit Donald Trump von einer Fridays for Future-Demo.

Wenn wir darüber sprechen, wie uns Gärten guttun könnten, dann ist der Aspekt des Naturgenusses oder auch generell eines Naturkontaktes unzweifelhaft bedeutsam. Und natürlich gibt es viele Wohlfühlgärtner und Wohlfühlgärtnerinnen, die ihr positives Gefühl, welches sich bei dem Gartengenuss hoffentlich breitmacht, eben genau aus jenem engen Kontakt zur Natur schöpfen.

Dabei ist das Thema Natur, sowohl bezogen auf die Psychologie wie auch auf die Gartenkunst, recht neu. Schauen wir zunächst kurz auf die Gartenhistorie: Sie erinnern sich an Dietmar und Dagmar? Jene, die das „Natürliche" als Garten-Urtypus vor nun wirklich nicht allzu langer Zeit für uns entdeckten? Okay, das mag nicht ganz so stimmen. Schon vorher gab es den Wunsch zu natürlichen Gärten, aber dennoch: Jahrtausendelang sollten Gärten doch so etwas sein wie eine „bessere Natur". Denn in der allgemeinen Wahrnehmung war Natur sehr lange jenes: böse, chaotisch, unverständlich, ja auch uninteressant, irgendwie sogar sündig, also insgesamt gesehen bedrohlich.

Daher war der Garten für lange Zeit deutlich von der Natur abgegrenzt und dies auch ganz praktisch. Gerne durch hohe und dichte Hecken. Draußen Natur – drinnen Kultur. Das skandinavische wie auch das gleichlautende plattdeutsche Wort „Hage“ bedeutet somit nichts anderes als eben: „Hecke“. Und auch die alternative Abgrenzung durch ineinander verflochtene Ruten, auch „Gerten“ genannt, indogermanisch „Ghortos“, führte sowohl zum lateinischen „Hortus“ wie auch zu unserem „Garten“. Ja, es stimmt schon. Irgendwie sind wir schon seltsame Figuren. Einerseits sind wir Naturwesen, andererseits scheint uns diese Natur auch schnell zu viel zu werden und wir erschaffen uns lieber eine bessere, eine an uns besser angepasste Natur.

Und zwar in unseren Gärten und Parks, teilweise in einem gewaltigen Ausmaß. Für die Natur, nicht nur als Garten-Ausstattung, sondern auch als gestalterische Vorlage, begannen wir uns jedoch tatsächlich erst recht spät zu interessieren. Irgendwann in den Zeiten der Romantik schien diese Natur aus unterschiedlichsten Gründen plötzlich nicht nur bedrohlich zu sein, sondern irgendwie galt der Aufenthalt dort jetzt als schick, ja sogar erstrebenswert.

Und wer hat nicht Robinson Crusoe gelesen, 1719 erschienen, also genau in jener Zeit, als die Natur entdeckt wurde. Und wer fand die Idee nicht irgendwie toll, urplötzlich so nah in der Natur leben zu müssen, ach was: zu dürfen! So mancher Erwachsene träumt sich noch heutzutage gerne wieder dorthin und Kinder spielten und spielen dieses Einsame-Insel-Dasein ebenso bis heute mit Begeisterung nach. Kinder oder Teilnehmer von B-klassigen Realityshows.

Ja, mit diesem Werk ist ein Grundmuster geschaffen worden für eine romantische Wiederverbindung von Mensch und Natur. Später kam noch als Ikone Tarzan hinzu und immer ging es um ein „Zurück zur Natur“. Und so bekam die Natur in Form der „Natur-Gärten“ auch tatsächlich erst spät – mit Dagmar und Dietmar vor wenigen Jahrzehnten – eine besondere Bedeutung in der Gartengestaltung – und das nach mehreren tausend Jahren Gartengeschichte. Auch der Garten der Herzogin darf gerne als eine Art Robinsonade gesehen werden.

Aber nicht nur dort bekam die Natur eine neue wachsende Bedeutung. Bis vor wenigen Jahrzehnten hätte ein Satz wie „*Der Mensch hat ein Grundbedürfnis auf Naturkontakt*“ sicher eher ein Kopfschütteln ausgelöst und eine damalige englische Prinzessin hätte sicher keinesfalls Farnepflanzend auf die „*Vorteile der Natur für die körperliche und geistige Gesundheit*“ hingewiesen. Und heute? Die bayerische Landesverfassung kennt sogar ein Grundrecht auf den „*Genuss der Naturschönheiten und die Erholung in der freien Natur* (Art. 141 Abs. 3 Satz 1 der Bayerischen Verfassung).

Die Natur scheint in den letzten Jahrzehnten eine besondere neue Rolle für uns Menschen bekommen zu haben. Und so wurde mittlerweile auch ihre Rolle im Zusammenhang mit unserer Gesundheit erkannt.

Und genau dieser Faktor soll hier behandelt werden. Klar, es gibt viele Gründe, gute Gründe sogar für einen naturnahen Garten: die Vielfalt der Pflanzen, Nahrung für Vögel oder das Wohl der Insekten. Hier in diesem Buch soll es aber nicht um Flora und Fauna als Nutznießer gehen, sondern um Sie, um den Menschen, der unzweifelhaft auch zur Natur gehört. Und die Frage ist nicht, ob naturnahe Gärten der Natur guttun, was zweifelsohne nützlich und angebracht ist. Nein, hier steht im Mittelpunkt, ob die Natur im Garten auch *Ihnen* guttut. Und, wenn ja, wie sie das tut.

Mensch und Natur: ein kompliziertes Verhältnis

Ich habe es schon erwähnt: Sie sind ein Naturwesen. Die Sie umgebende Natur steckt in Ihrem Bauplan und etliche Ergebnisse davon sieht man überall. Nur einige wenige Beispiele: So gibt es ja eine Menge Dinge, die uns in unserem modernen Leben bedrohen. Es sterben weltweit in etwa eine Viertelmillion Menschen durch Schusswaffen (und zwar ohne Kriegswaffen), demnach eine Menge guter Gründe, dass wir eine üble Angst davor entwickeln.

Aber was finden wir als weit verbreitete Phobien stattdessen vor: Angst vor Schlangen! Dabei haben wir dort nur ca. fünfzig bis einhunderttausend Tote jährlich zu betrauern. Immerhin. Aber wir fürchten ebenso Spinnen mit lediglich 50 Toten jährlich, nicht aber Autos, die für eine Million Opfer sorgen. Oder sind Sie etwa Amaxophobiker (das wäre dann jemand mit Angst vor Autos). Tief in unserem Inneren haben wir Naturmenschen noch immer eine Menge Ängste und Abneigungen, die direkt mit unserem vergangenen Leben als Urmensch zu tun haben. Wie gesagt, Spinnen, Schlangen, Skorpione, aber auch Ängste vor Höhe oder vor Schleimigem. Aber nicht nur mit diesen Ängsten: Unser ganzer Körper ist noch in großen Teilen auf dem Naturmensch-Niveau. Das beginnt bei dem eigentlich notwendigen Bewegungsausmaß und reicht bis zum Ernährungssystem. Viele moderne Krankheitserscheinungen stammen genau aus dieser Diskrepanz: Urmensch-Ausstattung versus Moderner-Mensch-Realität. Passt offenbar nicht wirklich gut zueinander.

Warum wir tatsächlich noch tief in uns drin ein Urmensch sind, das macht ein einfacher Vergleich deutlich. Wenn wir schon von einem Bauplan als Mensch sprechen, lohnt es sich doch mal zu schauen, wie alt der wohl ist. Vom Vormenschen (Australopithecus) schätzt man, dass er grob vor drei Millionen Jahren erschien. Dass der Frühmensch (Homo erectus) sich auf dieser Erde erstmals herumtrieb, ist auch schon gut 1,5 Millionen Jahre her. Den Homo sapiens selber kann man dann auf etwa 300.000 Jahre schätzen (**Abb. 11-1**).

Das sind alles gewaltig große Zahlen. Und da wir schnell Schwierigkeiten haben, so etwas gut einzuschätzen, rechnen wir das Ganze doch einfach mal um. Beispielsweise auf einen, sagen wir vierzigjährigen Leser oder Leserin: Kate Middleton!

Legen wir diesen Umrechnungsmaßstab auf ihr Leben, so erfahren wir, dass sie sich lange Zeit erst einmal in Afrika aufgehalten haben muss und dann irgendwann

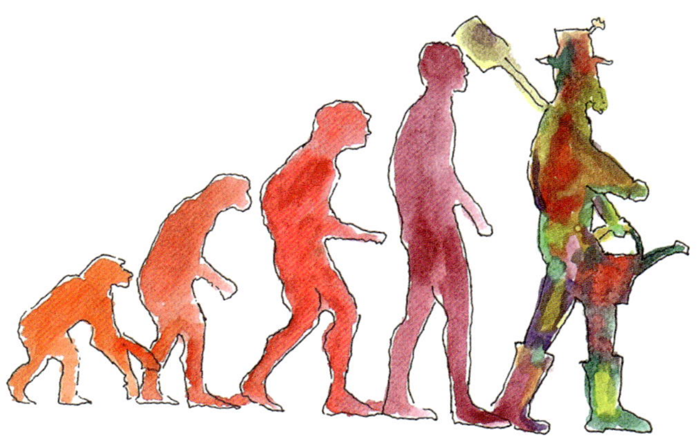

Abbildung 11-1: Vom Urmenschen zum Wohlfühlgärtner. Geschichte wird gemacht. Es geht voran (Zeichnung: A. Niepel)

mit ihrem Stamm hinaus in die Welt gezogen ist. Sie war also auf jeden Fall sehr lange ein recht rastloses einfaches Wesen, das sich gemeinsam mit Artkollegen hier und da in die Büsche geschlagen hat. Das hat unzweifelhaft seine Spuren hinterlassen. Sesshaft wurde diese gedachte „Menschen-Kate" vor grob 10.000 Jahren. Bei unserem Maßstab, je nach Rechenbeispiel, wann wir das Menschsein starten, war das erst irgendwann im Zeitraum zwischen ihrem 39. Geburtstag oder auch gerade erst vor vier Monaten. Ist aber auch egal. Bedeutsam ist: Mehr als neununddreißig ihrer vierzig Jahre hat sie sich also auf jeden Fall als umherziehendes Naturwesen auf diesem Planeten bewegt. Und wenn wir auf die jetzigen modernen industriellen Verhältnisse sehen, dann kennt sie diese seit maximal einem Vierteljahr beziehungsweise erst seit grob vierzehn Tagen.

Mit diesen Zahlen vor Augen wundert man sich nicht mehr. Nicht darüber, dass wir alle – so wie diese gedachte Kate – tief in uns eben immer noch nicht für die modernen Lebensverhältnisse gebaut sind, die wir so tagaus, tagein erleben. Erleben und verarbeiten müssen. Und wir wundern uns auch nicht darüber, dass wir immer noch eher Schlangen aus dem Weg gehen als Autos. Und natürlich auch nicht darüber, dass wir eine tiefe Beziehung zur Natur haben und zu guter Letzt auch nicht darüber, dass mit dem Umzug in diese moderne Welt vor diesen maßstäblich nur wenigen Tagen plötzlich die Natur, die alte Heimat, anfängt wieder interessant zu werden. Und so schreibt man halt Utopien, wie die von Robinson Crusoe, der dorthin zurück darf. Und dann legt man eben auch schon einmal einen *„Zurück zur Natur"* genannten Garten an.

Ein bisschen sind wir alle demnach tief in uns wie ein wildes Tier – Ich Tarzan, Du Jane – welches sich urplötzlich in einem Zookäfig wiederfindet. Auch wenn es ein vermeintlich goldener ist, macht das eben schon auch seine Probleme. Und die angestrebten natürlichen Gärten wären dann so etwas wie eine selbsterstellte Form der artgerechten Haltung.

Es gibt englische Studien über die Gesundheit von Kleingärtnern, die sich damit beschäftigt haben, welches eigentlich der ausschlaggebende Faktor bei den Hobbygärtnern ist, die ein gesteigertes Wohlempfinden bei ihrem Gärtnern beschrieben haben. Ein Ergebnis war, dass dieser eben genau jene Stärke der gefühlten Verbundenheit mit der Natur war.

Alltag versus Natur?

Wie sieht denn nun unsere „Käfigwirklichkeit" aus? Wo – außer vielleicht im Garten – haben wir wirklich noch im Alltag einen Naturkontakt? Beginnen wir doch ganz praktisch: Wie viele Stunden sind Sie denn in etwa „draußen"? Geben Sie gerne erst einmal einen Tipp ab, was Sie denn so für normal und auch was Sie für notwendig halten? Und dann schauen wir uns doch mal einen möglichen Tagesablauf an (**Tab. 11-1**). Sie können Ihre Daten rechts eintragen und orientieren Sie sich dabei bitte an einem stinknormalen Werktag.

Gut, mein Beispiel ist gemein – schließlich arbeite ich als Gärtner und Gartentherapeut. Aber es war leider nicht möglich, Kate Middleton zu erreichen, um sie um ihre Daten zu bitten.

Wichtiger: Wie ist Ihr Ergebnis? Die Statistik besagt im Übrigen, dass wir im Durchschnitt mehr als neunzig Prozent unserer Zeit drinnen verbringen. Sprich, das wären gut zweiundzwanzig Stunden. Bleiben lediglich zwei Stunden im Freien. Ganz nebenbei: Statistisch gesehen sind wir mittlerweile bis zu viermal länger online, also in virtuellen Räumen, als in realen, dort in diesem besagten Draußen. Wie gesagt: Durchschnitt. Denn viele haben leider einen Alltag, der noch nicht einmal dies ermöglicht.

Aber hat das etwas mit Wohlfühlen und mit Gesundheit zu tun? Zweifelsohne. Die Chronobiologin – ja so etwas gibt es, also Wissenschaftler, die sich u. a. mit dem Faszinosum unserer inneren Uhr befassen – Eva Winneck (2018), hat schon einmal einen Teil des entstehenden Problems sehr gut beschrieben: „*Unsere innere Tagesuhr braucht Licht, um sich mit dem Tag zu synchronisieren. Damit die Uhr weiß, wie spät es draußen gerade ist. ... Das passiert über das Tageslicht draußen. Das ist am hellsten, kompetentesten und effektivsten, um die innere Uhr einzustellen. Wenn wir dauernd drinnen sind, bekommt die innere Uhr viel weniger und schwächere Informationen – zusätzlich schalten wir auch noch das Licht drinnen an, wenn es draußen dunkel ist. Damit gaukeln wir der inneren Uhr ganz andere Uhrzeiten vor.*" Geäußert hat sie das in einem Radiobericht, den man aber zusammen mit weiteren interessanten Infos noch im Internet findet (s. Literatur).

Vielleicht kennen Sie das auch. Oft verlieren wir komplett ein Gefühl für unsere Umwelt. Nicht selten wissen wir ohne auf den Kalender zu schauen kaum noch,

Tabelle 11-1: Mein stinknormaler Alltag (A. Niepel)

Situation	Ich, Andreas Niepel	Und hier Sie
Der Tag beginnt also mit dem Aufstehen und wenn ich mal voraussetze, dass Sie nicht unter freiem Himmel genächtigt haben, fallen wahrscheinlich diese Stunden schon mal weg. Also: Frühstück und für den einen geht's dann ab zur Arbeit, zur Uni, zur Schule. Entweder zu Fuß, mit dem Rad oder auch per PKW, sodass oft nur der Weg zur Garage anfällt und anschließend jener vom Parkplatz an den Arbeitsplatz.	15 Minuten	
Ein anderer arbeitet daheim, in welcher Form auch immer, wobei im Laufe des Vormittags auch bestimmte Tätigkeiten draußen stattfinden können, und sei es nur der Weg zum Supermarkt und zurück.		
Der Vormittag ist sicher sehr geschäftig. Für einige, wie gesagt, im Haus, der nächste im Büro oder in der Werkshalle und so mancher arbeitet ja auch draußen.	3 Stunden	
Mittagspause! Endlich – oder vielleicht gibt's ja auch mehrere Pausen. Gehen Sie dafür vor die Tür oder wird die Zeit dann doch knapp dafür?		
Und schon sind wir am Nachmittag angekommen. Meist dann doch gefüllt mit der einen oder anderen Tätigkeit, die notwendig ist. Wie viel davon sind Sie draußen?	1 Stunde	
Und damit wäre jetzt Feierabend. Also ab nach Hause, wahrscheinlich das gleiche Spiel wie schon am Morgen beim Hinweg.	15 Minuten	
Je nachdem, wie lang der Nachmittag so war und ob Sie noch Heimarbeit, Hausaufgaben oder auch Aufgaben wie das Einkaufen zu erledigen haben, kommt hier auch möglicherweise etwas Draußen-Zeit hinzu. Beim Einkaufen sind das leider real aber auch nur die Wege zum PKW und zurück.	15 Minuten	
Das Abendessen ist erledigt, alles ist weggeräumt und getan, aber vielleicht bleibt ja noch etwas Zeit für einen Spaziergang, vielleicht für Sport oder bleibt nur der Weg zum Restaurant und wieder zurück?		
Habe ich was vergessen? Hier ist Platz dafür.		
TOTAL	**4 Stunden 45 Minuten**	

welcher Monat denn gerade ist. Und wenn Sie auch dieses Gefühl haben, manchmal jeglichen Naturkontakt verloren zu haben (ein sicheres Zeichen ist es übrigens, wenn Sie gerade nach zwei Wochen Regen denken, dass der Sommer mal wieder komplett verregnet ist), dann schaffen Sie sich doch einmal ganz konkret für Ihren Garten eine Wetterstation an und notieren Sie regelmäßig Sonnenstunden und Niederschlagsmengen.

Sonnenstunden und Wohlfühlen bzw. Stimmungshochs hängen im Übrigen eng zusammen. Der im Sonnenlicht vorhandene UV-Anteil hat Einfluss auf die Ausschüttung des Hormons Melantonin und damit dann auch auf die Produktion des Botenstoffes Serotonin. Wie das im Kapitel zuvor erwähnte Dopamin einer der Stoffe, der für das Wohlempfinden von herausragender Bedeutung ist. Weil das bekannt ist, können Sie gerne beim Discounter um die Ecke entsprechende Tageslichtlampen kaufen. Sobald die Rosenbögen aus dem Programm genommen sind, wird dafür gerne Platz gemacht. Um ein Vielfaches effektiver ist es dennoch tatsächlich, sich einfach in die Sonne zu begeben. Selbst an einem schattigen Wintertag liefert diese gut 20.000 Lux, während die sogenannten „Lichtduschen" zumeist nur die Hälfte bieten. Aber der Verlust an Tageslicht ist natürlich nur der Anfang.

Da sind wir noch gar nicht bei Themen wie dem Vitamin D-Haushalt oder auch der feuchteren Atemluft angekommen. Insgesamt gesehen ist es tatsächlich so, dass mittlerweile ein Zusammenhang hergestellt werden kann zwischen der „Grünheit" der Umgebung, in der man lebt und der eigenen Lebenserwartung. Dies konnten 2001 japanische Wissenschaftler aufzeigen.

Und an dieser Stelle ging es ja bislang nur um das Draußensein an sich. Großzügigerweise haben wir da ja schon den Weg zur Garage mitgezählt. Mittlerweile ist die Wissenschaft davon überzeugt, dass die tatsächlichen Natur-Kontakte bedeutsam sind. Und natürlich stellt sich die Frage, ob es da vielleicht aus wissenschaftlicher Sicht ein notwendiges Minimum an Naturkontakt gibt. Es sei noch einmal daran erinnert: Mehr als 39 Jahre ihres Lebens hat die gedachte vierzigjährige Menschen-Person fast nahezu ausschließlich draußen in der Natur verbracht. Nun, keine Angst, soviel braucht es noch nicht einmal. Eine englische Studie (Ha!) hat eine Gruppe an Menschen, die nahezu nie draußen sind, mit solchen verglichen, die sich zumindest zwei oder mehr Stunden in der Natur aufgehalten haben. Pro Woche, wohlgemerkt. Und siehe da. Selbst diese Gruppe zeigte sich bereits als deutlich gesünder und auch als glücklicher. Wenn bei Ihnen also eine ehrliche Selbstbefragung vielleicht nur zehn Minuten ergeben hat, dann besteht für Sie als Gartennutzer die große Chance, den Rest im Garten aufzufüllen. Zwei Stunden Minimum pro Woche. Schaffen Sie spielend.

Wenn dies Ihre möglichen Kinder auch schaffen – umso besser. Schon vor gut hundert Jahren hat die englische Pädagogin Charlotte Mason interessanterweise gefordert, Kinder mögen täglich vier bis sechs Stunden draußen verbringen. Richtig:

täglich! Statistiken aus den USA weisen für Kinder jedoch auf, dass diese im Durchschnitt pro Tag lediglich vier bis sieben Minuten (!) draußen in der Natur verbringen. Okay, Amerikaner. Aber sind wir nicht auch hier auf dem besten Weg dorthin? Zumindest tragen viele Eltern ihren Teil dazu bei. Schon 2015 hat die ZEIT zu diesem Themenkomplex Eltern befragt und man kann sich einige Ergebnisse denken: Mehr als zehn Prozent lassen ihre Kinder generell nicht unbeaufsichtigt hinaus und mehr als fünfzig Prozent dulden unbeaufsichtigtes Spielen draußen nur auf dem eigenen Grundstück oder in unmittelbarer Nachbarschaft. Diese und noch andere (erschreckende) Ergebnisse finden Sie, wenn Sie denn das Fürchten lernen wollen, im Internet (https://www.greenstories.de/ratgeber/kinder-spielen-weniger-drauen-als-zuvor/).

Die gleiche Untersuchung zeigte, dass meine Altersgenossen (ich gehöre zur Babyboomergeneration, kenne noch den Spruch „*Wenn's dunkel wird bist du wieder zuhause*".) noch ein Areal von mehreren Kilometern frei erobern durften, während es heute im Durchschnitt lediglich 500 Meter sind. Dass das natürlich wirklich allen Gesundheitsempfehlungen widerspricht, ist sicher auch jedem klar. Es wundert nicht, dass mittlerweile in den USA bereits von einem „Nature-Deficite-Disorder" gesprochen wird. Ja, es gibt oft ein Natur-Defizit – und das sicher nicht nur bei Kindern.

Ich erinnere mich an der Stelle gut an eine Situation, die mich als Gartentherapeut wirklich sehr betroffen gemacht hat. Es geht dabei um eine Patientin, nennen wir sie Frau Müller. Diese nette ältere Frau Müller kam also zu uns in die Klinik aus einem Altenheim wegen eines Schlaganfalls. Zuvor hatte sie bereits einige Zeit im Akutbereich diverser Krankenhäuser verbracht und nun also Reha. Stück für Stück gelang es uns, Frau Müller zu motivieren und auch zu mobilisieren. Und so gelang auch das Sitzen an der Bettkante mittlerweile schon ganz gut. Daher entschlossen eine Kollegin und ich uns eines Tages dazu, ihr doch anzubieten, dass wir sie in den Rollstuhl mobilisieren, um eine kleine Runde durch den Klinikpark zu fahren. An der Stelle brach sie in Tränen aus und sagte uns: „*Ich war seit fast einem Jahr nicht mehr draußen!*"

Was zunächst nahezu unvorstellbar klingt, ist nicht so außergewöhnlich. Der (hoffentlich nicht) normale Altenheimalltag, die Situation im Akutkrankenhaus, all das zusammen: Da passiert so etwas. Nein, Naturentzug ist nicht nur bei Kindern ein weit verbreitetes Thema und das erkennbare Glück, welches die Kollegin und ich bei Frau Müller dort draußen im Klinikpark beobachten konnten, zeigte allzu deutlich, wie bedeutsam es nicht nur für Kinder, sondern für uns alle ist, in Kontakt zur Natur zu bleiben, sodass wir hier tatsächlich von einem Grundbedürfnis sprechen können.

All diese Zahlen sollen auch keineswegs eine Art erhobenen Zeigefinger darstellen. Es ist halt der moderne Alltag, der uns mehr und mehr dazu zwingt. Aber wenn Sie beispielsweise nun einmal auch zu jener Generation gehören, die gefühlt ihre gesamte Kindheit draußen verbracht hat, deren Spielplatz Wälder, Felder oder auch Brachen waren und wenn Sie nun, gezwungen von einem dementsprechenden Alltag, im Garten v.a. den Naturgenuss suchen, dann ist das eine clevere Entscheidung, um etwas für Ihre Gesundheit und Ihr Wohlempfinden zu tun.

Ich Tarzan – Du Jane: Wieso und wie tut Natur uns gut?

Natur tut gut! Das ist sehr schnell gesagt. Wir fühlen das. Und selbst Kate Middleton möchte ja mit ihrem Garten die Vorteile der Natur für die körperliche und geistige Gesundheit hervorheben. Ich glaube, so mancher würde diesen Zusammenhang sofort bejahen und reizt damit die so wunderbar evidenzbasierte Medizin wie einen Pawlowschen Hund zum üblichen Einwurf „*Kann man das denn beweisen?*" Und auch, wenn sich das Gefühl über die letzten Jahrhunderte bereits angeschlichen hatte, dauerte es tatsächlich eine ganze Weile, bis sich jemand anschickte, das Ganze dann mal wissenschaftlich zu erforschen.

Diese erste recht bekannt gewordene Studie zu diesem Themenkomplex wurde vor gut vierzig Jahren vom texanischen Psychologen Roger S. Ulrich durchgeführt. Sie ist unter der Bezeichnung „Fensterstudie" bekannt geworden. Der Grund dafür: Er hat zwei Patientengruppen genommen, denen bei gleicher Erkrankung (ihnen wurde die Gallenblase entfernt) auch die exakt gleiche Behandlung zuteilwurde. Das, worauf es ihm ankam: Es war weder den Patienten selbst noch den Pflegenden bekannt, also, wie es bei den Evidenzlern so schön heißt: eine Doppelblindstudie. Und dieser einzige kleine Unterschied war eben der Blick aus dem Fenster. Während die eine Gruppe hier auf einen kleinen Park schauen konnte, hatte die andere Gruppe eine Mauer vor der Nase. Wem das nun doch sehr konstruiert vorkommt, der gehe gerne mal in so manches Krankenhaus und er wird sehen, dass derartige Mauer- oder auch Betonblicke leider nicht selten sind.

Das Ergebnis dieses ja wirklich kleinen Behandlungsunterschiedes war dagegen jedoch immens. So fragten u.a. die Patienten mit dem Blick auf den Park deutlich weniger nach starken Schmerzmitteln und auch ihre Aufenthaltsdauer war erheblich kürzer. Diese erste Studie publizierte man 1981 in der renommierten Zeitschrift „Science" und in der Folge wurden dann ganze Schrankwände mit Studien gefüllt. Mal durchgeführt mit Gefängnisinsassen, mal mit Schülern. Mal mit echter Natur, mal sogar nur mit Naturaufnahmen. Und immer wieder das gleiche Ergebnis: Natur tut gut!

Einen besonderen Einfluss scheint die Natur dabei auf zwei Faktoren zu haben. Einmal auf den Umgang mit Stress und seine körperlichen Folgen sowie auf die subjektive Beurteilung von Schmerz.

Gerade zum Thema Schmerz kamen teilweise die überraschendsten Ergebnisse heraus. So kann bereits das Vorhandensein einer einzelnen Blume in einem Raum unsere Fähigkeit, mit Schmerz umzugehen, verändern. Astern statt Aspirin! Und diese Blumen können sogar noch mehr. Eine der Lieblingsstudien aller Gartentherapeuten ist jene, die aufzeigte, dass Männer (deswegen gerade nur die nicht gegenderte Erwähnung der Therapeuten) von Frauen als signifikant attraktiver bewertet werden, wenn eine Blume im Raum ist. Man muss diese noch nicht einmal verschenken. Sie muss nur da sein. Da bekommt die Blume im Knopfloch von Heinz eine ganz neue Bedeutung.

Doch mehr und mehr zeigten all diese Studien der letzten 40 Jahre, dass die Auswirkungen von Natureindrücken nicht nur den Schmerz, sondern die vielfältigsten Bereiche unserer Gesundheit betreffen. Das Immunsystem funktioniert besser, wir sind kreativer und selbst so etwas wie unsere inneren Handlungsimpulse werden davon beeinflusst, wie wir noch sehen werden. Man könnte an dieser Stelle das komplette Buch füllen mit weiteren Studienergebnissen. Mit solchen, die z. B. aufzeigen, dass ein Waldspaziergang bei Kindern mit ADHS eine ähnliche Wirksamkeit hat wie Ritalin oder dass die Gefahr an einer psychischen Störung zu erkranken auf dem Lande halb so groß ist wie in der Stadt. Und, und, und. Also, liebe Evidenzler: Ja, man kann es beweisen!

Damit stellt sich natürlich gleich die nächste Frage: Welcher „Mechanismus" steckt dahinter? Denn das kann ja für den Vorsatz, eine besonders wohltuende Natur im Garten zu erschaffen, von Vorteil sein. Anders gefragt: Gibt es denn vielleicht eine Umgebung, die uns besonders guttut? So etwas wie die heilende Landschaft par excellence? Es gibt zumindest einige lohnenswerte Spuren. Bei diversen Untersuchungen Anfang der achtziger Jahre schien sich tatsächlich auch schnell eine solche Landschaft herauszuschälen. Denn bei diesen Studien zeigten die beteiligten Menschen auf eine bestimmte ausgewählte Umgebung messbar die besten Ergebnisse. Und das war überraschenderweise die afrikanische Savanne (**Abb. 11-2**). Wobei, so

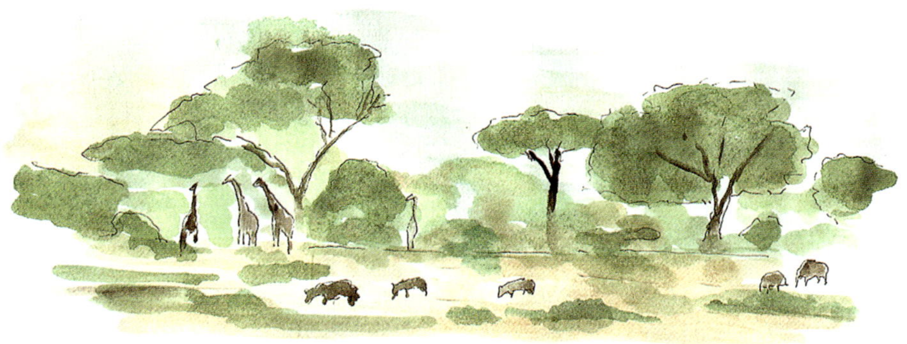

Abbildung 11-2: Tief in uns steckt noch immer das Bild der Savanne Afrikas, der Wiege der Menschheit (Zeichnung: A. Niepel)

ganz überraschend kam das auch wieder nicht. Angesichts des Zeitschienenvergleichs vom Anfang dieses Kapitels kann man ja sehen, wie viele Jahre die Menschheit in Afrika, in ihrer oft so benannten Wiege verbracht hat. Schätzungsweise 35 dieser 40 Jahre. Ähnlich den zuvor erwähnten Natur-Phobien stecken eben wohl auch Natur-Vorlieben noch in uns, wie eben jene für die Savanne Afrikas.

Dies wird dann im Laufe des Lebens natürlich ergänzt durch unsere Erfahrungen mit der jeweils erlebten Heimat, ganz egal ob Voralpenland, Nordseeküste oder anatolisches Bergland. Wohl deshalb war auch ein weiteres Ergebnis, dass dieser sogenannte Savanneneffekt umso größer ist, desto jünger ein Mensch ist. Ganz generell man kann auf jeden Fall sagen, dass eine Landschaft uns eben dann unbewusst guttut, wenn der besagte Naturmensch in uns dort gute Überlebenschancen sieht. Dazu gehört das Vorhandensein solcher Elemente wie Wasser, Schatten und Schutz bietende Bäume, Blüten als Versprechen auf Früchte und auch Situationen, die uns ermöglichen, unser Territorium wie aufgerichtete Erdmännchen gut überblicken zu können.

Und schon sind wir beim zweiten wichtigen Aspekt, den offenbar eine Umgebung bieten sollte, damit wir uns wohlfühlen. Das wäre, dass wir zunächst das Gefühl haben wollen, hier Schutz zu finden.

Besagter Urmensch war halt auch die Jagdbeute so mancher Raubtiere. Aber gleichzeitig wünschen wir eine größtmögliche Übersicht, denn wir sind auch selbst Jäger. „*Prospect and Refuge*" nennt die Wissenschaft dies. Und natürlich kennen wir das auch alle aus eigener Erfahrung. Die Lieblingsplätze im Garten sind die mit einer Möglichkeit zum Überblick und das am liebsten mit einem Schutz im Rücken, z. B. einer Hecke. Wenn wir also den naturnahen Garten insbesondere als einen Wohlfühlort des Menschen sehen wollen, erscheint es durchaus legitim, auch diesen Garten „nicht einfach wild wachsen" zu lassen, sondern eine für uns passende Natur auszuwählen. Ein Garten also, der einerseits durchaus auf den frühen naturgärtnerischen Ideen von Dagmar und Dietmar beruht, der aber auch den gestalterischen Ansatz von Rudi und Rita respektiert. Ja, auch Naturgärten werden gezielt angelegt. Nichts anderes wurde im Übrigen ja auch über Herzogin Kate im einführenden Instagram-Text vermeldet. Gärten, auch Naturgärten, entwerfen wir nicht aus dem Nichts heraus oder durch reines Nichtstun.

Keine Frage, es gibt diese evolutionär bedingte naturorientierte Basis, darauf sitzt mittlerweile die kulturell geprägte Gartengeschichte und schließlich obendrauf auch noch die individuellen Gartenerinnerungen. Und nun auch noch die Idee, dieses Areal so zu formen, dass es Ihnen bestmöglich guttut. Aber keine Angst, das muss sich nicht widersprechen. Ein Garten wird schließlich nicht automatisch unökologischer, wenn Sie eine Sitzbank zum entspannten Beobachten und Ausruhen so positionieren, dass ein Strauch im Hintergrund steht und der Blick so gerichtet ist, dass Sie den Garten übersehen können.

Ein Wort zum Angeben: Aufmerksamkeitsentspannungstheorie

Aber lassen Sie uns ruhig weiter betrachten, was denn die Umweltpsychologie sonst noch vorrätig hat, um herauszufinden, welche Umgebungen uns guttun.

Denn der Rat kann auch nicht darin bestehen, überall die afrikanische Savanne oder die Landschaften der Kindheit nachzubauen. Wobei letzteres nicht so ungewöhnlich wäre. Ich kann mich an einen Bericht einer Frau erinnern, die laut eigener Aussage ganz ohne Vorbilder angefangen hat, ihren ersten eigenen Garten anzulegen. Als er fertig war, war sie komplett überrascht, als ihre Schwester sie fragte, warum sie denn nun um Gottes willen Opas Garten nachgebaut habe. Etwas, was sie absolut nicht beabsichtigte. Offenbar hatten sich da wohl doch einige sehr positive Bilder im Hinterkopf festgesetzt, ohne dass ihr das explizit bewusst war.

Wir landen nun bei der nächsten Theorie, die sich mit der wohltuenden Wirkung von Landschaften befasst: die „Aufmerksamkeitsentspannungstheorie" von Steven und Rachel Kaplan. Und dieses Wort passt natürlich zu unserem Thema wie die Faust aufs Auge. Die beiden Forscher haben sich dabei dem Thema von der anderen Seite aus genähert: Sie haben nicht zuerst untersucht, welche Landschaften denn gute Ergebnisse erbrachten, um dann zu überlegen, warum das wohl so ist. Nein, sie haben sich erst einmal damit beschäftigt, was uns eigentlich generell guttut, um dann dies auf Landschaftsformen zu übertragen. Der Schlüssel ist dabei unser Aufmerksamkeitssystem.

Heißt jetzt für das Verständnis aber leider auch: Es gibt wieder einmal einen leicht medizinischen Exkurs. Theoriealarm. Los geht's:

Wir haben ja schon im Zusammenhang mit den neuronalen Vernetzungen innerhalb des Gehirns gesehen, dass diese ein gewaltiges Ausmaß haben. „Fuckin' awesome great!", wie mein New Yorker Ich so sagt. Aber auch das, was da in dieses „Dampfmaschinenloch" alles reinkommt, ist nicht ohne. Es sind geschätzt so grob vier Millionen Leitungen, die das Hirn mit Inputs versorgen und sie tun das alle 300 Millisekunden. Alle möglichen unsortierten Infos. Die Gelenke melden beispielsweise, wie sie gestellt sind, die Hautoberfläche gibt Statusmeldungen und natürlich hat das Auge eine Menge Informationen bereit und so weiter. Kurzum: Die Menge an Daten ist für unseren kleinen Arbeitsspeicher im Gehirn für eine Verarbeitung viel zu umfangreich.

Genauer gesagt: der Bereich, der uns auch bewusst wird. Beispiel Hören: Wenn Sie sich jetzt einmal sehr konzentrieren, dann schaffen Sie es wahrscheinlich, diverse Dinge zu erlauschen. Vielleicht klappert irgendwo Geschirr, vielleicht fährt entfernt ein Auto vorbei oder Menschen unterhalten sich. Diese Geräusche waren zuvor auch da. Da Sie jedoch hoffentlich konzentriert auf das Lesen waren, hat Ihr Hirn entschieden, dass dieses Kapitel nun alle Aufmerksamkeit braucht. So hat es sich auf dieses Lesen konzentriert und – auch wenn es gleichzeitig all diese anderen Informationen erhalten hat – diese für Sie mal lieber unterschlagen.

Das macht unser Aufmerksamkeitssystem. Es filtert heraus, was es für bedeutsam hält und lenkt uns dann dorthin. Und es scheint nicht viel von unserem Bewusstsein zu halten, denn ehrlich gesagt filtert es das Meiste weg. *„Niepel, lass das mal, da bist du überfordert mit, ich kümmre mich schon drum. Wenn was Wichtiges kommt, dann sage ich das schon, ansonsten konzentriere du dich mal lieber auf dieses oder jenes“*, scheint es zu denken. Und es unterschlägt meinem Arbeitsspeicher dann geschätzt mehr als neunzig Prozent der Infos. Allerdings sei zu seiner Ehrenrettung gesagt, dass es ständig auf der Hut ist. Wenn beispielsweise irgendetwas Überraschendes passiert, ein Lichtblitz, ein Hupen oder jemand, der aus dem Nachbarzimmer ruft *„Hey sag mal, willst Du nicht mal das Buch weglegen und mir hier im Garten etwas helfen ...“*, dann richtet es sich sofort dahin aus. Bekannt geworden ist diese Fähigkeit auch als der Cocktailpartyeffekt: Sie sind auf einer Party, überall rundherum nur Gemurmel, von dem Sie auch im Grunde kaum was mitbekommen, aber plötzlich nennt irgendjemand Ihren Namen und Zack (!) sind Sie mit der Aufmerksamkeit dort. Voila! Unser Aufmerksamkeitssystem! Und dieses kann man nun einmal nicht nur bewusst steuern und konzentrieren (*„Ich komme ja gleich zum Helfen, sei doch bitte mal leise, ist grade so kompliziert hier im Buch, da brauche ich ein wenig Konzentration.“)*, was man als willkürliche Aufmerksamkeit bezeichnet. Nein, es ist im Grunde ständig in Halbachtstellung, dementsprechend gibt es auch eine unwillkürliche Aufmerksamkeit.

Und damit sind wieder zurück bei den beiden Kaplans und der Aufmerksamkeitsentspannungstheorie. Sie haben herausgefunden, dass wir dann entspannen, wenn wir in Situationen sind, in denen das System der unwillkürlichen Aufmerksamkeit einmal ein wenig herunterfahren kann. Dafür benötigt es nun bestimmte Gegebenheiten. Das können im Übrigen auch Aktivitäten sein, wie wir später noch im Kapitel mit dem “Buddler“ sehen werden, aber dazu gehören eben auch ganz bestimmte Umgebungen. Damit sind wir wieder zurück beim Garten und der Natur. Denn die Kaplans haben eben auch darüber geforscht, welche Voraussetzungen eine Landschaft bieten muss, damit genau das gegeben ist.

Die erste Voraussetzung hängt tatsächlich einmal mehr mit dieser Urmenschgeschichte zusammen. Also, wenn wir tief in uns drin das Gefühl haben, hier auch überleben zu können (Wasser, Schutz, Nahrung etc.), dann entspannt das System zunächst. Es hat nicht ständig das Gefühl, dass überall Gefahren lauern können. Hatten wir schon, ist hier bestätigt.

Auch die Themen von Schutz auf der einen Seite und der Übersicht auf der anderen werden von den Kaplans als positiv beschrieben, wobei ihre Erklärungsmuster sich weniger an den Themen Räuber und Beute festmachen. Vielmehr beschreiben sie die positiven Gefühle, die ein „Weg-Sein“ („being away“) aus der Welt ergeben und sehen sowohl in der angestrebten Übersicht wie eben auch in diesem Wegsein, dass wir dadurch ein Gefühl von Kontrolle über unsere Welt bekommen.

Aber dann erweitern sie diese Modelle: Sie sehen unser Gehirn eben nicht nur als eine Art instinktives Schutz- und Überlebenssystem, sondern sie postulieren auch (ich mag es einfach), dass es unendlich neugierig ist, dass es ständig nach Informationen giert und dass es sich immer auch weiterentwickeln will. Langeweile findet es einfach echt blöd.

Es kommt demnach auch in unserem Wohlfühlgarten auf die richtige Mischung an. Die Kaplans nutzen dafür den schönen Ausdruck „Faszination". Sehr vereinfacht bedeutet es, dass es eine Balance geben sollte. Auf der einen Seite die sogenannte Lesbarkeit und Sicherheit in einer Landschaft. Also das Gefühl, dass wir den Aufbau des Ganzen direkt verstehen, dass wir so etwas wie eine innere Karte anlegen können. Das führte schon im Vorkapitel zur Empfehlung für architektonische Linien oder für das Erfassen von Pflanzenrhythmen und gegen das Chaos. Ein Argument für die Gartengestaltung (**Abb. 11-3**).

Auf der anderen Seite – und dies spricht dann wieder gegen allzu klare, allzu langweilige Formen – möchte dieses Hirn, um nicht unterfordert zu sein, auch seinen Teil Überraschung und Mysterium in dieser Umgebung entdecken (die Kaplans nennen es tatsächlich „Mystery"). Dies passiert in Situationen, in denen wir uns z. B. selbst die Frage stellen: Was mag denn wohl hinter dieser Weggabelung sein? Das wiederum ist ein Argument für natürliche Umgebungen, aber eben durchaus nicht komplett chaotische.

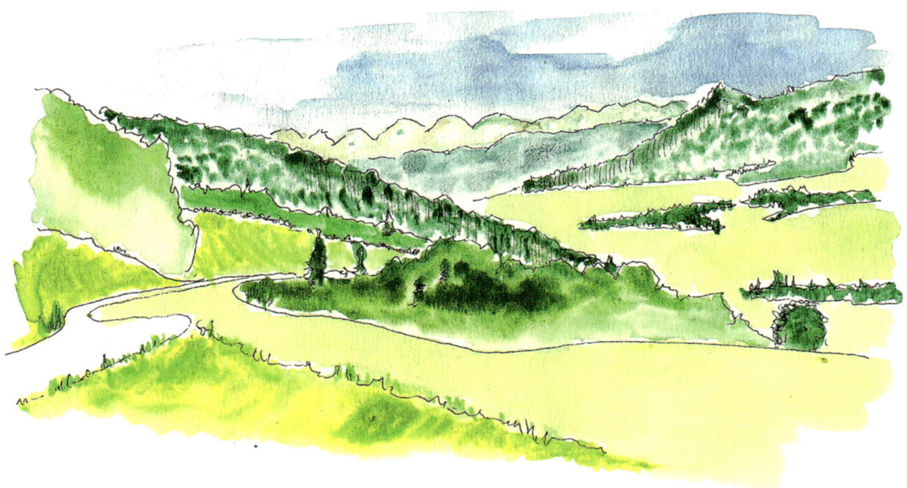

Abbildung 11-3: Wir empfinden Landschaften dann als entspannend, wenn wir Linien finden, wenn wir Muster erkennen, wenn wir sie lesen können (Zeichnung: A. Niepel)

Viele der besten Gartenplaner und Gartenplanerinnen hat genau diese Fähigkeit zur Balance ausgezeichnet. Fürst Pückler gehört zweifelsohne dazu und wohl auch die große englische Dame Gertrude Jekyll konnte diesen Mix in Perfektion umsetzen. So sind gerade deren Gärten oft in der Grundform durchaus architektonisch, während es dann in den Beeten nicht selten nur so überbordet. Ein gutes Vorbild auch für den naturnahen Garten.

Wenn Sie also Ihren Garten nach diesen Erkenntnissen ausrichten wollen, dann nehmen auch Sie einen in sich logischen Grundplan. Auch im naturnahen Garten als eine Art beruhigenden Gegenpol. Denn wie bei dem Beispiel mit der Sitzbank gilt auch hier: Eine Wildwiese ist nicht unökologischer, wenn Sie z. B. kreisrund angelegt ist. Schaffen Sie sich eine Naturoase, wenn dies für Sie der perfekte Garten ist, aber eher keine komplett formlose, denn das bringt unser Aufmerksamkeitssystem dazu, ständig in Lauerstellung zu bleiben.

Die Natur in uns – das eigene Eden

Auch für den Naturgartenliebhaber stellt sich somit – zumindest, wenn der Nutznießer dieses Gartens eben auch der Mensch selbst sein soll, durchaus die Aufgabe, diesen Garten als ein Gestaltungsobjekt zu sehen. Dieser „selbst erstellte artgerechte Zookäfig“ sollte sich daher natürlich stark daran orientieren, wie denn eine möglichst natürliche Umgebung aussieht, darf dabei aber wiederum einen Ausschnitt aus diesem Ganzen wählen, eben jenen, der genau passend für uns Menschen wäre.

Kurz resümiert: Natureindrücke sind grundsätzlich gut. Zweitens: Dabei gibt es Landschaftsformen, die uns als Menschen besonders guttun. Drittens: Wir haben alle auch noch eine ganz individuelle Natur-Biografie.

Dieser ideale, uns individuell gewogene Natur-Ausschnitt, den wir im Wohlfühlgarten suchen, ist selbstverständlich individuell stark unterschiedlich. Das Thema der positiven Bewertung von Heimat klang ja schon einmal an. Aber das Ganze geht natürlich weiter. Um sich dem zu nähern, ein Tipp: Nehmen Sie doch einmal entweder Urlaubsbilder oder eine Auswahl an Naturfotografien und sortieren Sie diese Bilder für sich persönlich. Liegt Ihnen eher der Wald oder die Wiese, gibt es einzelne Naturbestandteile, die Ihnen direkt ein gutes Gefühl geben, wie ein Teich oder aber auch eine Geröllformation? Oder füllen Sie zu dem Thema einen Bewertungsbogen aus mit einer Punkte-Skala von eins bis zehn (**Tab. 11-2**). So finden Sie erste Inspiration. Oder aber Sie nutzen andere künstlerische Medien. Malen Sie sich doch Ihre Lieblingsnatur. Meine Empfehlung dazu: Bingewatching von Bob Ross' „*The Joy of Painting*“ (Sie finden zu Bob Ross im Internet zahlreiche Hinweise auf Fernsehsendungen sowie Videos). Sie werden etliche komplett idealisierte Naturlandschaften vorfinden. Wenn eine dabei ist, die Ihnen besonders

Tabelle 11-2: Bewerten Sie auf einer Skala von 1 bis 10, wie schön und angenehm Sie diese aufgeführten Landschaftsformen finden (A. Niepel)

Wert	Landschaft
	Nadelwald
	Mischwald
	Moore
	Heide
	Graslandschaft
	Brachflächen
	Hochgebirge
	Hügellandschaft
	Seenlandschaft
	Steppe
	(Hier können Sie gerne weitere eintragen)

zusagt, ja, auch dann haben Sie eine Art Vorlage für Ihren Gartenplan. Aber immer dran denken „*Every tree needs a friend.*"

Und mit dem Thema des individuellen Zugangs sind wir auch schon beim dritten Erklärungsmuster angelangt, warum uns Natureindrücke guttun. Nachdem es zunächst den Ansatz der Evolutionspsychologie mit dem Urmenschen in uns gab, dann als zweiter Aufhänger das Aufmerksamkeitssystem genutzt wurde, liegt hier jetzt ein sehr spannender tiefenpsychologischer Zugang vor ... und das ist kein Oxymoron.

Bei diesen Überlegungen ist eine Kernfrage jene, wie denn die Natur überhaupt in uns als individuelles Wesen hereinkommt? Denn wenn wir, was Tiefenpsychologen gerne tun, beim Neugeborenen beginnen, dann kennt dieses kleine Geschöpf erst einmal nur eines: nur sich selbst. Es ist ja nicht so wie in dem Film „Kuck mal wer da spricht", dass ein Baby direkt einfach alles um sich herum kennt. „*Oh wow, da stehen ja Bäume und hier hat's eine schöne Tasse heißen Kaffees ...*" Nein, all das ist uns allen erst einmal komplett unbekannt gewesen. Das Einzige, über das wir etwas schon immer etwas wussten – sicher wussten! – das waren wir selbst. Denn schließlich machen wir auch alle Wahrnehmungseindrücke ausschließlich nur an uns selbst. Wenn wir es genau nehmen, dann können wir auch heute als Erwachsene natürlich keine heiße Tasse Kaffee in der Hand wahrnehmen. Was wir stattdessen registrieren ist, dass da offenbar einige unserer Wärmerezeptoren funken, dass möglicherweise unser kinästhetisches System meldet, dass ein Arm irgendwie stärker nach unten gezogen wird als sonst und auch einige andere Tastzellen funken gemeinsam mit dem visuellen Cortex. Also stellen wir erst einmal fest, dass unser Körper sich offenbar irgendwie verändert hat.

Der Rückschluss, dass dafür die Außenwelt verantwortlich ist, dass es überhaupt eine solche Außenwelt gibt, das müssen wir erst lernen und dann aus all den Informationen konstruieren. Also beispielsweise nicht nur feststellen: „*Ich habe da einen Schmerzreiz*", sondern logisch folgern: „*Da stand mir als Bestandteil dieser Außenwelt offenbar ein Gegenstand namens Tisch im Weg und da bin ich ebenso offenbar übelst gegen gestoßen.*" Wir müssen also zunächst Stück für Stück diese Außenwelt, in die wir da offenbar ausgesetzt sind (Ausgesetztsein = Existenz), erst kennenlernen. Dieser Vorgang ist extrem spannend, denn dafür muss das Kleinkind irgendwelche inneren Muster finden, in die es diese neuen Erfahrungen eingliedert. Und auch die kann es natürlich wiederum nur in dem einzigen System finden, was es so mitbringt, also in sich selbst. Das bedeutet so etwas wie: „*Ich weiß in etwa wie ich bin, also muss das Drumherum auch so funktionieren.*" Es findet demnach eine Übertragung des eigenen Erlebens auf die Umwelt statt. Diese Umwelt wird beseelt. Und dieses hat anfangs zur Folge, „*dass der böse Tisch mir da wehgetan hat.*" Aber nicht nur der Tisch. Alles lebt. Die Wolken weinen, die Sonne lacht und jeder Baum braucht einen Freund. In dieser frühen Phase lernen wir viel über die Welt um uns herum und wir lernen es so immer mit einer emotionalen Verbindung. Erst später kommt dann das Logische, das Kognitive dazu. Also, der Wald ist für uns als Kind nicht nur: „*Wald (Waldung) im alltagssprachlichen Sinn und im Sinn der meisten Fachsprachen ist ein Ausschnitt der Erdoberfläche, der mit Bäumen bedeckt ist und eine gewisse, vom Deutungszusammenhang abhängige Mindestdeckung und Mindestgröße überschreitet*" (nachzulesen in Wikipedia). Nein, der Wald bekommt die unterschiedlichsten Bedeutungsmuster: dunkel, warm, vielleicht auch Furcht, die Erinnerung an Rotkäppchen und wohl auch an Spaziergänge mit Großvater, der Duft von Moos und das Gefühl von Schutz ...

Auf diese Art lernen wir die Natur als Erstes kennen und speichern dies tief in uns ab. All dies bleibt dort auch als Gefühl lebenslang vorhanden. Natur bleibt verbunden mit Bildern, Metaphern und Geschichten – auch wenn wir irgendwann durch Schulbildung oder meinetwegen auch Wikipedia eben dieses logische Wissen darüber schieben. Eigentlich soll man nichts doppeln, trotzdem wiederhole ich hier gerne noch einmal das Schillerzitat, das ich schon im Zusammenhang mit den Kindheitserinnerungen genannt hatte: „*Deswegen ist das Gefühl, womit wir an der Natur hängen, dem Gefühl nahe verwandt, womit wir das entflohene Alter der Kindheit und der kindischen Unschuld beklagen.*"

In der Gartentherapie ist dies z.B. bei der Arbeit mit demenziell erkrankten Menschen immer von Bedeutung, wenn das kognitiv Darübergeschobene krankheitsbedingt schwindet. Dann setzt sich wieder dieses ursprüngliche Gefühlsmäßige durch. Und an der Stelle können wir nebenbei bemerkt alle sehr viel von demenzkranken Menschen lernen. Menschen, die, ohne großes Hinterfragen, ohne wissen zu wollen, wie beispielsweise diese Pflanze nun heißt oder wo sie herkommt, beobachtbar einfach glücklich sein können, wenn sie z.B. eine Sonnenblume in der Hand halten. Denn dann können all diese ursprünglichen Gefühle und Assoziationen wieder hervorkommen.

Für unser Thema des Wohlempfindens im Garten hat das natürlich ebenso Folgen. Zunächst: Diese „schöne, angenehme Natur", die wir herbeisehnen, die ist bereits in uns vorhanden. Wir haben alle dazu bereits Bilder im Kopf, auch wenn wir sie manchmal gar nicht bewusst benennen können. Sie erinnern sich an die Geschichte mit dem nachgebauten Garten des Opas? Also suchen Sie dies bei sich. Wer es noch nicht gemacht hat: Bitte zurückblättern zum Biografiebogen (Kap. 9).

Natürlich Gärtnern

Sie empfinden sich als Gärtner auch als ein „Naturtyp" und wollen im Garten etwas für die Natur tun. Das ist gut, die Verbindung zur Natur ist, wie wir ja festgestellt haben, ein Grundbedürfnis. So sind wir Menschen. Wenn Sie das Gefühl haben, dass Sie zu wenig Naturkontakt haben und dass Ihnen dieser Kontakt guttut, dann nutzen Sie den Garten. Für die Natur, aber eben auch ganz gezielt für sich. Und „gezielt" bedeutet auch aktiv, das bedeutet auch „Gärtnern". Nach dem Blick auf den Naturgarten als *Wohlfühlraum* also zumindest noch ein kurzer Blick auf das Thema „Naturgärtnern als *Wohlfühlaktivität.*" Denn da bin ich mir sicher, auch für Prinzessin Kate hat das Anlegen und das Pflegen ihres Gartens sicher noch einmal eine ganz andere Bedeutung als – sagen wir mal – mit Schwiegerpaps staunend im schottischen Hochland die Moorhühner zu beobachten.

Erster Hinweis also ist: Ja! Sie dürfen auch dort gärtnern. Gärtnerisch etwas zu begleiten heißt nicht zwangsläufig, eine naturberuhigte Zone zu schaffen. In diesem Buch geht es darum, wie Sie etwas für sich tun können. Und das beinhaltet eben auch das Eingreifen und die Betätigung. Tun Sie das, wenn es Ihnen guttut. Aber gönnen Sie sich, damit es Ihnen dann auch wirklich guttut, auch hier den positiven Blick. Viele Menschen, für die dieser Aspekt des Naturkontaktes bedeutsam ist, sind sehr empfindsame Menschen. Es schmerzt sie oftmals körperlich, wenn sie erleben, wie Mitkreaturen leiden oder verschwinden. Und das Ausmaß ist ja leider auch so gewaltig, dass es schwerfällt, hier einen positiven Blick zu haben.

An dieser Stelle kommt ein weiterer wichtiger Aspekt hinzu, der die Themen Natur – Garten – Wohlfühlen verbindet: Nicht nur das Empfinden, dass wir mehr und mehr der Natur entzogen sind, sondern auch jenes, dass wir entdecken, wie sehr wir doch auch alle selbst einen negativen Einfluss auf unser aller Lebensbedingungen haben. Na klar, Sie wissen schon, dass es besser wäre, weniger Fleisch zu kaufen und dann auch wirklich Bio-Qualität, aber im Alltag greift man dann doch wieder in die Truhe der Discounter. Natürlich, Sie sind sich darüber bewusst, dass man diese oder jene Fahrt auch hätte mit dem Fahrrad erledigen können, dass ein großes Auto gar nicht so nötig wäre und so weiter. Wir alle wissen das, wir alle lesen ständig davon und das legt auch bei vielen einen Schatten auf das Wohlempfinden.

Ja, möglicherweise gehören Sie zu dem Typus, dem diese Lebensumstände Unwohlsein bereiten und vielleicht bedeutet Wohlfühlgarten für Sie deshalb auch, diesen Garten gezielt nutzen zu wollen, um dort naturverträglich zu gärtnern. Eine Art von kleiner Wiedergutmachung. Und natürlich: Sie können in Ihrem Garten aktiv etwas für die Natur tun und auch die Rückkoppelung kann für jemanden, dem dies bedeutsam ist, durchaus groß sein. Rückkoppelung! Das ist Teil des Paktes. Und ein Pakt verlangt Ihre Aktivität! Das ist der Weg. Diese Aktivitäten sind dabei sicher am ehesten mit dem biblischen „Pflegen und Bewahren“ beschrieben.

Ein Garten bietet also dem Menschen einen Naturkontakt. Und siehe da: Ich kann schon die Protestler schreien hören. Ein Garten sei doch keine richtige Natur. Das ist nur ein Ersatz, gezähmte Natur bestenfalls ...

Mag alles richtig sein. Aber wenn es um die Begegnung des Menschen mit der Natur geht, einer heilsamen Begegnung, dann bedeutet das nicht, dass wir dafür jetzt zwei Tage im Yellowstone-Nationalpark stehen müssen oder Klein-Kevin mal im bayerischen Wald aussetzen und alle Probleme sind gelöst. Diese Art von totaler Natur wird im Übrigen mit echt hohem Aufwand erstellt und erhalten. Nein, Naturbegegnung ist vielmehr die Erfahrung, dass ich ein paar Samenkörner auswerfe und das Wunder der Keimung beobachte, dass ich vielleicht einen Quadratmeter Boden einmal komplett unberührt stehen lasse und beobachte, wie er sich rasant mit Leben füllt, wie Bienen und Ameisen ihn erobern, wie sich meinetwegen auch Plattenfugen beleben. Zu erleben, wie die Kraft der Natur im Frühjahr die Knospen aufbrechen lässt und wie diese im Herbst mit dem Blattwurf eine Ruhezeit einleitet. All diese Beobachtungen und auch die Möglichkeit, diese aktiv einzuleiten und zu begleiten, das ist Naturbegegnung. Und die kann ich eben auch im heimischen Garten haben. Und um auf das Heilsame zu kommen: Es ist tatsächlich die Rückkoppelung dieser Begegnung, die wiederum in uns Dinge wie Geduld, Demut und Ertragen, aber auch Hoffnung und Dankbarkeit wachsen lässt.

Hinzu kommt das „Anlegen“, also der schöpferische Start des Wachstums und dann eben das angerissene Beobachten, also auch das Zulassen von Entwicklungen und die Freude daran, was so von allein passiert.

Wie kann das praktisch aussehen?

Sie können beispielsweise in Ihrem Garten eine kleine Brache schaffen. Ein paar Geröllsteine oder ein Haufen Totholz. Und dann beobachten Sie und notieren Sie alles, was sich dort im Laufe der Zeit ansiedelt. Jedes neue kleine Hirtentäschelkraut ist ein Erfolg. Es wächst dort, weil Sie es ließen. Jedes Insekt, das diese Pflanze besucht, ist ein Erfolg.

Kaufen Sie sich dann gerne ein Bestimmungsbuch und gehen Sie einmal Ihre Wildkräuter durch. So mancher Gärtner ist erstaunt, dass man dabei entdeckt, dass darunter überraschenderweise nicht selten Exemplare sind, die ansonsten äußerst gefährdet sind. Sie können des Weiteren mit Wildwiesen, mit Insektenhotels und mit anderen Möglichkeiten sich die Natur in den Garten zurückholen. Und wenn Sie das tun, dann gönnen Sie sich auch die kleinen Erfolge – denn das ist dann Ihr Teil, Ihre Ernte. Zwingen Sie sich notfalls dazu, indem Sie ein Fototagebuch über das Wachsen und die Entwicklung dieser Ecken anlegen.

Im vorherigen Kapitel wurde im Zusammenhang mit dem Thema Genießen dargestellt, wie bedeutsam derartige positive Erfahrungen sind, dass aber zum Genießen auch eine Art Detailwissen gehört. Um diese kleinen Nuancen zu unterscheiden, die sie bewirken, benötigen Sie ein wenig Expertenwissen. Dies gilt auch für die Natur. Man schätzt nur, was man sieht und damit ist nicht der erste schnelle Blick gemeint. Die Empfehlung, eine Liste der im Garten wachsenden Wildpflanzen zu machen, ja vielleicht sogar ein Herbarium anzulegen, schafft ein solches Expertenwissen, schärft den Blick. Und plötzlich freut man sich, auch noch einen Gundermann unter der Hecke zu entdecken, anstatt sich über ein weiteres „Unkraut“ zu ärgern. Und erst so wird man bemerken, welche Vielfalt wir dort schaffen können. Selbst im größten Großstadtdschungel, beispielsweise im New Yorker Central Park, konnten Botaniker annähernd 400 unterschiedliche Pflanzenarten ausmachen. Das Ziel ist also klar: Toppen Sie New York.

Oskar Kokoschka wird das Zitat nachgesagt: „*Jäten ist Zensur an der Natur.*“ Ist witzig, zugegeben, aber stimmt es auch in Bezug auf den Wohlfühlgarten? Es gibt einem interessanten Ansatz in der Psychologie, wann wir uns gut fühlen. Dieser „systemische“ Ansatz besagt, dass wir in den Systemen, in denen wir uns bewegen, und davon gibt es ja einige (Arbeitsplatz, Verein, Familie etc.), das Gefühl benötigen, dass unsere Aktivitäten einen positiven Einfluss auf diese Systeme haben. Vielleicht leiden Sie darunter, dass dieser gefühlte Einfluss immer kleiner wird, z. B. am Arbeitsplatz. Ein System, in dem wir uns allerdings auch alle bewegen, ist eben die Natur. Und viele Menschen erkennen entweder gar nicht mehr, dass sie dabei eine handelnde Rolle einnehmen oder sehen eben keinen positiven Einfluss. Daher auch der Tipp, sich dies schriftlich festzuhalten. Wie gesagt: Rückkoppelung.

Einen Garten zeichnet nun einmal aus, dass es sich nicht nur um Natur zum reinen Betrachten handelt. Vielmehr stellt der Garten genau ein solches Mensch-Natur-System dar, in dem wir eine aktiv-handelnde Rolle einnehmen. Möglicherweise ist dies auch eine der Triebfedern, warum die Menschheit mit so viel Energie Gärten angelegt hat, dies immer noch tut und warum solche Metaphern, wie die vom Paradies, in welches Menschen gesetzt wurden, um es zu pflegen, entstanden sind. Offenbar ist es nicht paradiesisch, nur Beobachter zu sein, sondern erstrebenswert, aktiv eingebunden zu werden. In einer Zeit, in der wir Störungen im Mensch-

Natur-System wahrnehmen, können Gärten und das systemverträgliche Gärtnern ein wichtiges Therapeutikum sein.

Ein Garten sowie das Gärtnern können sehr gut zu Ihrem persönlichen Glück beitragen. Es gilt, dass Sie dort das Gefühl bekommen, ein O, ein „oekologisches Wesen“ zu sein. Wieder das Gefühl zu haben, in der Beziehung zur Natur als Mensch „mittendrin statt nur dabei“ zu sein, ist ein wichtiger Bestandteil des Wohlempfindens.

12 S – Soziale Integration: Wie uns der Garten Gemeinschaft bietet

Felix Neureuther in einem Interview:
Sie und Ihre Familie sind auch Gartenfans …
Felix Neureuther: „Wir lieben den Garten einfach. Und man braucht ja auch den Gegenpol … Meine Mutter Rosi würde sich am liebsten nur im Garten beschäftigen und würde dafür auch auf den Urlaub verzichten. In meinem Garten kann man sich zurückziehen. Und in der Position, in der wir sind, will man sich nur noch zurückziehen". (Südkurier, 2019)

Rosi Mittermaier und Christian Neureuther in einem Interview
Sind Sie recht eingespannt als Großeltern?
Rosi Mittermaier: „Wenn die Kinder uns brauchen, sind wir da. Wir haben im Garten Sandkasten, Schaukel, Trampolin und die Turnmatte, auf der unsere Kinder schon herumgehupft sind. Wir machen auch viel zusammen, der Oskar hilft mir bei den Blumen im Garten und kennt inzwischen auch viele Namen."
Christian Neureuther: „Das Highlight bleibt aber das gemeinsame Rasenmähen. Nur um die Gänseblümchen müssen wir immer einen großen Bogen machen, weil sonst würde die Oma ja traurig werden, wenn wir sie abmähen."
Rosi Mittermaier: „Werte zu vermitteln und Wissen weiter zu geben, das sonst verlorenginge, das ist unsere Aufgabe. Wenn ich an die Oma vom Christian denke, die hat jede Blume beim lateinischen Namen gekannt." (AZ München, 2018)

Für Familie Neureuther ist der Garten ganz offenbar v. a. deshalb ein Ort, der ihnen guttut, weil sie hier mit anderen Menschen, speziell solchen, die ihnen wiederum guttun, zusammenkommen. Gleichzeitig erlaubt er, sich abschotten zu können. Von ungesunden Situationen, vielleicht aber auch vor Menschen, die ihnen beispielsweise eben nicht guttun. Aus therapeutischer Sicht ein zweifelsohne sehr guter Ansatz. Also: Herzlichen Glückwunsch, Familie Neureuther. Auf direkte Art und Weise haben sie erkannt, was der Psychotherapeut Carl Rogers (1961) beschrieben hat, als er den Satz formulierte: „*Es ist die Beziehung, die heilt.*" Ein Mantra der Therapie. Zusätzlich wieder einmal ein einfaches, schönes und klares Prinzip, das die Psychologie uns liefert. Eines, das schnell einleuchtet. Denn im Kapitel zuvor haben wir ja bereits dargestellt, dass wir alle schließlich Naturwesen sind und darauf basierend gefolgert, dass uns der Aufenthalt in der Natur als Bestandteil unseres Daseins angeboren ist. Wenn wir jetzt einmal nur kurz bei dieser zoologischen Erklärung bleiben, dann führt uns das weiter.

Denn, wenn wir uns schon als Naturwesen beschreiben, ist das nächste, was auffällt: Wir sind Säugetiere. Und wie bei allen Säugetieren kommen wir mit einer besonderen Beziehung zu unseren Mitgeschöpfen und insbesondere erst mal zum Muttertier zur Welt. Und das prägt! Man könnte ja mal durchdenken, wie sich die menschliche Kultur entwickelt hätte, wenn wir stattdessen alle aus einem irgendwo versteckten Ei gekrochen wären, von Anfang an auf uns allein gestellt. Nun, so ist es nicht, im Gegenteil: Diese enge Verbindung mit Artgenossen hat gerade erst dazu geführt, dass wir uns so entwickelt haben, wie es sich nun einmal darstellt. Dabei haben wir es wohl von allen Säugetieren am weitesten getrieben, benötigen nicht nur die Beziehung zur Mutter, sondern pflegen auch noch die zu Omas und Opas, zu Geschwistern, Tanten und Onkels bis hin zu Nichten, Neffen oder Großcousins. Die bucklige Verwandtschaft eben. Unser Gehirn – und Sie erinnern sich an die gewaltigen Ausmaße, die wir bereits bei Jürgen Drews entdeckt haben – ist zweifelsohne ein soziales Gehirn.

Spätestens mit der Entdeckung der sogenannten Spiegelneuronen wurde klar, wie bedeutsam andere Menschen für uns sind. Diese besonderen Nervenzellen reagieren auf unsere menschlichen Gegenüber, spiegeln das, was wir dort an Regungen feststellen und übertragen es auf uns. Dadurch, dass wir es unbewusst nachmachen, können wir dies dann an uns selbst empfinden. Wir haben zuvor schon beschrieben, dass wir nun einmal alle Wahrnehmung an uns selbst machen. Somit sind diese Neuronen die Grundlage der Empathie. Spannenderweise hat man sogar festgestellt, dass Menschen nach starken Botoxbehandlungen, welche die Muskelbewegungen im Gesicht erheblich einschränken können, weniger empathisch werden, da sie eben das, was die Spiegelneuronen beim Gegenüber wahrnehmen, nicht mehr so perfekt mit dem eigenen Gesicht nachstellen können. Egal, ob man also nun von Bindung, Beziehung oder sozialer Integration spricht, wir beschreiben hier unzweifelhaft ein Grundbedürfnis des Menschen.

Ein kleiner Happen Bindungsforschung

Wie elementar wichtig für uns diese Nähe zu unseren primären Beziehungspersonen ist, konnte schon in den 50ziger Jahren eindrucksvoll der Psychologe Harry Frederick Harlow aufzeigen. Um die Grundlagen der Mutter-Kind-Bindung zu erforschen, experimentierte Harlow mit Rhesus-Äffchen, indem er unseren nächsten Verwandten, genauer gesagt, kleinen Affenbabys zwei Alternativen angeboten hat. Nachdem er diese zunächst von ihren Müttern getrennt hat – doch, ernsthaft, Psychologen machen sowas! –, bot er ihnen die Optionen, einmal zu einer affenmutterähnlichen

Drahtapparatur zu gehen, um Nahrung zu bekommen oder aber sich einer viel kuscheligeren Puppe zuzuwenden, die zwar viel mehr einer Affenmutter nachgebildet war, die allerdings leider keine Nahrung gab. Und doch war genau diese das erste Ziel: Die körperliche wohlige Nähe, welche diese Variante anbot, wurde eindrücklich dem Essen vorgezogen. Es stimmt also: Affe sucht Liebe, Affe sucht Wärme.

Und auch der Mensch braucht nichts so sehr wie die Nähe und Wärme anderer Menschen. Denken Sie doch einfach einmal an Ihre letzte Erkältung. Der Kopf schwer, die Nase voll, alles tut irgendwie weh und strengt an. Welchen Ort wählen Sie bevorzugt zum Ausruhen? Den eigentlich ruhigeren Platz im Schlafzimmer?

Oder legen Sie sich nicht doch lieber ins Wohnzimmer mit der Möglichkeit, die anderen Familienmitglieder zu sehen, selbst gesehen zu werden und wo Sie sich als Teil der Familie empfinden? Aber nicht nur Säugetiere, um einmal weiter „zoologisch“ vorzugehen, wir sind auch noch Herdentiere, wir streifen anders als z. B. Bären nicht einsam umher, sondern suchen wie Erdmännchen die Sicherheit der Gemeinschaft.

Ein Ausschluss aus der Gruppe, der Verlust des in der Psychologie sogenannten Zugehörigkeitsbedürfnisses, ja schon ein „Nichtbeachtet werden“ wird demzufolge tatsächlich auch als eine der größten Ursachen für Traumatisierungen benannt. Ein solcher Ausschluss, auch als soziale Exkludierung bezeichnet, hat dabei immer erhebliche Folgen. So konnte aufgezeigt werden, dass diese Situation auf Hirnareale einwirkt, die ansonsten mit dem Schmerzempfinden verbunden sind. Wer sich als ein Ausgeschlossener empfindet, der hat real Schmerzen. Sie kennen das miese Gefühl möglicherweise, wenn Sie mal auf einer Party sind und während sich alle in kleinen Grüppchen miteinander unterhalten, stehen Sie allein irgendwo in der Ecke. Und wenn Sie dann noch Ihren Namen getuschelt hören ...

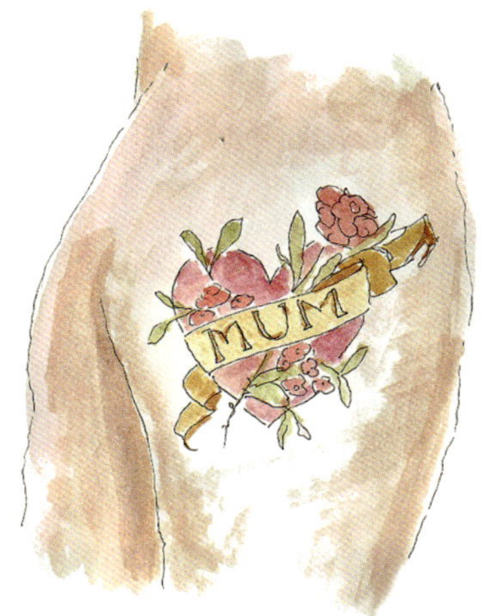

Abbildung 12-1:
Menschen brauchen Nähe und Wärme: Immer auf der Suche nach „Mum“? (Zeichnung A. Niepel)

Wir sind in sozialer Hinsicht schon sehr verletzlich. Nicht nur Affenbabys, auch Menschen brauchen sozialen Kontakt. Aber leider ist es wohl auch so, dass viele der modernen Lebensumstände eben genau dieses Bedürfnis doch erheblich angreifen.

Die soziale Wirklichkeit

Wenn Familie Neureuther oder auch wenn Sie also gezielt den Garten haben möchten, um dieses Bedürfnis zu befriedigen, dann tun Sie alle dadurch auch direkt etwas für Ihre psychische Gesundheit. Und tatsächlich benennen ja viele Menschen Gartenwünsche wie unsere Gold-Rosi: *„Platz für die Kinder"*, *„Ein Ort, wo man auch mal Familienfeiern durchführen kann"* oder eben *„Eine Ecke, um mit Freunden zu grillen."*

Das Problem, sich allein gelassen zu fühlen, hat wahrscheinlich in den letzten Jahrzehnten noch einmal erheblich zugenommen. Wir alle sind beruflich mobiler geworden – ein Leben lang an dem Ort zu verbleiben, wo man geboren wurde, das klappt nur noch bei den wenigsten. Und so verlieren wir schon früh den Kontakt zu Freunden und Verwandten (bis hin zu den Großcousins) – und sie zu uns. Dabei geht der Trend dazu, mehr und mehr in die großen Städte zu ziehen. Auch viele von Ihnen erleben möglicherweise dort dann diese urbane Einsamkeit, wenn Sie z.B. durch die vollen Fußgängerzonen der City streifen und dabei nicht einmal eine einzige Bekannte grüßen müssen ... können ... dürfen.

Die zweite Ursache liegt in den Veränderungen, die unser privates Zusammenleben mit sich gebracht hat. Auch hier scheinen die lebenslangen Bindungen, „bis dass der Tod euch scheidet", immer seltener zu werden. Und so nehmen die Single-Haushalte deutlich zu und mit jeder vergangenen Beziehung werden die Kontakte eben nicht mehr, sondern gehen dahin. Die Ex-Schwiegermutter trifft man nun einmal nicht mehr so häufig.

Und als dritte Variable hat sich natürlich auch das Arbeitsleben geändert. Abgesehen davon, dass es auch hier kaum noch ein „lebenslang" gibt, haben viele Menschen oft mehrere Jobs, in denen meist das Soziale, der menschliche Kontakt nicht mehr so im Mittelpunkt steht, wie es früher einmal war. Aufgrund der Tatsache, dass zudem mittlerweile viele von Ihnen eventuell auch hin und wieder am Wochenende ran müssen, fallen diese Tage, die früher oft dem Treffen mit Freunden gewidmet waren, auch immer häufiger weg. Dass nun viele Menschen auch noch zunehmend im Homeoffice arbeiten, fördert den Aufbau von tragfähigen Beziehungen auch nicht gerade. Und an der Stelle darf man auch die Haushaltspflege gerne als eine Art Homeoffice benennen.

Ja, es ist so – gerade in den eigentlich übervollen Städten fühlen sich viele Menschen einsam und die sozialen Kontakte sind oft weniger tief. Und so trifft man sich auch gerne mit Menschen aus diesem Personenkreis im öffentlichen Raum, in Cafés oder auch in Parks. Die eigene Wohnung daheim erscheint für manche dieser ja eher oberflächlicheren Kontakte bisweilen viel zu intim. Der Garten jedoch – ein FREI-Raum – bietet sich dann als idealer Übergangsraum zwischen Privatem und Öffentlichkeit perfekt an.

Ob die Arbeitskollegen nun in der Gartenlaube empfangen werden oder im Wohnzimmer, das macht eben schon einen Unterschied. Es geht also bei der Frage nach dem sozialen Wohlfühlraum Garten darum, ob man mit diesem Garten und möglicherweise auch dem Gärtnern aktiv an seinen sozialen Beziehungen arbeiten kann. Und „Arbeit" ist es tatsächlich. Denken Sie an die Partysituation. Damit es dort besser läuft, damit Sie registriert und integriert werden, muss was passieren. Sagen wir mal: Die Musik fällt aus, während sie rülpsen, sodass Sie bemerkt werden. Oder passiv und hier dann auch vielleicht vorteilhafter: Sie werden vom Gastgeber jemandem vorgestellt. Die Frage wäre also, um auf das Kapitel mit den Bedürfnissen zurück zu kommen: Was muss ein Kontext bieten, damit Sie und Ihre Mitmenschen sich wohl fühlen, sodass Sie in einen Annäherungsmodus kommen?

Lassen Sie uns dazu vorab ein wenig unsere sozialen Kontakte sortieren, etwas, was wir im Übrigen auch ganz praktisch tun. Es ist sogar messbar. In Zentimetern. Da gibt es den direkten, quasi intimsten Bereich, nämlich unsere Familie. Sie können gerne einmal messen, welchen Abstand Sie üblicherweise zueinander haben, wenn Sie sich begrüßen, miteinander sprechen. Und Sie werden sehen, er ist erheblich enger als jener Abstand zum nächsten sozialen Kreis – unseren guten Freunden, guten Bekannten, vertrauten Kollegen. Hier wird die soziale Nähe schnell, wenn diese ein paar Zentimeter zu gering ist, eher unangenehm. Und dann gibt es den dritten Kreis, zu dem wir wiederum noch etwas mehr Abstand halten: Zufallsbekanntschaften, Vereinskollegen, Kunden usw.

Wir und die lieben Kinder

An erster Stelle in diesem sozialen Netz steht also die Familie. Sicher Platz Nummer eins der Wünsche, die an einen Gärtner gerichtet werden, wenn es denn um den Hausgarten geht, ist somit auch: „*Genügend Platz, wo die Kinder dann spielen können.*" Dieser Satz wird derart häufig genannt, dass er bei Gartenplanern einen festen Platz im Privatgarten-Bullshit-Bingo bekommt (**Abb. 12-2**). Natürlich sind diese Wünsche vollkommen legitim. Auch den Neugärtnern Stefan und Sabine lag dieser Aspekt ja sehr am Herzen.

Was sich bei diesen Wünschen im Subtext ebenso herauslesen lässt, das ist auch der Wunsch, diesen Frei-Raum-Garten als eine Art Erweiterung der Wohnung anzusehen, wobei es sich dann meist eben um einen (weiteren) Gemeinschaftsraum handelt. Denn natürlich gibt es im Innenraum immer diverse Territorien. Das Eltern-

Ein kleiner Sandkasten und eine Rutsche, passt das?	Auf jeden Fall soll der Garten pflegeleicht sein.	Sichtschutz zu den Nachbarn wäre mir wichtig.	So eine Wohlfühl-Lounge, das wäre toll.	Auf keinen Fall will ich zu viel Schatten oder Bäume, die Laub machen.
Ich hätte gerne eine Grillecke für mich und meine Kumpels.	Der Garten soll meinem Lebensstil entsprechen.	Ein paar Kräuter zum Direkternten, das wäre schön.	Ich möchte gerne eine gute Übersicht über das Areal.	Ein Platz für Familienfeiern, wo wir Kaffee trinken und Kuchen essen.
Viele bunte Blumen fände ich toll.	Auf jeden Fall will ich eine kleine schattige Ecke, nicht nur pralle Sonne.	Ich möchte genügend Platz, wo die Kinder spielen können.	Ein Klettergerüst wäre toll, wo die Kleine dann toben kann.	Ich hätte es gerne etwas moderner.
Und überhaupt: Gerne hätten wir eine schöne Rasenfläche.	Wenn wir was für die Wildbienen tun könnten, wäre das klasse.	Ich möchte etwas für die Natur tun.	Ich hätte gerne einen Teich, um Fische zu beobachten.	Habe ich schon gesagt – nicht zu viel Arbeit.
Es soll in jeder Jahreszeit etwas blühen.	Auf jeden Fall Rasen, um mit den Enkeln Fußball zu spielen.	Direkt vom Strauch etwas naschen können wäre gut.	Ich möchte gerne Sichtschutz, damit da nicht jeder reinsehen kann.	Eine ruhige Ecke nur für mich.

Abbildung 12-2: Bullshit-Bingo: Bei jeder genannten Äußerung ein Kreuzchen machen. Sobald es dann irgendwo eine 5er Reihe gibt, laut „BINGO", wahlweise „Bullshit" rufen (A. Niepel)

schlafzimmer ist ganz klar zugeordnet und so mancher Jugendliche mag gar nicht dran denken, dass dort die Eltern ... Igitt! Also keine Frage: Das ist fremdes Territorium. Beim Wohnzimmer ist es ähnlich, denn das wird nicht ohne Grund ebenso oft von den Eltern als eigenes Gebiet markiert. Urlaubsbilder und die abgelegte Fernsehfernbedienung sagen deutlich: „Meins". Und lass dein Zeugs nicht überall rumliegen! Besonders der Versuch kleinerer Kinder, diesen Raum mitzubesitzen, wird nicht immer mit voller Begeisterung angenommen. Wenn diese beispielsweise mit schönen Wachsmalbildern auf der Tapete dort ebenso ihre Zeichen hinterlassen (eigentlich ein tolles Zeichen des Wunsches, einen aktiven Einfluss auf ein System zu nehmen), dann soll das halt nicht immer auf Begeisterung treffen. Ja, auch sind die Kinder- und Jugendzimmer auch ein klares Territorium, spätestens mit Beginn der Pubertät geradezu vermintes Gebiet. Da ist die Vorstellung, mit dem Garten einen unbelasteten gemeinsamen Raum zu haben, natürlich verführerisch.

Wie aber wird der Gartenraum auch zum gleichberechtigten Kinderraum? Ganz sicher nicht dadurch, dass unsere Großfamilie nun einen riesigen Rasen in die Mitte des Areals platziert und das Ganze mit einem Sandkasten, nach Geldbörse auch zusätzlich mit Schaukel, Trampolin und Turnmatten ausrüstet. Dass wir heutzutage offenbar unseren Kindern so oder so weniger freien Raum zugestehen, als wir den selbst von unseren Eltern bekamen, war ja schon Thema. Und wenn Sie an Ihre eigene Kindheit denken, dann können Sie ja mal gerne durchgehen, wie viele schöne Kindheitserinnerungen Sie mit Rasenfläche und Sandkasten in Verbindung bringen? Oder kommen Ihnen ganz andere Bilder in den Kopf, z. B. Klettern in Bäumen, Feuer machen oder auch Verstecken spielen? Auch was uns dann schließlich mit der Familie verbindet, das sind letztlich gemeinsame Erinnerungen, positive Erlebnisse, die gemeinsam geteilt werden (**Abb. 12-3**).

Ich kann mich beispielsweise sehr gut daran erinnern, dass mein Vater mir immer kleine Flöten aus Haselnussästen geschnitzt hat. Wir alle haben diese Bilder im Kopf. Sie erinnern sich sicher an die Gartengeschichten zu Anfang. Diese zeigen deutlich, dass gerade die Natur und der Garten tatsächlich diese Erinnerungen in bester Art und Weise schaffen können. Ich habe aber in all den Jahren nicht eine ein-

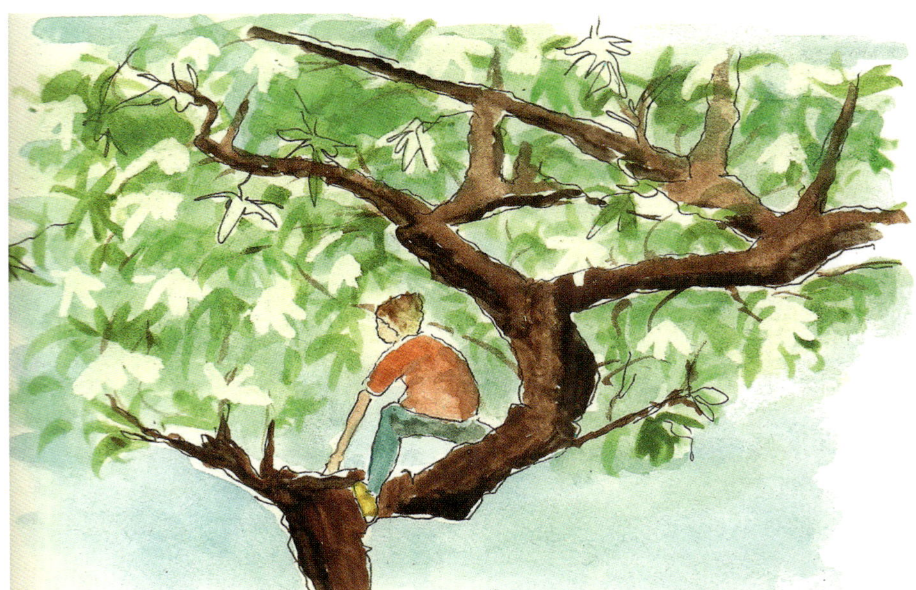

Abbildung 12-3: Wann sind Sie das letzte Mal in einen Baum geklettert? (Zeichnung: A. Niepel)

zige Geschichte gehört, in der die Rasenfläche oder der Sandkasten vorkamen. Und wenn ich so etwas hören würde, fände ich das wohl ganz schön traurig. Stattdessen erinnern wir uns an besagtes Spielen auf Brachen oder Wäldern. Wenn der Garten eine Rolle spielte, dann handelt es sich, wie zu sehen war, oft um die Großeltern, die in das Geheimnis des Gärtnerns eingeführt haben.

Daher: Warum nicht wenigstens eine kleine Gärtnerecke dafür abgeben? Aber dann bitte eine, wo der Nachwuchs wirklich experimentieren kann und der nicht den Gestaltungsvorstellungen der Erziehungsberechtigten entspricht. Wie gesagt, es geht um *Frei-Räume*. Wenn Sie diese mit Ihren Kindern gemeinsam erobern möchten, dann experimentieren Sie dort gemeinsam. So kann man diverse Blüten direkt auf einem Papier zerdrücken und mit den Pflanzenfarben malen, wie mit einem Aquarellstift. Gartentherapeutinnen tun dies mit Begeisterung mit ihren Klienten. Also: Kopieren Sie uns doch mal gerne.

Und wenn wir schon mal gerade bei den Therapeuten sind, dann kann man im Zusammenhang mit den erwähnten Spielgeräten daran erinnern, dass diese (Trampolin, Sandkasten etc.,) strenggenommen nur Ersatzhilfsmittel sind, damit Kinder sich in ihren jeweiligen Phasen, meist über Sinnes- und Bewegungserfahrungen, gesund entwickeln können. Spiel ist nun einmal von der Natur vorgesehen als Training von Fähigkeiten. Dementsprechend ist das Bällebad im Småland für die Betreuer dort vielleicht einfach nur eine Spielsituation, während es bei der Ergotherapeutin in der Praxis als Hilfsmittel in der sensorischen Integration eingesetzt wird. So ist es auch daheim. Im Sandkasten trainieren Kinder nebenbei im Bereich der Körperwahrnehmung über das Material Sand ihren Tastsinn, auf der Schaukel geht es um den Gleichgewichtssinn und das Klettergerüst verfeinert den Tiefensinn, also das kinästhetische System.

Diese Spielsituationen bieten somit schon alle möglichen notwendigen Entwicklungsschritte für das Kind an, das ist richtig. Ebenso richtig ist es jedoch, dass all diese Geräte nur ein künstlicher Ersatz sind – notwendig, da die Lebensumwelten ansonsten stark reduziert, ja verarmt sind. Kinder brauchen Rutschen nur dann, wenn in ihrem realen natürlichen Umfeld keine andere Möglichkeit für diese Erfahrung besteht. Genau aus dem Grund muss das Kind ja vielleicht dann irgendwann auch zur Ergotherapie, wo es dann im Bällebad landet.

Der besagte Urmensch in uns, hier das Ur-Kleinkind, war mit Sicherheit auch ein spielendes Kind, denn das Spiel ist die natürliche Aneignungsmethode, aber ich kann mir nicht vorstellen, dass die Evolution für diesen natürlichen Prozess die Konstruktion von Schaukeln und Sandkästen fest eingeplant hat. Nein, für dieses Spiel standen dem Naturwesen genügend Natursituationen zur Verfügung. Spielplätze sind nur ein Ersatz für mangelhafte Naturumgebungen.

Bevor es nun zu pamphlethaft wird: Was soll dieser Abschnitt? Ganz einfach: Wenn Sie Ihrem Kind im Garten etwas Gutes tun wollen, warum dann nur den Ersatz wählen? Warum diese Lebensumwelt sogar auch noch im heimischen Garten erst künstlich verarmen – pflegeleicht, Rasen – um dann dorthin ein dementsprechend künstliches Substitut zu stellen? Das erschließt sich zumindest aus Sicht eines Therapeuten nicht wirklich.

Wenn Sie den Garten nutzen möchten, um einen gemeinsamen sozialen Raum für die Familie zu schaffen und es Ihnen dabei v. a. um die Kinder geht, so stellen Sie sich einfach die Frage: Woran sollen sich meine Kinder in 15 oder auch 25 Jahren positiv erinnern, wenn ich sage: „*Wisst ihr noch – damals im Garten? Fällt euch eine Gartengeschichte ein?*"

Sie können gerne sofort etwas eintragen:

Es wäre schön, wenn sich meine Kinder mit 15 Jahren an den Garten ihrer Kindheit erinnern und dabei denken sie dann an:

____

____

____

Es wäre schön, wenn sich meine Kinder mit 30 Jahren an den Garten ihrer Jugend erinnern und dabei denken sie dann an:

____

____

____

Schreiben Sie doch einfach einmal ein paar Schlagwörter auf, z. B. Wildheit, Ungezwungenheit, Feiern, Naturerfahrungen usw. Dann überlegen Sie, was das für den Garten bedeuten würde und wie Sie das in Ihren Garten integrieren können.

Und noch etwas spricht dafür, den Garten auch für die Kinder passend vielfältig zu gestalten. Sie erinnern sich an die tiefenpsychologische Erklärung dafür, warum uns Natur guttut? Dabei ging es auch darum, dass wir die Natur um uns herum zunächst als ein Spiegelbild dessen wahrnehmen, was wir so von uns selbst kennen. Sie muss so sein wie wir. Es war dort das Beispiel mit dem bösen Tisch. Aber wie es so mit Spiegelbildern halt ist. Es geht in beide Richtungen. Denn dieses Kind, es muss in dieser frühen Phase natürlich auch irgendwo sich selbst erst Stück für Stück besser kennenlernen. Es muss damit umgehen können, was es so an Signalen und Ideen aus dem eigenen Körper und aus der eigenen Gedankenwelt bekommt. Und auch da machen wir uns eher bildhafte Vorstellungen. So verbinden wir beispielsweise selbst erlebte Wut eben nicht mit einem eher verstandesgemäßen „*Hoppla, da wird offenbar gerade einiges an Adrenalin ausgestoßen und bestimmte Hirnzentren sind jetzt aber doch sehr aktiv*", sondern wir bekommen ganz einfach Bilder in den Kopf, die wir mit diesem Gefühl metaphorisch verbinden. Ob es nun solche von trampelnden Tierhorden sind, Geräusche, kreischende Farben oder wilde Fantasien, wir können unser Innerstes im Grunde auch nur bildhaft erleben. Und diese Bilder wiederum kommen natürlich von außen. Unsere Umgebung versorgt uns damit.

Wir spiegeln somit nicht nur unser Innenleben auf die Naturobjekte um uns herum, sondern diese Naturobjekte spiegeln sich ebenso in unser Innerstes und dienen damit auch der Selbsterkenntnis. Und nun ist klar: Die Vielfalt der Lebensumgebung, die wir in unserer Kindheit erleben, sie steht im direkten Zusammenhang damit, wie vielfältig wir auch uns selbst erleben. Um es sehr deutlich auszudrücken: Mangelhafte Umwelterfahrung führt zu einer mangelhaften Entwicklung. Und dies nicht nur durch Bewegungseinschränkungen auf der körperlichen Ebene, sondern auch auf der Wahrnehmungsebene, denn um unsere mitgegebenen Fähigkeiten dort zu entwickeln, benötigt das System Anreize. Und in der Folge von fehlenden Anreizen leidet darunter auch unsere emotionale und psychische Entwicklung.

Abgesehen von den eigenen Kindern spielen im sozialen Familien-Garten-Netzwerk natürlich der Partner und dann auch die nächsten Verwandten eine Rolle. Und auch hier gelten die gleichen Prinzipien: erstens das Schaffen von gemeinsamen Erinnerungen und Erlebnissen und zweitens das Erleben von persönlichem Freiraum.

Thema Gemeinsamkeit im Garten erleben: Machen Sie aus Ihrem Garten doch eine Art Außen-Familien-Vitrine. Die Rose aus Vaters Garten? Die kann hier gut einen Ehrenplatz erhalten. Der Granitstein als Mitbringsel aus dem Allgäu, die lustigen Pflanzenschilder von der Ostsee, wo man in dieser tollen Gärtnerei war? Gewöhnen Sie sich es doch einfach an, immer mal wieder einzelne Exemplare zu erwerben, wenn Sie etwas erleben, an das Sie sich erinnern wollen. So können Pflanzen als Objekte und auch der Gang in den Garten als Eselsbrücke zur gemeinsamen Geschichte dienen. „*Schau, diesen Apfelbaum haben wir zur Silberhochzeit bekommen. Kannst du dich noch erinnern? Das war doch, als Onkel Rudi so betrunken war. Haben wir gelacht ...*“, oder auch „*Diese Erdbeerpflanze hat Sabine in der Grundschule in Sachkunde herangezogen und wir ernten immer noch davon.*“

Wenn Sie nicht so viele Dinge kaufen wollen, so lassen Sie sich von derartigen Erinnerungen inspirieren. Die Konstruktion des Gartenhauses, die an die Pavillons damals in Kreta erinnerte? Ein Garten kann auch durch seine Formung zu einem Abbild der gemeinsamen Geschichte werden. Es finden sich immer Objekte, die diese Biografie symbolisieren. Aber auch für das Thema des persönlichen Freiraumes lassen sich sehr schnell Beispiele finden. Wir haben schon zuvor gesehen, dass es für den Genießertyp, der sein Belohnungssystem aktivieren möchte, eine gute Idee wäre, wenn er sein eigenes kleines Beet hätte, auf dem dann sein persönlicher Blumenstrauß heranwächst. Dieser Gedanke ist natürlich auch in Sachen sozialer Freiraum ausbaufähig. So wären ganz spezielle individuelle kleine Rückzugsräume –

ein Gartensofa dort unter dem Kirschbaum oder eine Liege in der Sonne – sicher hilfreich, wenn es darum geht, den Garten durchaus gemeinsam, aber dennoch gezielt mit dem Gefühl der Individualität zu gestalten.

Chillen und Grillen zur Beziehungspflege

Und damit sind wir beim nächsten sozialen Kreis angekommen, den Verwandten, den Freunden und den Bekannten. Wir umgeben uns schließlich gerne mit Menschen und wir tun das in den unterschiedlichsten Systemen. Wenn wir den Garten dafür nutzen wollen, um diese Beziehungen zu pflegen, dann gibt es zwei grundsätzliche Möglichkeiten. Entweder ich hole mir die Menschen zu mir oder ich gehe zu ihnen. Hausgarten oder Gemeinschaftsgarten.

Ein wenig hat die Entscheidung für das eine oder andere wohl auch damit zu tun, wie wir uns gerne in diesem sozialen Netz sehen würden. Die Rollenauswahl ist da ja vielfältig.

Mir fällt dabei immer ein Interview mit Robert Smith ein, dem Sänger von The Cure, in dem er sich nebenbei als begeisterter Gärtner geoutet hat. Eigentlich reicht das schon für die Erwähnung hier. Aber es ging dabei auch um seine Rolle in der Verwandtschaft. Da er und seine Mary selber keine Kinder haben, hätte er bei den vielen Nichten und Neffen die Rolle des „komischen Onkels" angenommen. Irgendwie würden die ihn weder zur Gruppe der Erwachsenen noch zu der Gruppe der Kinder zuordnen, sondern hätten eben für ihn die Sonderkategorie „Komisch und Seltsam" aufgemacht, was ihm sehr gefiel. Also: Welche Rolle wollen Sie denn einnehmen: Komischer Onkel, Spaßmacher, Gutelaune-Max, kunstsinniger Feingeist oder doch ein Heinz, eine Rita, eine Dagmar? In welcher Rolle würden Sie sich wohlfühlen? *„Werte zu vermitteln und Wissen weiter zu geben, das sonst verlorenginge, das ist unsere Aufgabe"*, so dazu ja Rosi Mittermaier. Grundsätzlich gilt daher in diesem Kontext der sozialen Integration: Damit man miteinander gut in Kontakt kommen kann, muss auch das Umfeld stimmig sein. Reflektieren Sie das gerne (**Tab. 12-1**).

Wenn Sie hier Ideen für sich gefunden haben, dann nehmen Sie sich für Ihren Garten doch einfach vor, aus ihm den legitimen Nachfolger des Partyraums der 70er zu machen. Wo Rudi und Rita noch den Keller mit Eierkartons, BRAVO-Poster und Kellerbar hergerichtet haben, können Sie gerne Ihren Garten oder auch nur einen Bereich davon zur Gartenbar umgestalten.

Tabelle 12-1: Beispiele für die eigene Rolle und dafür, was sie für den Garten bedeutet und wie sich das im Garten umsetzen lässt (Eigendarstellung)

Ich möchte eine Rolle einnehmen, die man als leitend bezeichnen kann und will auch diese Gruppe gerne ein wenig führen.	Ich möchte, dass meine Gäste in meinem Garten das Gefühl bekommen, dass ich alles gut im Griff habe. Sie sollen sich sicher und „gut behütet" fühlen.	Klare Linien im Garten können dies unterstützen, dazu eine sichere Umrandung, die einen äußeren Halt gibt. Eine klare Sitzordnung auf der Terrasse, vielleicht sogar mit einem deutlich gekennzeichneten Sitzplatz des Gastgebers.
Ich möchte eine Rolle einnehmen, bei der diese Gruppe das Gefühl hat, dass ich so gut bin, um auch einmal neue Ideen einzubringen.	Ich möchte, dass meine Gäste im Garten das Gefühl bekommen, an einem sehr kreativen Ort zu sein und dass man auch mal Außergewöhnliches tun kann.	Der Garten soll schon überraschen und möglicherweise mit kleinen Kunstwerken oder auch mit ausgefallenen Pflanzen das Interesse locken.
Ich möchte eine Rolle einnehmen, bei der die Gruppe das Gefühl hat, dass ich gut geeignet bin, etwas für die Harmonie zu tun.	Ich möchte, dass meine Gäste in meinem Garten sich irgendwie tief zurücklehnen können und eine gute Gelegenheit finden, um sich miteinander auszutauschen.	Angenehme dunklere, grüne Töne beruhigen mehr als helle, leuchtende, gelbe Farben. Hinzu kommen viele natürliche Elemente und gerne Sitzgelegenheiten mit „Kuschelcharakter".
Und jetzt sind Sie dran!		
Und jetzt Sie: Ich möchte eine Rolle innerhalb der Verwandtschaft einnehmen, die ...		
Und jetzt Sie: Ich möchte eine Rolle innerhalb meines Freundeskreises einnehmen, die ...		
Und jetzt Sie: Ich möchte eine Rolle innerhalb meiner Kollegen einnehmen, die ...		

Soziales Gärtnern – Klein-, Stadt- und urbane Gärten

Bis hierhin haben wir uns sehr konzentriert mit dem Garten als Ort beschäftigt. Das Thema des aktiven Tuns an diesem Ort hatte den Fokus auf das Thema Spielen. Aber natürlich ist ein Garten zum Gärtnern da, auch ein sozialer Garten. Einen Garten erleben und Gärtnern kann man auch im Team. Die Idee von sozialen Gärten und vom sozialen Gärtnern ist nicht so neu. Am bekanntesten sind dabei die Schreber- und Kleingärten, die sich ja spannenderweise auch mit großen sozialen Veränderungen, d.h. mit dem Aufkommen einer neuen Arbeiterklasse entwickelt haben. Dieser neuen Gruppe boten sie nicht nur die notwendigen Lebensmittel, sondern durch das gemeinsame Tun so etwas wie Zusammenhalt. Und, um noch einmal auf die Therapie zurückzukommen, auch wir Gartentherapeuten nutzen natürlich das gemeinsame Gärtnern gezielt, um soziale Konstrukte zu erschaffen, beispielsweise in geschlossenen Abteilungen. Orte also, wo Menschen keineswegs unbedingt freiwillig zusammenkommen und wo ein funktionierendes soziales Netz, geprägt von Respekt, Wertschätzung, Freundlichkeit, Hilfsbereitschaft und was es alles noch so braucht, keineswegs automatisch existiert. Im Gegenteil, es liegt in der Verantwortung der therapeutischen Seite, dieses überhaupt erst zu kreieren. Und die Bedingungen, die dort, in dieser besonderen Situation, als Grundlage genannt werden, lassen sich eins zu eins auch auf gesunde Menschen übertragen. Sie wissen schon, „was allen gut und nottut." Demnach sind für ein soziales Gelingen nachstehende Gemeinsamkeiten wichtig.

Der gemeinsame Raum

Wichtig ist: Die zentralen gärtnerischen Verrichtungen dürfen nicht nur in diversen privaten Ecken geschehen, sondern es muss auch immer zumindest einige gemeinsame Orte geben. Solche, für die sich alle verantwortlich fühlen.

Wenn Sie also Ihren Garten für Gemeinschaftserlebnisse mit Freunden nutzen wollen, dann passen Sie auf, dass diese Ihren Garten auch als etwas „Gemeinsames" erleben können. Oft genug zeigen wir eine Art Territorialverhalten: Das ist mein Stammplatz, hier ist meine Lieblingsecke usw. Wir markieren das mit eigenen Stühlen, mit Bildern und Ähnlichem. Möglicherweise kennen Sie das von Besuchen bei Freunden. Da gibt es eben Situationen, in denen man sich durchgehend wie ein Fremdkörper vorkommt, aber auch solche, in denen man sich gleich ein wenig entspannt und heimisch fühlt. Versuchen Sie letzteres in Ihren Garten zu bringen. Zum Beispiel mag es niemand, in einer Laube oder auf einer Terrasse eingequetscht zu sitzen. Man will die Freiheit, umherzuwandern. Gönnen Sie Ihrem Besuch diese Freiheit durch eine gewisse Weiträumigkeit.

Die gemeinsamen Aufgaben

Um ein positives Gruppengefühl zu erschaffen, benötigt es gemeinsame Aufgaben. Idealerweise kann dabei jedes Mitglied dieser neuen gewünschten Gruppe eine Aufgabe übernehmen, die genau seinen Fähigkeiten und Wünschen entspricht. Therapeuten nennen das „teilrelevant". Wer öfter an Grillfesten teilnimmt, kennt das als die „Ich mach dann einen Salat"-Methode versus dem „Ich kümmre mich um die Glut"-System. Einfacher Grundsatz: Geben Sie also in Ihrem Garten Aufgaben ab und respektieren Sie die Ergebnisse. Sie würden ja auch nicht den Salat nachbearbeiten, oder?

Die gemeinsame Leistung

Die Leistung für die Gruppe soll auch gesehen und positiv bewertet werden. Es geht darum das Gefühl zu bekommen, dass man miteinander etwas geschafft hat, aber auch, dass man erkennen kann, was denn daran der eigene Anteil war. Wenn Sie des Öfteren zu Gartenfesten laden, dann werden Sie sicher auch Mitbringsel sammeln – nicht selten auch kleine Stauden oder andere Ausstattungsgegenstände. Positionieren Sie diese so, dass sie bei gemeinsamen Treffen entdeckt werden können. Sie dürfen sogar zuvor durchklingen lassen, dass Sie sich über Derartiges freuen würden. Ein entsprechendes „Freunde-Beet" direkt am Grillplatz ist dann immer eine gute Gesprächsgrundlage.

Alle in einem Boot

Die Situation in dieser Gruppe sollte allgemein so sein, dass die Gemeinsamkeiten zentral sind. Es geht nicht darum, dass einer mehr kann oder mehr verdient als der andere, der eine Akademiker ist, der nächste nicht und dass sich entsprechende Hierarchien nun auch noch in dieser Gruppe fortführen. Stattdessen braucht es einen gemeinsamen Nenner. Das kann oft ganz konkret das verbrannte Nackensteak sein. Kennen Sie? Oder? Wie solche Missgeschicke verbinden können? Es kann, positiv gesehen, das miteinander aufgerichtete Gartenhaus sein. Sprich, es kann eine gute Idee sein, zur Mitarbeit einzuladen, wofür sich immer gut kleinere Projekte eignen. Bedeutet jedoch auch, sich im Garten ein wenig mit Protz und Prahlerei zurückzunehmen.

All diese Punkte waren jetzt so formuliert, dass diese zu einem privaten Garten passen. Aber es braucht nicht viel Fantasie, diese Punkte auch als Grundsätze zu nehmen, wenn es um die Gestaltung des Miteinanders im sozialen Garten geht.

Denn auch, wenn vieles von dem bislang Geschildertem direkt zur logischen Schlussfolgerung führen könnte, es gäbe in Bezug auf unser soziales Grundbedürfnis nichts Besseres als einem Kleingarten-Projekt, einem Urban-Gardening-Projekt beizutreten, so liegt der Teufel eben doch im Detail.

Wiederum eine englische Studie zu Kleingärten hat ergeben, dass diese sogar in Bezug auf das soziale Wohlbefinden schlechter abschnitten als die Vergleichsgruppe. Was mag da passiert sein?

Seien wir ehrlich. Das soziale Miteinander-Auskommen erfordert immer mehrere Seiten. So verwundert es nicht, dass z. B. allein im Jahr 2016 in Nordrhein-Westfalen 1.800 Gartenkonflikte vor Gericht gelandet sind. Tagtäglich sieben Amtsgerichte, die sich mit Komposthaufen, überhängenden Ästen, Laub und Gartenzwergen befassen. Und in den genannten Gartenprojekten, den Urmustern des sozialen Gartens, kommen nun einmal viele Menschen zusammen.

Das muss nicht automatisch funktionieren. Soziale Arbeit, eine funktionierende Gemeinschaft zu schaffen, bedeutet eben auch aktive Arbeit und das ist heutzutage eben mehr, als Regeln aufzustellen. Das ist letztlich jene Arbeit, die, wie bereits angedeutet, im therapeutischen Bereich gut ausgebildete Therapeuten Tag für Tag erledigen oder auch – um einmal ein anderes, allerdings sehr ähnliches Beispiel zu nehmen – Animateure in Ferienclubs verrichten.

Leider kann man nicht jedem Kleingartenverein bescheinigen, dass er dies mit gleicher Akribie tut. Und ist dem nicht so, kann man sich gut vorstellen, dass das ganze Gärtnern dort für Neugärtner wie Sabine und Stefan, die ja sehr individuelle Ideen haben, sich schnell zu einem sozialen Stress entwickeln kann. Denken Sie an den Jürgen Drews in uns, der einfach gerne nur unter dem Kirschbaum liegen möchte oder an unsere innere Kate Middleton, die der Natur ihren verdienten Raum geben will. Es gibt genügend soziale Gärten, in denen Sie dies keineswegs erleben könnten.

Hinzu kommen noch zwei Fragen: Findet dieses vor hundert Jahren entstandene soziale Gärtnertum auch auf die heutigen sozialen Fragen und für die entsprechenden Lebensumstände eine passende Antwort? Es geht dabei um weitaus unregelmäßigere Arbeitszeiten oder auch um die Unsicherheit, ob man auch in zehn Jahren noch hier lebt. Und so ist nicht ohne Grund in den letzten Jahren mit dem Urban Gardening eine Art soziales Kleingärtnertum 2.0 entstanden.

Doch auch wenn sich die letzten Zeilen vielleicht nicht so anhörten: Natürlich können Stadtgärten unser Wohlbefinden extrem erhöhen. Der Run auf die Kleingärten im Zuge der Coronakrise 2020 wies deutlich darauf hin, dass sehr viele Neugärtner genau hier ihren Ausgleich suchen (**Abb. 12-4**). Und sie tun gut daran. Das zeigte bereits der Blick auf die soziale Situation, die wir ja ganz allgemein und unabhängig von Pandemien in unseren Städten erleben. Dort, wo die Urbanisierung unser Grundbedürfnis auf soziale Integration gleich von zwei Seiten angreift. Mit sehr real messbaren Folgen.

So beschreibt in seinem Buch „Stress and the City" der Neurologe und Psychiater Mazda Adli, dass u. a. die Gefahr an einer Depression zu erkranken in der Stadt

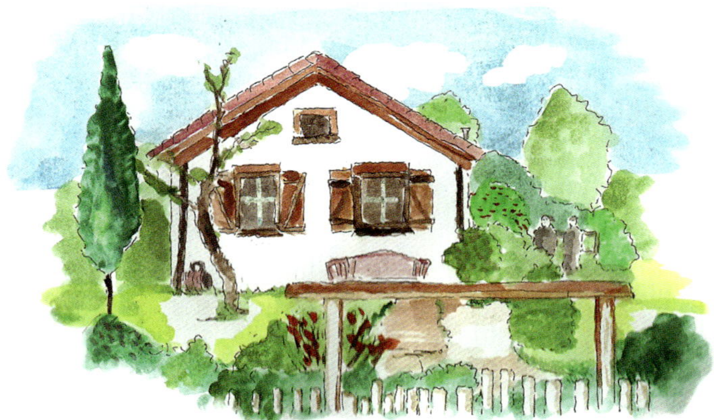

Abbildung 12-4: Wohlfühlen im Grünen: Ein sozialer Garten als Treffpunkt (Zeichnung: A. Niepel)

nahezu doppelt so hoch ist wie auf dem Land. Und als Grund benennt auch er direkt die ungute Kombination von Vereinsamung und sozialer Überforderung.

Wir haben nicht ohne Grund den Menschen schon zu Anfang dieses Kapitels als Rudeltier beschrieben. Und derartige Rudel haben im Übrigen je nach Tierart nun einmal eine Normgröße. Natürlich ist die Beziehung wichtig, aber auch hier gilt: Die Dosis macht's. Der Psychologe Robin Dunbar hat in diesem Zusammenhang festgestellt, dass es im Durchschnitt interessanterweise ca. 150 Personen sind, die wir in unseren sozialen Netzen gut integrieren können. Ganz offenbar ist dies die uns vertraute Rudelgröße. Und leider ist es offenbar so, dass es darüber hinaus für uns anstrengend und belastend wird. Und so verhält man sich, wie man sich eben verhält.

Morgens auf dem Weg zur Arbeit in der U-Bahn die Augen schließen, zumindest den Blick senken, so schließt man die Mitreisenden geschickt aus. Und mit jedem neuen Freund oder Kollegen, der hinzukommt, lässt man unbewusst andere hinten wieder herausfallen. „*Meine Güte, bei dem habe ich mich aber auch schon lange nicht mehr gemeldet …*“ – derartige Gedanken kommen dann, wenn man mal wieder ins Adressbuch oder wahlweise ins Outlook-Postfach sieht. Und wenn wir alle im Mittel so grob 150 Personen gut verarbeiten können, dann kann man ja mal sehen, wie das so aussieht. Vielleicht erinnern Sie sich. Neugärtnerin Sabine möchte in ihrem Garten sehr, sehr gerne mit Menschen zusammenkommen, sie würde über den Garten vielleicht sogar gerne neue Kontakte zu Gleichgesinnten schließen.

Das könnte bei Stefan schon wieder ganz anders aussehen. Denn er zählt mit seinen Eltern sowie all den direkten Verwandten schon mal gut 50 Personen auf, zu denen er ein mehr oder minder ausgeprägtes soziales Verhältnis pflegt. Hinzu kommt sein VHS-Tai Chi-Kurs (fünf nette Personen, mit denen er hin und wieder telefoniert), die Mitstreiter bei seiner ehrenamtlichen Tätigkeit (zehn Leute), die direkten Arbeitskollegen und die wichtigsten Kunden (35 Leute), dann noch die lose Clique, mit der er sich hin und wieder auf ein Glas trifft, die auch noch einmal etwa 15 Personen einbringt. Dann sind da selbstverständlich noch die Kinder oder genauer gesagt die Eltern ihrer Freunde. 15 von denen hat er im Telefonverzeichnis. Ach ja, er geht gerne einmal die Woche zum Kicken, wo er auch noch einmal zehn Mitstreiter hat, mit denen er sich auch sehr gerne trifft. Sind bereits 140 soziale Kontakte, die er pflegt (Facebookfreunde habe ich jetzt mal rausgelassen). Für allzu viele Kleingartenkontakte hätte er ganz einfach gesagt keine Ressourcen mehr. Sabine, die gerne mehr Kontakte hätte, könnte dort geradezu aufblühen, denn (Achtung – Zitatwiederholung): Es ist die Beziehung, die heilt.

Und so ist es eigentlich auch nur logisch, dass es in England sogar das sogenannte „Social Prescribing" gibt – Sozialkontakte auf Krankenschein, wozu auch das gemeinsame Gärtnern gehört. Auch in Deutschland hat das Bildungsministerium nun Forschungsvorhaben auf den Weg gebracht, um möglicherweise auch hier so etwas unter dem Titel „Präventive gemeindebasierte psychosoziale Überweisungs-Intervention" zu initiieren. Ein „soziales Rezept", um gerade sozial benachteiligte oder bedürftige Menschen mit zielgerichteten präventiven Angeboten der Gesundheitsförderung zu versorgen.

Es gilt also für die sozialen Grundbedürfnisse das, was wir auch schon zu Anfang für das Thema Bewegung im Fitnessstudio beschrieben haben. Wir benötigen sie für unsere Gesundheit. Und: Es kommt darauf an, was Sie brauchen und auf die Dosis. Wo das Gärtnern in einem sozialen Gartenprojekt für den einen ein absolutes Zuviel wäre, findet die andere hier genau das, was sie als soziales Wesen braucht (**Abb. 12-5**).

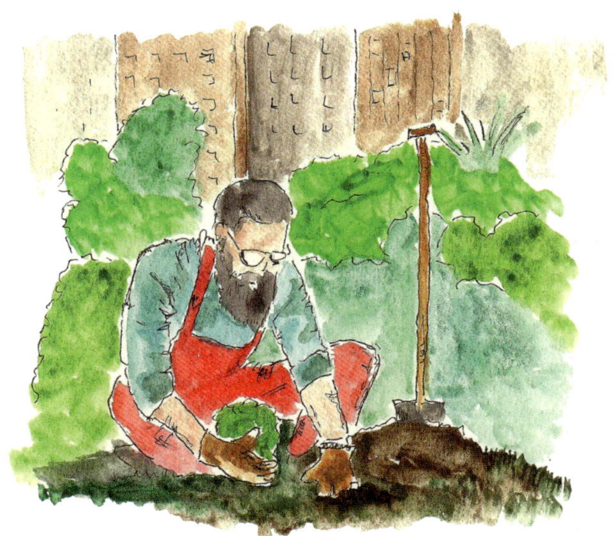

Abbildung 12-5: Es ist mittlerweile wieder cool zu gärtnern, selbst wenn im urbanen Hipster-Gärtner noch immer irgendwo ein „Heinz" steckt (Zeichnung: A. Niepel)

Gärtnern im Verein ist hochwirksam. Zu Risiken und Nebenwirkungen befragen Sie sich doch einmal am besten selbst. Hier dazu noch ein unverbindlicher kleiner Abschlusstest (**Tab. 12-2**). Wenn Sie bei den untenstehenden Aussagen wenigstens 50 Punkte machen, dann kann der Kleingarten, der Stadtgarten oder das Urban Gardening-Projekt in Ihrer Stadt genau das Richtige für Sie sein. Denn ein Garten wie auch das Gärtnern können sehr gut zu Ihrem persönlichen Glück beitragen. Es funktioniert dann, wenn Sie dort die Möglichkeit zur „S", zur sozialen Integration nutzen.

Tabelle 12-2: Sind Sie ein Typ für den sozialen Garten? (Eigendarstellung)

Auf einer Skala von 0 bis 10	Und hier die Aussagen:
	Ich arbeite gerne mit fremden Menschen zusammen, stricke gerne neue Kontakte und lasse mich auf fremde Menschen ein.
	Ich finde es gut, wenn der Garten nicht direkt an meinem Haus ist und ich mich immer erst gezielt dorthin begeben muss.
	Ich finde es gut, ein paar Gespräche „über den Gartenzaun" zu führen und es ist okay für mich, wenn andere mich beim Gärtnern sehen.
	Ich habe kein Problem damit, externe Regeln und Vorgaben in meine Freizeitaktivitäten zu integrieren. Gibt mir schließlich eine gute Richtung vor.
	Ich muss bei meinem Gärtnern gar nicht unbedingt nur etwas für mich machen, mit anderen gemeinsam Arbeiten auszuführen finde ich sehr angenehm.
	Ich schaffe es gut, meine „Gartentermine" zu sortieren und feste Zeiten für das Gärtnern in meinen Alltag zu integrieren.
	Ich finde es gut, wenn ich Ansprechpartner für fachliche Fragen vor Ort habe.
	Ich finde es gut, wenn das, was ich im Garten tue, auch von anderen gesehen und auch in gewisser Art bewertet wird.

13 I – Identität: Wie wir beim Gärtnern unseren Selbstwert stärken

Kim Wilde über ihren Garten

„Mich hat die Musikindustrie damals sehr gelangweilt. Meine Karriere war im Keller und es gab keine Herausforderungen mehr. Ich hatte die Welt gesehen, viel gearbeitet und viel Erfolg. Wusste aber auch, was Misserfolg ist. … Ja, und auf einmal hatte ich Zeit und einen großen Garten. Manchmal sieht er toll aus, manchmal nur so ein bisschen. Er ist voll von Pflanzen, die ich liebe. Im Moment tut er mir ein bisschen leid. Wenn die Tour vorbei ist, werde ich mich wieder mehr um ihn kümmern. Die Pflanzen sind ja immer da, die Knollen treiben jetzt so langsam. Die ganze Schönheit, alle Farben werden jetzt wiederkommen. Über all die Jahre ist der Garten mit uns gewachsen. Wir haben ihn, seit die Kinder auf der Welt sind.

Inzwischen sind die 18 und 20 Jahre alt. Sogar mein Mann ist inzwischen sehr interessiert am Gartenbau. In unserer Gemeinde kümmert er sich um ein Projekt, bei dem Pflanzen zur Therapie bei psychischen Krankheiten eingesetzt werden. Draußen zu sein ist sehr heilsam. Jetzt ist überall von Achtsamkeit zu hören. Es gibt nichts, das achtsamer ist, als im Garten zu sein, aufzuräumen, etwas zu pflanzen. Das Großartige daran ist, es ist überall möglich. Es gibt öffentlichen Raum, den man bepflanzen kann. Für mich ist es sehr wichtig, dass die Pflanzen am richtigen Platz sind. Es geht um den ästhetischen Eindruck, alles muss im Gleichgewicht und gut komponiert sein. Ich habe einen Plan, was wo gepflanzt wird. Auch wenn es auf den ersten Blick nicht so aussieht." (Wiesbadener Kurier, 2018)

Mit dem Garten sich selbst als Persönlichkeit ausdrücken zu können. Das ist sicher etwas, was viele Gartenfreunde als Inhalt ihrer Gartenfreude oder zumindest als gewünschtes Ziel beschreiben würden. *„Jeder hat das Recht auf die freie Entfaltung seiner Persönlichkeit."* So lautet nicht ohne Grund bereits Artikel 2 unseres Grundgesetzes und er beschreibt damit fraglos ein weiteres Grundbedürfnis des Menschen. Persönlichkeit und Identität, diese zu haben und diese zu pflegen ist eine lebenslange Aufgabe. Eine, die uns erfüllt. Das Beispiel von Kim Wilde zeigt dabei, dass es hierbei immer wieder Brüche und Krisen geben kann, aber auch, dass Umwege und neue Bahnen möglich sind.

Auch wir arbeiten alle ein Leben lang an diesem Bild von uns selbst, an unserer Identität. Wie ein Bildhauer eine Statue formt. Daher: *„Bleib so, wie du bist"* – was für ein übler Tipp. Wissen Sie noch, wie Sie vor zehn Jahren waren? Vor zwanzig Jahren? Erzählen Sie mir nicht, Sie wären noch der oder die Gleiche oder gar Sie fänden das gut. Und wollen Sie sich wirklich in den kommenden zehn oder zwanzig Jahren nicht mehr verändern?

Auch wir erleben natürlich Krisen und wir suchen dann nach Nebenwegen. Und so, wie das Beispiel von Kim Wilde zeigt, kann dabei ein Garten und das Gärtnern hilfreich sein. Etwas, was ebenso viele Neugärtner für sich entdeckt haben. Wie hieß es ganz zu Anfang bei Neugärtner Stefan: *„Denn auch er selbst ist absolut nicht der graue Typ*" – findet er – *„und mit seinem Garten, hat er das Gefühl, kann er das auch perfekt nach außen stülpen*". Aber bevor hier irgendjemand anfängt, irgendetwas zu stülpen: Was ist das überhaupt, die Persönlichkeit, die Identität?

Ihr Profil kommt gut an: Identität und Persönlichkeit

Das, was wir sind, wird letztlich von unendlich vielen Dingen geprägt. Nahezu jedes Thema, welches wir behandelt haben und noch werden, hat einen Einfluss darauf: Unsere Genussfähigkeiten und Vorlieben, unsere soziale Integration, unser Sinnempfinden und so weiter. Und all das, was da auf uns einwirkt, hat immer so etwas wie die faktische Seite. Also angenommen: Ich bin das jüngste von acht Kindern. Einfach so als Tatsache. Dazu gehört natürlich dann immer noch jener Aspekt, wie wir dies bewerten. Das kann reichen von *„Es war herrlich, jeder hat sich um mich gekümmert und es war immer jemand da*" bis hin zu *„Irgendwie hatte ich das Gefühl unterzugehen.*" Und das betrifft alle möglichen Lebensinhalte.

Reicht also auch von *„Ich bin der beste Kartoffel-Hobby-Gärtner diesseits des Urals*" bis zu *„Ach du Scheiße, dicke Kartoffeln – haben die nicht nur die dümmsten Bauern?*"

Sie merken vielleicht schon: Auch wenn wir das Gärtnern positiv für unser Wohlempfinden einsetzen wollen, geht es nicht nur um die Ergebnisse an sich, sondern auch darum, wie wir diese einsortieren. Entscheidend für einen Wohlfühlgarten, der unserem Selbstwert und dem Erhalt und der Stärkung unserer Identität hilft, sind also folgende Fragen.:

- Erstens: Was gehört eigentlich so zu meiner Identität, was stützt ganz generell diese Persönlichkeit und wo und wie kann mich der Garten dabei unterstützen?
- Zweitens: Wo und warum schwächelt vielleicht meine Identität hier und da – wie kann der Garten diese dennoch stärken?
- Drittens: Wo wird meine Persönlichkeit angegriffen, wo entstehen Identitätskrisen und wie kann der Garten vielleicht an anderen Stellen ein Ausgleich sein?

Da waren sie wieder, unsere drei Fragen. Es geht um: Stütze, Stärkung, Ausgleich und um das „Wofür" und an welcher Stelle? Wenn wir Stück für Stück aufarbeiten

IDENTITÄT
"DINGE"
MATERIELLE
SICHERHEIT
ARBEIT
UND
LEISTUNG
WERTE
UND
EINSTELLUNGEN
KÖRPER
UND
LEIB
SOZIALES
NETZ

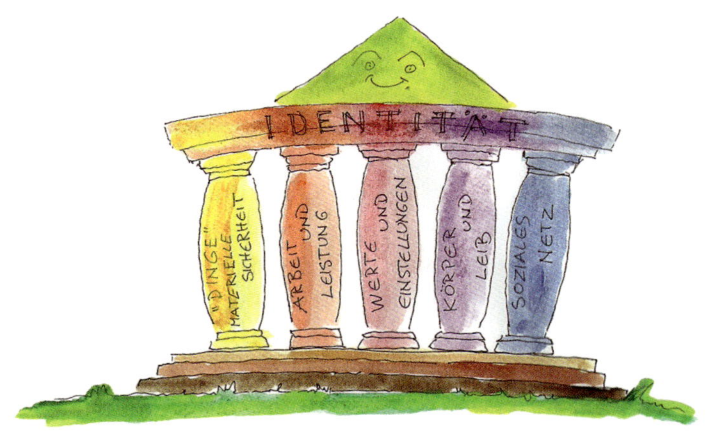

Abbildung 13-1: Die Säulen der Identität und Persönlichkeit (Zeichnung: A. Niepel)

wollen, wie der Garten die Identität und Persönlichkeit unterstützt, müssen wir zuerst betrachten, was denn alles darauf Einfluss nimmt.

Da ja, wie erwähnt, unglaublich viele Aspekte hineinspielen, wäre mein Bild jenes von einem Gemüseeintopf, wo alles schön zusammengekocht ist. Aber mich fragt ja keiner. Schauen wir deswegen auf ein anderes, ein wirklich sehr gut handhabbares Modell. Es stammt vom Psychologen Hillarion Petzold.

Die „Suppenanteile“ sind hier als unterschiedliche Säulen dargestellt (**Abb. 13-1**). Was im Übrigen ein doch sehr schönes Bild ist, weil es dabei um das Thema „Stützen“ geht. Sehen wir uns diese Säulen im Einzelnen mal genauer an.

Materielle Sicherheit

„Mein Haus, mein Auto, mein Boot“. Ohne Frage haben auch Dinge etwas mit unserer Persönlichkeit zu tun. Dazu gehören selbstverständlich Geld und Haus. Wir alle kennen schließlich Menschen, bei denen wir denken, dass dieses oder jenes, was sie so präsentieren, geradezu als Verlängerung ... der Persönlichkeit angeschafft wurde.

Aber dazu zählen eben auch sehr viele andere Sachen. Eine Menge Gedöns, die sich da so ansammelt, selbst die Kleidung. Denken Sie daran, wie Heinz und Hedwig, Rudi und Rita oder eben Dagmar und Dietmar beschrieben wurden. Natürlich hatte immer die Kleidung etwas damit zu tun, welches Bild wir von diesen Personen bekommen.

Ob Punks in zerrissenen Lederjacken, Banker im Zweireiher oder auch Dagmar und Dietmar in zu großen grünen Latzhosen. Mode ist nicht nur Dekoration, wie ein bekanntes Vivienne Westwood-Zitat sagt: „*Mode ist Sachen zu tragen, die einem ste-*

hen." Wobei sie dazu, was sie unter „einem stehen" versteht, netterweise ergänzt: *„Ich unterscheide zwischen wirklicher Mode und dieser grauenvollen Massenproduktion. Die Leute kaufen sich schreckliche Klamotten, die nichts mit ihrer Persönlichkeit zu tun haben.*" Unsere Kleidung kann also unsere Persönlichkeit darstellen, sie möglicherweise sogar angreifen, aber eben auch unterstützen und stärken. Und bei so manchem dient sie auch als Ausgleich.

Und das gilt eben nicht nur für Kleidung. Denken Sie doch einmal an wichtige Dinge in Ihrem Leben, die wirklich etwas mit Ihnen zu tun hatten: Ihr erstes Mofa, die zerknautschte Lederjacke, Buttons mit Punkbands drauf, der Lederball, der dafür gesorgt hat, dass Sie immer mitspielen durften, die erste Puppe oder der Teddy. Zu behaupten, dass es da keine Wechselwirkung mit der Identität gegeben hätte, wird man kaum können.

Und natürlich: Gerade der Garten gehört an dieser Stelle erwähnt. Ein Garten ist mittlerweile nicht mehr nur, wie vielleicht noch bei Heinz und Hedwig, ein Produktionsort für Kartoffeln. Vielen soll er ein kleines kreatives Kunstwerk sein. Mit dem Faible für Gartengestaltung verändern Sie also nicht nur den Außenraum, sondern Sie formen immer auch Ihren seelischen Innenraum gleich mit. Und was wir ja auf keinen Fall wollen, das ist das Westwood-Zitat umzumünzen im Sinne von: Die Leute gestalten sich schreckliche Gärten, die nichts mit ihrer Persönlichkeit zu tun haben.

Arbeit und Leistung

Als Erstes geht der Gedanke an das Thema Beruf oder Berufung. Wenn ich mich als „Gärtner und Gartentherapeut" vorstelle, erweckt das zweifelsohne direkt Bilder bei meinem Gegenüber. Und das gilt für viele Berufe: Beim Schmied denken wir an Stärke, beim Müller kommt uns das Bild von rosigen Wangen und großem Bauch in den Sinn, beim Installateur fällt das Klempnerdekolletee eines am Boden kauernden verschwitzten Menschen ein, der IT-ler wirft das Bild vom Nerd auf und der Versicherungsvertreter wird bei vielen zeitlebens wie der Herr Kaiser vorkommen. Und Sie?

Gönnen Sie sich es doch einmal, Ihre Berufsbezeichnung bei der Google-Bildersuche einzugeben. Da bekommen Sie eine Ahnung davon, welches Bild andere von diesem Beruf und damit auch ein klein wenig von Ihnen im Hinterkopf haben. Und? Es passt nicht? Oder es ist irgendwie Wischiwaschi? Tut mir leid, aber: Natürlich prägt auch trotzdem das, was Sie sind und was Sie können, Ihre Identität. Ob es Ihnen passt oder nicht. Aber was, wenn Sie das Gefühl haben, dass dieses Sie überhaupt nicht beschreibt. Wenn Sie wie unser Stefan denken, dass Sie eigentlich viel weniger grau sind? Oder wenn diese Säule schwächelt durch Misserfolge – wie bei Kim Wilde. Glücklich ist, wer dann Situationen findet, wo er sein Leistungsvermögen nach außen in der Darstellung erweitern oder auch anders erleben kann. Und natürlich ist es perfekt, wenn Sie dafür einen Garten nutzen können. In Bezug auf den Rentner ist das ja fast schon eine Stereotype. Die gehen nicht mehr in den Ruhestand. Die laufen Marathon, die fangen an zu studieren, die kaufen sich Harley Davidsons oder eben ... die züchten Rosen.

Das andere Problem mit dieser Säule entsteht, wenn wir entweder selbst wahrnehmen oder es uns mitgeteilt wird, dass unsere Leistung nicht – oder nicht mehr – so supertop ist, wie wir das bislang selbst gedacht haben. Gründe dafür wären das Alter oder Erkrankungen. Das kann auch zutreffen, wenn man für sich selbst und für seine Umwelt mit dem Gärtnern einen neuen Schauplatz aufmacht, der ebenso Leistung und Fähigkeiten beinhaltet. Denn in diese Säule „Leistung" gehört ganz grundsätzlich wirklich alles, was wir so können, nicht nur das, wofür wir Geld bekommen. Sie sind ein guter Hobby-Koch? Sie sind begeisterte Autoschrauberin? All das hat etwas mit Leistung zu tun und mit Fähigkeiten, die Sie natürlich als Person auszeichnen. Denken Sie an das Kim Wilde-Zitat und das, was sie über ihren Mann gesagt hat: *„Sogar mein Mann ist inzwischen sehr interessiert am Gartenbau. In unserer Gemeinde kümmert er sich um ein Projekt, bei dem Pflanzen zur Therapie bei psychischen Krankheiten eingesetzt werden."*

Kommen Sie, natürlich verändert gerade so etwas direkt unsere Fremdbeurteilung über einen Menschen, von dem wir sonst nichts wissen. Und ebenso sicher verändert diese Tätigkeit und diese Leistung auch das Selbstbild der besagten Person und kräftigt es. Bei unserer Kim steht selbstverständlich auf dieser Säule ganz oben dick und fett ihre Leistung als Popstar. Aber wie sie selbst sagt, hat sie ihr Talent für das Gärtnern entdeckt, als diese Leistung nach eigener Auffassung im Keller war. Sie hat übrigens seinerzeit sogar eine Ausbildung als Gartenplanerin gemacht. Für sie war es also der Ausgleich für eine schwindende Säule, während z.B. ein neuer Hit eine Stütze gewesen wäre. Nur, um im Bild zu bleiben: Arbeit und Leistungen sollten anerkannt werden (**Abb. 13-2**).

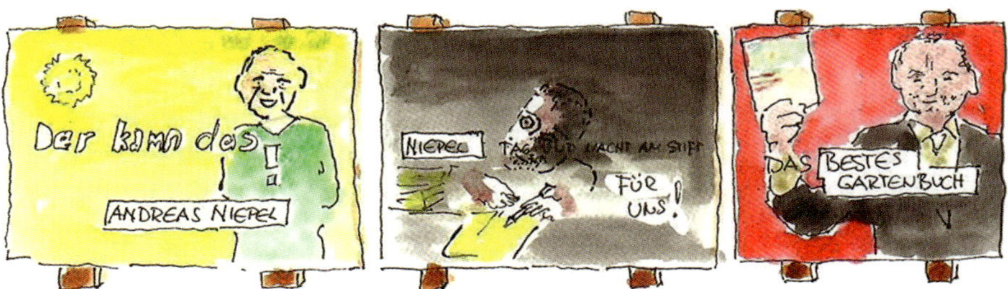

Abbildung 13-2: So lieben wir unser Profil: Arbeit und Leistung kommen gut an (Zeichnung: A. Niepel)

Werte und Einstellungen

Kommen wir zur nächsten Säule: Hier befinden sich all die Meinungen und Auffassungen, die wir über das Leben haben. Natürlich: Ich bin auch das, was ich so über mich, über andere und über das Leben denke. Es sind Begriffe wie Moral, spirituelle Überzeugungen, Einstellungen zu Dingen oder Traditionen. Diese Säule ist vielleicht die am langsamsten wachsende, schließlich ist sie Ergebnis unserer Stück für Stück wachsenden Biografie. Und somit ist sie auch eine sehr stabile Säule. Angegriffen wird sie zuweilen von sehr elementaren Lebensereignissen, wie Krankheit oder Tod, wie wir es in der Therapiesituation erleben. Diese führen dann dazu, dass das Leben vor und nach dem Ereignis miteinander abgeglichen wird. Und was wäre die Rolle des Gartens für diese Säule? Nun, wir werden noch sehen, wenn es um das Thema Intention und Sinnfindung geht, dass die gärtnerische Tätigkeit durchaus auch Einfluss darauf hat, wie wir die Welt sehen.

An dieser Stelle möchte ich Ihnen gerne vorschlagen, dass Sie vielleicht einfach schon mal darüber nachdenken, was denn so bei Ihnen alles in dieser Säule faktisch steckt. Und zwar suchen wir hier Inhalte, die Sie selbst in einem positiven Kontext sehen. Sachen, die Sie mögen. Sollte doch kein Problem sein.

Es gibt ja unzählige Dinge und Situationen, die uns guttun, über die wir uns aber nicht ständig bewusst sind. Und möglicherweise finden wir genau hier später ein paar Anregungen und Ideen für unseren Wohlfühlgarten. Auf jeden Fall prägen sie aber unsere Werte. Somit gebe ich Ihnen gerne ein paar Punkte meiner persönlichen Liste, nehme Ihnen jedoch folgendes Versprechen ab: Sehen Sie sich diese Liste nur dann an, wenn auch Sie sich wirklich hinsetzen und eine Liste mit wenigstens 25 Punkten für sich erstellen. Glauben Sie mir: Es macht so viel Spaß, dass Sie so oder so weitermachen. Sie finden also gleich einiges von meiner Liste und Sie dürfen jetzt gerne daraus Rückschlüsse auf meine Identität ziehen. Tun Sie sowieso (**Abb. 13-3**).

Aber auch abgesehen davon, dass es Ihnen sicher ganz grundsätzlich nutzt, sich mit den Dingen zu beschäftigen, die Sie schätzen, so können und sollten Sie dies auch auf den Garten übertragen. Sprich: Wenn Sie ganz neu starten wollen, machen Sie sich eine ähnliche Liste. Und bei jedem Gartenbesuch, beim Durchblättern eines Magazins, beim Betrachten von Instagram-Posts: Wo immer Sie etwas sehen, was Sie anspricht, füllen Sie Ihre „Ich-mag-in-Gärten-Liste".

Und noch wichtiger, wenn Sie bereits einen Garten haben: Notieren Sie sich, was Sie in diesem Garten mögen: Den Frost auf den Blüten der Fetten Henne, das Wogen der Gräser im Wind oder die meterhohe Sonnenblume. Denn leider neigen selbst wir Wohlfühlgärtner dazu eher das zu sehen, was noch nicht gut, noch nicht reif, noch nicht perfekt ist.

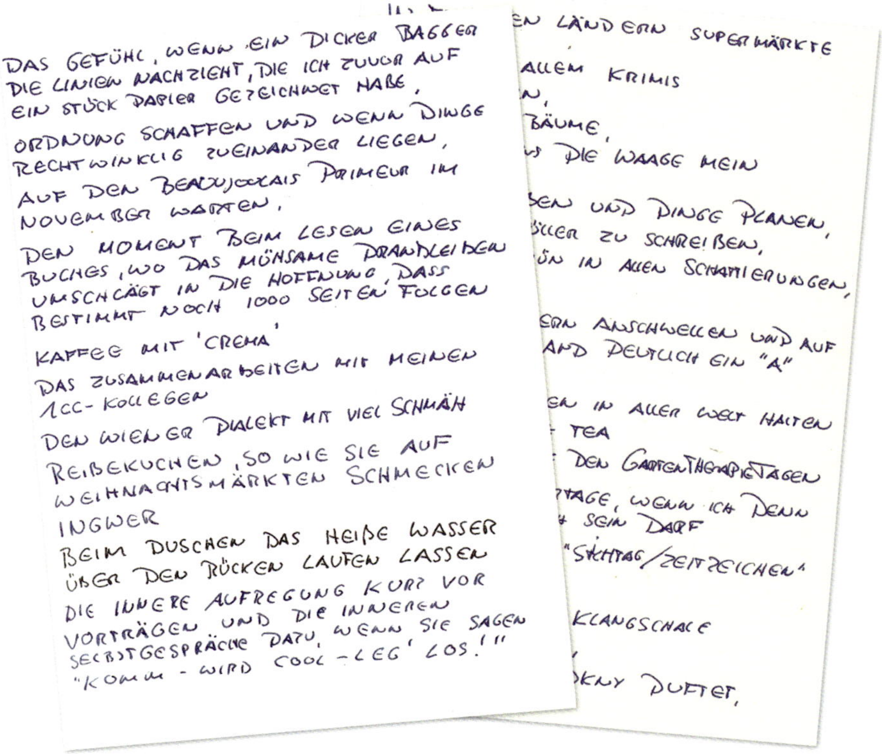

Abbildung 13-3: Meine ganz persönliche Liste für Sie (A. Niepel)

Leiblichkeit und Körper

Wie schon erwähnt: Fast alles, was wir behandeln, hat für unsere Identität eine Bedeutung. In dem Sinne ist diese Säule schon fast eine Überleitung zum kommenden Kapitel. Denn dort spielt der Körper eine große Rolle. Na klar, wir sind das, was wir oder andere da in Fleisch und Blut gewachsen vor sich sehen. Wir sind dick, wir sind dünn, sind kräftig oder nicht, attraktiv und sportlich oder verpickelt und krumm. All dies macht uns als Person aus. Diese Säule ist natürlich nicht sehr stabil. Da zeigen sich zwanzig Jahre unbarmherzig.

Und damit ist noch nicht einmal gemeint, ob wir hoffentlich – wie zuvor dargestellt – dies auch akzeptieren. Nein, es gibt immer ganz reale Entwicklungen. Ob es nun aktuelle Erkrankungen sind oder ob uns einfach nur das Alter verändert, ständig dürfen wir uns neu entdecken und werden wir neu entdeckt. Und an dieser Säule arbeiten wir auch gerne mal kräftig, ob wir nun hier und da gerne mal den Bauch einziehen oder auch unserem Körper etwas Gutes tun. Selbstverständlich ist diese Säule für jeden individuell mal mehr, mal weniger wichtig. Und wie Sie hoffentlich schon als Grundtenor aus diesem Buch herausgelesen haben – das ist weder gut noch schlecht, sondern: Is' einfach so! Aber fest steht auf jeden Fall: Für diese Säule kann jeder von uns Stützungen, Stärkung und Ausgleich gut gebrauchen. Wir werden daher diese Themen des körperlichen Aspektes noch ausführlicher im kommenden Kapitel behandeln, daher belassen wir es hier einfach bei diesem Cliffhanger.

Soziales Netzwerk

Einen Cliffhanger braucht es hier nicht, denn mit diesem Thema haben wir uns ja schon im Kapitel zuvor beschäftigt. Stichwort: Niemand ist eine Insel – wir sind ein soziales Wesen.

Auch diese Säule ist selbstverständlich einem ständigen Wandel unterworfen und sie umfasst sehr viele unterschiedliche Systeme. Denken Sie nur an Vereinsmitgliedschaften. Sie melden sich in einem Heimatverein an – und schon haben Sie Ihre Identität beeinflusst. Im letzten Kapitel sprachen wir auch passenderweise schon von der Möglichkeit, einem Kleingartenverein beizutreten. Und Schwupp! Schon haben Sie diese Säule wieder modifiziert. Und glauben Sie es mir, so schnell können Sie gar nicht gucken, wie sie ein Image (Fremdbild) in diesem neuen Verein bekommen. Sehr passend hat dies Dietgard Stein in einem Artikel in der „Welt" beschrieben: „*Inzwischen, ein halbes Jahr später, kennen wir die Leute um uns herum. Bedauerlicherweise wissen wir jetzt auch, wer mit wem besonders gut und wer mit wem gar nicht kann – und warum. Die Menschen plaudern gern. Das muss man mögen oder zumindest in kleinen Dosen geduldig ertragen können – denn unbeliebt, das haben wir schnell gelernt, sollte man sich in einer Kleingartenanlage nicht machen, sonst wird ganz genau auf die Heckenhöhe und die Beetflächen geschaut.*" (Stein, 2020)

Und genauso entsteht bei diesen Nachbarn ein Bild über Sie. Sie werden zum Öko, zum Pedanten, zur Hilfsbereiten, zur Partygängerin. Das geht sehr schnell. Wenn sich Ihre neuen Gartenfreunde dieses Bild von Ihnen machen, dann ist die entscheidende Frage nicht, ob Sie das jetzt wirklich sind, sondern warum man denn auf diese Idee kommt. Offensichtlich strahlen Sie das ja irgendwie aus.

Mit der Tatsache, dass Sie jetzt Mitglied in einem solchen Verein werden, verändert sich aber möglicherweise auch das Bild von Ihnen in Ihrem bisherigen sozialen Netz. Leider oft nicht sehr positiv. „*Echt, du bist jetzt in einem Kleingarten ... naja, du musst wissen ....*" Sie wissen schon, in dem Sinn. Das gilt selbstverständlich für viele Vereinigungen oder Gruppen. Von außen gesehen bekommen Sie z. B. als Trachten-

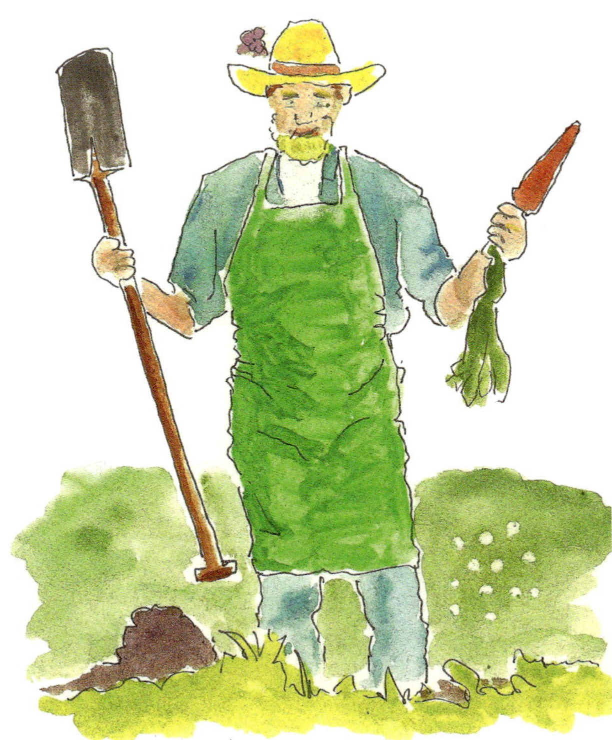

Abbildung 13-4:
Werden Sie eher als Heinz oder Hipster angesehen? (Zeichnung: A. Niepel)

vereinler, als CSU-Mitglied, als Bayern München-Fan oder als Mitglied einer Laienspielgruppe auch gleich ein Bild mitgeliefert (es gibt sogar Leute, die sind all das zusammen!). Dadurch, dass wir uns also in eine soziale Gruppe einbringen, formen wir auch unsere Identität.

Gerade viele Urban Gardening-Projekte arbeiten damit ganz bewusst. Dass da der hippe innerstädtische Communitygardener im Metallica-T-Shirt in den natürlich ebenso hippen Flyern abgebildet wird, stellt auch das Angebot dar, dass man dort nicht nur seine eigenen Möhren anziehen kann, sondern gleich auch noch ein passendes Image mitgeliefert bekommt, ob als Hipster oder Heinz (**Abb. 13-4**). Und wissen Sie was? Wenn Ihnen das zusagt – dann machen Sie das. Halten Sie auch diese Säule in Bewegung.

Nach diesem kurzen Überblick kommen wir also zu Ihnen. Haben Sie sich beim Lesen schon gefragt, was denn bei Ihnen diese Säulen so ausfüllt? Eine erste Anregung dazu haben Sie ja vielleicht schon mit der „Schöne-Sachen-Liste“ bekommen. Aber was steht denn da noch? Also: Was schwimmt denn so rum in der Identitätssuppe? Fragen Sie doch den Experten dafür – Sie selbst:

- Wie würde ich meine Leiblichkeit und meinen Körper beschreiben und wie sehen mich wahrscheinlich andere? Machen Sie doch einmal einen Steckbrief mit den Dingen, die Ihnen wichtig sind. Ich mag zum Beispiel meine linke Hand!
- Welche Menschen sind entscheidend für mein soziales Netzwerk, wie weit reicht es? Sie könnten z. B. eine Art „Beziehungsstammbaum" zeichnen.
- Welche Form von Leistung zeichnet mich aus, was kann ich besonders gut? So etwas zu formulieren fällt den meisten Menschen extrem schwer. Eine kleine Hilfe wäre es, die Frage reflexiv zu stellen. Heißt: Wenn ich jemanden fragen würde, der Sie sehr, sehr gut kennt, was würde dieser Mensch sagen, was Sie auszeichnet, was Sie besonders gut können?
- Welche Dinge und Besitztümer sind mir besonders wichtig, was verbinden andere mit mir und an welche wichtigen Objekte in meinem Leben erinnere ich mich?
- Und was sind eigentlich meine wichtigsten Überzeugungen, welche Werte liegen mir besonders am Herzen? Und (reflexiv gefragt): Was würden andere hier wohl mit mir verbinden? Oftmals haben Menschen so etwas wie eigene Mantras oder schwören auf Sprichwörter, die sie verinnerlicht haben. Es sind innere Antreiber, z. B. „*Tue recht und scheue niemand*", die uns dann durchs Leben leiten. Wenn Sie die Selbsteinschätzung im ersten Teil wirklich durchgeführt haben, dann haben Sie da ja bereits darüber nachgedacht, welche Gedanken Ihnen zum Garten vertraut sind.

Eine wichtige Schlussfolgerung, die aus diesem Säulenmodell gezogen werden kann, ist vereinfacht gesagt: Wir erleben Identitätskrisen dann, wenn eine oder mehrere Säulen angekratzt werden. Das passiert uns allen natürlich immer wieder und es gilt dann, darauf zu reagieren. Tun wir. Und meist auch gar nicht schlecht. Wir können das auch deswegen ganz gut, weil die Inhalte dieser Säulen selbstverständlich nicht ein irgendwie objektiv messbares Ding sind. Das, was wir fühlen, sehen wir immer subjektiv durch unsere Brille. Wir konstruieren und interpretieren also die Inhalte und wir gewichten sie auch nach eigener Bedeutung. Kennen Sie Ihre Gewichtung? Welche Säule, welcher Teil Ihrer Identität ist Ihnen besonders wichtig? Haben Sie da für sich etwas gefunden? Bevor Sie dran sind: Sehen Sie sich bitte die **Tabelle 13-1** an.

Kursiv sind in der Tabelle 13-1 im Übrigen jene Angaben gesetzt, die mit Kim Wildes Musikerkarriere zusammenhängen, quasi dem Alltag, der ja seinerzeit offenbar angegriffen wurde (sie selber spricht ja von Misserfolgen). Schon in dieser kurzen Auswahl ist zu sehen, wie sie ihre Identität dennoch über das Gärtnern neu festigen konnte und auch, was ihr besonders wichtig zu sein schien. Zumindest in diesem kurzen Interview. Die nächste **Tabelle 13-2** gehört wie erwähnt also

Tabelle 13-1: Als weitere Anregung das, was wir allein schon aus dem kurzen Text am Anfang über Kim Wilde erfahren haben (A. Niepel)

Soziales	Ich habe Kinder. Ich habe einen Mann. *Ich bin im Musikbusiness.* Wir spielen eine Rolle in unserer Gemeinde.
Materielles	Ich habe einen großen Garten.
Einstellungen	Ich mag Herausforderungen. Ein Garten kann mir leidtun. Ich schätze Schönheit. Es gibt nichts, das achtsamer ist, als im Garten zu sein. Der ästhetische Eindruck bedeutet mir etwas – alles muss im Gleichgewicht und gut komponiert sein. Draußen zu sein ist für mich sehr heilsam.
Arbeit und Leistung	*Ich habe eine Leistung innerhalb der Musikindustrie erbracht.* *Ich habe eine Karriere mit viel Erfolg und auch Misserfolg erlebt.* Ich habe viel gearbeitet. Ich kann aufräumen und etwas pflanzen.
Körper	(Keine Angaben in diesem kurzen Text).

jetzt Ihnen und den (positiven) Zügen Ihrer Identität und dabei gerne auch besonders Ihrer Garten-Identität.

Im Idealfall wird der Garten tatsächlich zu so etwas wie einem Spiegelbild der Seele. Besonders Menschen, die als kreativ gelten, und nicht umsonst hat eine Künstlerin dieses Kapitel eingeleitet, gestalten nicht nur mit besondere Inbrunst Objekte ihrer Lebenswelt, sondern gestalten auch sich und ihr eigenes Leben. Und v.a. genießen sie es auch auf besondere Weise. Das englische Wort Recreation, welches gleichzeitig den Sinn von Wiederherstellung wie auch von Entspannung beinhaltet, als „Re-Kreativität" zeigt deutlich, wie wichtig dieser Aspekt der Kreativität für unser Wohlempfinden ist.

Und für viele Gartenfreunde ist klar: Da ist der Garten natürlich besonders geeignet. Dies gilt insbesondere dann, wenn vielleicht die Lebensumstände ansonsten als kreativ beengend oder gar als belastend empfunden werden.

Tabelle 13-2: Und jetzt Sie: Welche Identität ist Ihnen besonders wichtig? (A. Niepel)

Soziales	
Materielles	
Einstellungen	
Arbeit und Leistung	
Körper	

Wir sind kreativ – Wir sind Gartenpapst!

Auch Sie wollen also den Garten nutzen, um hier das, was kreativ in Ihnen steckt, auszuleben? Herzlichen Glückwunsch zu dieser Idee. Tun Sie das. Möglicherweise gibt es sogar kein passenderes Medium dafür. Verwegene Aussage? Gut, lassen Sie uns dafür fix noch einmal gedanklich ein paar Kapitel zurückgehen.

Bei der Beschreibung des Themas „Naturzugang" war es ja Thema, dass der Mensch ein Naturwesen ist, dass er aber mittlerweile sein Verhältnis zur Natur ein wenig gewandelt sieht. „*Der Mensch ist ein Naturwesen auf der untersten Stufe, dann ist er ein Gesellschaftswesen, und darüber hinaus ist er ein freies Wesen*", sagt Joseph Beuys. Nachdem wir die Punkte eins und zwei bereits hatten, sind wir nun bei der dritten Beschreibung des Menschen als freies Wesen angelangt.

Aber zunächst zum Thema Natur- und Kulturwesen. Wir haben gesehen, wie dieses Menschenwesen zunächst für lange Zeit seiner Entwicklung eindeutig ein Bestandteil dieser Natur war, irgendwie auch in ihr mitgetrieben. Man kann sagen, dass es zum Zubehör des ganzen Systems gehörte. Ein wenig wie ein Fisch im Aquarium. Spätestens jedoch mit der Seßhaftwerdung hat sich Grundlegendes verändert.

Die Natur wurde zu einem Gegenüber. Ein Objekt, das man an seine Bedürfnisse anpasst, anstatt einfach weiterzuziehen oder es anzunehmen. Plötzlich standen sich also das Subjekt Mensch und das (Beobachtungs-)Objekt Natur gegenüber. Um im Beispiel zu bleiben: Wir standen plötzlich – zumindest gedanklich – vor dem Aquarium und schauten hinein. Das veränderte einiges an unserem Natur-Verhältnis. So ergab sich eine verzwickte Lage, ein Zwitterzustand zwischen Natur und Kultur, zwischen innen und außen. Interessanterweise begannen die Menschen mit dieser Seßhaftwerdung und mit dieser Aufspaltung zwischen Subjekt und Objekt damit, dann auch eine Gartenkultur zu entwickeln. Wir hatten plötzlich das Bedürfnis, eigene kleine Naturen zu erschaffen. Denn schließlich gilt: Auch Gärten sind solche Zwitterwesen zwischen Natur und Kultur. Um im Bild zu bleiben: Wir sitzen also immer noch im Aquarium, schauen dabei irgendwie von außen auf das große Ganze und haben unsere Freude daran, im Aquarium selbst eigene kleine – unserer Meinung nach bessere – Aquarien anzulegen. So werden wir selbst zum Schöpfer. Schöpfer solcher Welten, von denen wir denken, dass sie doch eine idealere Umgebung seien als das große uns gegebene Becken. Nun ja, wir sind schon seltsam. Aber bei der Größe der Aufgabe wird auch schnell klar, dass wir als Menschheit hierfür, also für die Gartenkunst, davon rede ich schließlich die ganze Zeit, so viel Energie aufbringen wie für fast sonst nichts. Und ich meine hier nicht die Landwirtschaft, den Gartenbau, der uns mit Nahrung versorgt, sondern die reinen Zieranlagen, deren Zweck es lediglich ist, kreativ die Idealvorstellung von einem Natur-Kultur-Mix umzusetzen. Genau dafür wurden im Laufe der Geschichte nicht nur in Versailles ganze Sümpfe trockengelegt und komplette Dörfer umgesiedelt.

Nein, diese Mammutaufgabe zieht sich durch die gesamte Gartengeschichte bis in unsere Tage. So sind auch tatsächlich viele Landschaften, die erst einmal gar nicht so wirken, erst durch immensen Aufwand künstlich als Garten-Landschaften geschaffen worden. Beispielsweise wirkte im England des achtzehnten Jahrhunderts der Gartenplaner Lancelot Brown, dem so mancher Landlord stolz seine Besitzungen präsentierte, mit dem Wunsch diese doch ein wenige idealer zu formen. „*Alles schon ganz schön, Mylord, aber es sähe besser aus, wenn dieser Berg dort vorne ein Stück weiter rechts stehen würde, und wenn dort, wo dieses pittoreske Dorf ist, ein schöner großer See wäre*“, so ähnlich kann man sich diese Kunde-Gestalter-Gespräche vorstellen. Und so kam es, dass eben tatsächlich Berge versetzt und Täler geflutet wurden. Nur weil der kleine Lord Fauntleroy das schick fand. Oder ein anderes Beispiel: Aus dem frühen China sind uns Gärten überliefert, wo auf einer Grundfläche von hundert mal hundert Kilometern bis zu einer Million Arbeiter einen Garten erschufen, der ebenso ein neues Paradies auf Erden darstellen sollte. Ja, der Mensch hat wohl in seiner Geschichte für nichts so viel Energie aufgewendet als für das Anlegen von Gärten. Sorry, liebe Architekten, Pyramiden sind dagegen fast schon Pille-Palle.

Wenn Sie also, wie die Frage am Anfang dieses Absatzes war, den Garten nutzen wollen, um Ihrer Kreativität Raum zu geben, dann sind Sie da in guter Gesellschaft. Offenbar haben wir als Menschheit an sich ein riesiges Bedürfnis, diese Erde kreativ als Schöpfer zu formen. Eine Art humanes Selbstwerterhöhungsprojekt. Und in Wirklichkeit bauen wir dafür eben keine Türme, sondern Parks und Gärten. Sie als Neugärtner sind da somit wahrlich nicht allein. Im Übrigen benennt der ja schon erwähnte Therapieforscher Klaus Grawe dieses Bestreben auch als ein Grundbedürfnis: jenes nach Selbstwerterhöhung und nach Selbstwertschutz.

Ein Garten wie gemalt

Und so sind uns auch aus der Gartengeschichte einige spannende Vorgehensweisen bekannt, die Sie sich gerne zu eigen machen können. Im mittelalterlichen China beispielsweise wurde es offenbar von den angehenden Gartenmeistern auch verlangt, dass diese die Natur zeichnen können. Wer die unterschiedlichsten Szenerien zu Papier bringen kann, wer in einer Zeichnung das Wesen von Felssteppen, Gebirge oder Seerosen im Teich erfassen kann, der sei wohl auch in der Lage, die Natur selbst zu gestalten, so die Idee. Also nutzen Sie Ihren kreativen Blick, um zu zeichnen oder zu fotografieren. Von Fürst Pückler, der nicht nur dem gleichnamigen Eis seinen Namen gab, ist bekannt, dass er gerne seine Parks bei der Gestaltung durch Bilderrahmen betrachtete, also auch tatsächlich wie ein Gemälde zusammensetzte. Übernehmen Sie das doch gerne. Kaufen Sie sich einen alten, schönen, verzierten Goldrahmen und befestigen Sie diesen auch mal an wechselnden Stellen im Garten, sodass der Blick auf bestimmte Szenen gerichtet wird. Sie werden sehen, so manches wirkt plötzlich ganz neu und es ergeben sich auch ganz neue Ideen, wie man dieses Bild dann ergänzen kann.

Ein anderer daran angelehnter Tipp für neue Ideen ist jener, das Areal, dem Sie sich zuwenden möchten, erst zu fotografieren. Und dann kommt's: Weil Sie wahrscheinlich diesen Bereich schon hundertmal gesehen haben, fällt es schwer, auf neue Ideen zu kommen. Also ist es gut, wenn man es schafft, ihn doch irgendwie neu zu entdecken. Das können Sie, wenn Sie mit diesem Bild das machen, was früher mal hin und wieder mit Dias so passierte: spiegeln (okay, die Jüngeren werden das nicht mehr kennen und können das mal googeln). Also, der Tipp: Spiegeln Sie das Bild auf links. Geht auch am PC. Und Sie werden sehen, dass plötzlich alles sehr anders aussieht. Oft erkennt man dann erst, wo denn vielleicht ein wenig Gelegenheit zur Umgestaltung wäre.

Sie sind der Schöpfer, die herausragende Persönlichkeit dieses eigenen Kunstwerkes Garten. Sie sind etwas Besonderes. Das prägt Ihre Persönlichkeit und wenn dieses selbst geschaffene Bild positiv ist, dann stärkt es auch Ihr Selbstwertgefühl. Noch so ein Wort, dem wir uns hier vielleicht doch ein wenig intensiver widmen sollten.

Ich bin ein Ich!

Okay, zugegeben: Wir entfernen uns dadurch gedanklich erst einmal ein wenig vom Garten, gehen mal wieder die Theorie an. Also, wieder Alarm!

Als theoretischer Hintergrund wurde bereits im Kapitel über die positiven Emotionen kurz angedeutet, dass unser Gehirn sich ständig ändert, sich an Gegebenheiten anpasst und letztlich so auch wächst – und zwar eben durch das Entstehen neuer Verbindungen und neuer neuronaler Netze. Neuroplastizität nennen das die Fachleute. Ebenso war schon von den unterschiedlichen Handlungsschemata die Rede – Sie wissen: Annähern oder Vermeiden. Auch diese sind durch unterschiedlich vernetzte Neuronen wie ein Wegenetz in unserem Hirn abgebildet. Es kommt ein oder es kommen mehrere Reize an und entlang dieser Reizbahnen, bei denen Erfahrungen, Überlegungen, Stimmungen und vieles mehr hineinspielen, leiten diese Wege dann zu bestimmten Verhaltensweisen. Und desto häufiger und erfolgreicher wir einen solchen Weg begehen, desto dicker und ausgeprägter wird er, quasi zur Autobahn.

Ein anderes gern benutztes Bild ist jenes von einem verschneiten Feld, über das wir laufen. Dort, wo wir bestimmte Strecken dann irgendwann platt getreten haben, wo wir immer wieder entlanggehen, weil es nun fest und sicher ist, bildet sich langsam, aber sicher ein festes Wegenetz aus.

Und so hat ein jeder sein ganz eigenes „Straßennetz" in seinem grauen Zellklumpen. Eines, welches mit diesen unzähligen Wegen und Abzweigungen bestimmt, wie wir uns in bestimmten Situationen verhalten, aber auch wie wir uns bewegen, wie wir reden. Letztlich, wer wir sind. Stück für Stück haben wir uns dabei selbst dieses Netz geknüpft. Wir sind eben tatsächlich die Gestalter unserer eigenen Persönlichkeit. „*Jeder Mensch ist ein Künstler*", wie schon der vorhin erwähnte Joseph Beuys wusste – und das Kunstwerk ist unsere eigene Identität. Und wir arbeiten ständig daran.

Aber es reicht uns nicht nur, dass da offenbar irgendwo so etwas wie eine Persönlichkeit ist. Selbst Wellensittiche, und wer einmal welche hatte, weiß das, verhalten sich ganz unterschiedlich, der eine eher neugierig, der andere eher vorsichtig. Was bei uns hinzu kommt, ist, dass wir wissen, dass wir so sind. Sprich: Wir beobachten uns ständig selbst, erinnern uns an Vergangenes und wir bewerten auch das, was wir da so an uns beobachten und an was wir uns erinnern. Auf die Art und Weise bekommen wir ein erstes Innenbild. Und dann sagen wir eben auch „Ich" zu uns und wir wissen auch ganz genau, wen wir mit diesem „Ich" meinen. Wir haben dabei genau diese gewaltige Ansammlung von Biografie, von Verhaltensweisen und von Einstellungen im Sinn.

Das, was wir im Garten tun, hat also als Ergebnis ganz automatisch nicht nur den Zentner Kartoffeln, der Heinz so wichtig war, sondern hinterlässt immer auch Spuren, dort, wo wir uns selbst erleben.

Punkt A: Um hier psychisch zu profitieren, reicht nicht nur ein Dasein im Garten, sondern wir sollten auch etwas tun, sprich aktiv gärtnern.

Auf diese Art gestalten und empfinden wir uns als ein Selbst. Und dieses Selbst gilt es auszuarbeiten und zu schützen. „*Was einzigartig dich macht, stark dich macht. Dies nutzen du musst. Nur du selbst immer sein du musst*“, um einmal Meister Yoda zu zitieren, einen wirklichen Experten. Wer noch einmal zur Maslowschen Bedürfnispyramide zurückblättern möchte, wird die Punkte, die sich um das Selbst drehen, dort ganz oben an der Spitze finden. Und ich bin mir sicher, dass bei der kleinen Selbsteinschätzung auch alle bei den entsprechenden Fragen, die in diese Richtung gingen, Punkte gemacht haben. Vielleicht waren Sie ja zu großen Teilen auch der dort benannte „selbst-bewusste Gärtnertyp“. Wir bewegen uns mit diesem Bedürfnis nun übrigens ein Stück weit stärker in so etwas wie den Kern der menschlichen Seele hinein, geht es doch um einen Bereich der, jenseits der Feststellung, dass wir nun ein Naturwesen oder ein Säugetier mit einem speziell aufgebauten Gehirnmechanismus sind, uns Menschen als Mensch explizit auszeichnet. Denn letztgenannte Dinge halten wir schließlich auch jedem Erdmännchen zugute.

Bei diesem Thema spielt auch die schon besprochene soziale Integrität hinein, denn schließlich wird unser Tun nicht nur von uns selbst, sondern immer auch von außen bewertet. Bei der abschließenden Tabelle des vorherigen Kapitels mit der Fragestellung, ob der soziale Garten Ihr Wohlempfinden steigern könnte, war es die letzte Frage, die in diese Richtung ging. Es gibt halt nicht nur dieses erste Innenbild, es gibt immer auch ein Fremdbild.

Unser Selbstbild entsteht also insgesamt dadurch, dass wir beide Blickrichtungen, die von innen und die von außen miteinander in Beziehung setzen. Wir bewerten uns selbst und achten aber auch darauf, wie andere uns bewerten. Und wir gleichen all dies miteinander ab. Hier und da übernehmen wir gerne Ansichten von außen, dann wieder lehnen wir diese kategorisch ab. All das ist ein ständiger Prozess und die Ergebnisse haben direkt damit zu tun, wie zufrieden wir sind, ob wir uns also, wie es so schön heißt „in unserer eigenen Haut wohlfühlen“. In diesem Kapitel geht es daher um das Bedürfnis nach Identität und Selbstwerterhöhung, mit Betonung auf „Erhöhung“.

Punkt B: Um hier psychisch zu profitieren, sollten wir selber wahrnehmen und positiv bewerten, was wir getan haben und es hilft auch, wenn andere das tun.

Yes, we can! Denn wir sind besser!

Einen Moment ... Erhöhung? Ja, tatsächlich, so ist es. Beim inneren Vergleich zwischen dem, wie wir von außen gesehen werden und wie wir uns selbst aus unserem Inneren heraus sehen, malen wir uns alle ein leicht schöneres Bild von uns. Keine Angst, das ist normal, ja diese leichte Überhöhung gilt sogar als eine Bedingung für psychische Gesundheit. Diverse psychische Prozesse sind teilweise sogar genau dafür angelegt. So wissen wir, dass wir bei einer Rückschau auf unser Leben tendenziell eher die negativen Dinge unter den Teppich kehren und die positiven betonen. Sie wissen schon: *„Früher war alles besser"*. Ich habe es selbst im heißesten Sommer 2019 erlebt, dass mir Patienten mit Inbrunst davon berichteten, dass früher die Sommer besser und heißer gewesen seien. Und eine derart geschönte Rücksicht beziehen wir nun einmal auch auf uns. Und so bekommen wir insgesamt immer ein leicht verschobenes Selbstbild. Wenn Sie beispielsweise ein paar Skalen von eins bis zehn machen und in jede eintragen, welchen Wert Sie sich für, sagen wir mal für Teamfähigkeit, Toleranz, Belastbarkeit oder auch Intelligenz geben würden und das Gleiche ebenso von jemanden, der Sie gut kennt, durchführen lassen würden: Sie könnten feststellen, dass Sie überall mit Ihrer eigenen Bewertung besser abschneiden. Nicht überzeugt? Dann nehmen wir doch einmal den Intelligenzquotienten. Per Definition, es ist schließlich ein Quotient, liegt der Durchschnitt immer bei hundert. Egal ob Sie nun sämtliche Physiknobelpreisträger oder tausend Erstklässler miteinander vergleichen. Die individuellen Ergebnisse dieser Gruppen liegen dabei auf einer breiten Skala, haben aber als Durchschnitt immer hundert. So ist es definiert. Und das gilt auch für die Gesamtheit, sagen wir mal, der Leser dieses Buches. Durchschnittlicher Intelligenzquotient dieser Gruppe: hundert. Und jetzt dürfen Sie mal für sich schätzen, wo Sie da in diesem Feld liegen. Und ich bin mir sicher, die meisten halten sich für ein wenig cleverer als den Durchschnitt. Vielleicht so hundertfünf, hundertzehn. Was statistisch nicht geht. Nein, es ist wirklich so: Wir wollen uns tatsächlich alle ein bisschen besser sehen, als wir es vielleicht real sind. Und es ist gut so.

Interessanterweise sehen wir gerade bei einer Gruppe von Menschen, dass Sie sich dagegen sehr ähnlich wie die Außenbewertung sieht, sich also recht realistisch einschätzt: Menschen mit einer Depression. Nein, eine reale Einschätzung, das mag dieses Beispiel zeigen, ist nicht gesund. Es geht tatsächlich, wenn wir von psychischer Gesundheit sprechen, um eine – leichte – Selbstwerterhöhung. Denn nebenbei: Wenn Sie sich gerade eben bei der Frage nach dem IQ eine hundertachtzig gegeben haben, kann das auch schon grenzwertig sein.

An dieser Stelle: Hallo Kleingärtner, wie schätzen Sie eigentlich Ihre gärtnerischen Fähigkeiten auf einer Skala von eins bis zehn im Vergleich zu Ihren Mitgärtnern in der Kolonie ein? Aha ...

Der Effekt von dieser leichten Überhöhung ist, dass wir so Vertrauen bekommen in uns, in die Zukunft und in das, was die Psychologie „Selbstwirksamkeitserwartung“ nennt. „*Ja, wir schaffen das!*“ sagt nicht nur Bob, der Baumeister, den kleinen Kindern, sondern war auch für Barak Obama ein sehr erfolgreicher Slogan: „*Yes, we can*“. Und dieses positive Gefühl ist unabdingbar für ein Wohlfühlen und für eine gesunde Entwicklung. Denn die gegenteilige Entwicklung führt schnell in jene Situation, die man auch als “erlernte Hilflosigkeit“ bezeichnet.

Sie können sich an dieser Stelle vorstellen, dass so etwas wie Gartenbewertungen, Gemüsewettbewerbe oder auch die immer populärer werdenden Spielshows, in denen Gärten von vermeintlichen Experten und Expertinnen von außen bewertet werden, für den unabhängigen Beobachter ganz witzig sein können. Für das gute Gefühl der Teilnehmer sind sie das nicht zwangsläufig. Wenn Sie selbst ein eher unsicherer Typ sind, dann bringen Sie sich also nicht ohne Grund in eine solche Situation der möglichen Abwertung. Dazu gehört allein schon die Maßnahme, nicht unbedingt die gleichen Pflanzen heranzuziehen wie der Nachbar. Es gibt doch beispielsweise über tausend Tomatensorten. Und ich garantiere Ihnen: Wenn Sie als Einziger vor Ort – sagen wir mal die Sorte „Dancing with Smurfs“ (die heißt tatsächlich „Mit Schlümpfen tanzen“!) heranziehen, werden Sie die besten Schlumpftomaten rundherum haben. (Und an dieser Stelle, um jetzt endlich eine weitere Eingangsfrage zu beantworten: Selbst diese Tomaten müssen nicht zum Psychiater!)

Auch ansonsten sind unsere Methoden sehr tricky, diese Erhöhung zu erreichen. So haben wir als soziale Wesen die Fähigkeit entwickelt, dass wir, wenn wir schon keine besonderen Leistungen bei uns sehen, dann eben Leistungen der Gruppe direkt auf uns zu beziehen. In der Therapie wird so etwas natürlich genutzt. Gruppentherapien bringen den positiven Nebeneffekt, dass am Ende auch eher unbeteiligte Mitwirkende stolz auf das Ergebnis schauen und sagen „*Hey, das haben WIR ja super hinbekommen*“. Wenn wir uns also noch einmal die Gartenerinnerungen aus dem allerersten Kapitel vor Augen führen: Es wurde stolz berichtet, was mit dem Großvater gemeinsam gemacht wurde und man kann sehen, dass dieser Mechanismus schon einmal sehr gut funktioniert hat. Dort habe ich auch schon angesprochen, dass das beobachtete Spezialwissen sehr viel mit dem Faktor Selbstwert zu tun hat. Im letzten Kapitel gab es den Tipp für Sie, auch im Familiengarten Situationen zu schaffen, in denen Sie gemeinsam mit den Kindern Ernteerfolg haben. Damit tun Sie an der Stelle auch etwas für die gemeinsame Selbstwirksamkeitserwartung. Haben *wir* das nicht toll gemacht? Wir kennen jedoch auch die Schattenseite: Mein Fußballverein ist besser als deiner, meine Familie ist besonders nobel oder meine Nation ist anderen überlegen. Nationalismus ist demnach kein nationales, sondern eher ein psychologisches Problem.

Das Selbstwertgefühl richtig einzustellen ist somit eine kniffelige tägliche Arbeit. Tun wir zu viel, kann es passieren, dass wir uns überschätzen und, wie oben zu sehen war, gleichzeitig andere abwerten. Tun wir zu wenig, kann unser eigener Selbstwert allzu stark sinken. Dies führt nachweislich zu einem geringerem Wohlempfinden. Was noch bedeutsamer ist: Es erhöht nachgewiesenermaßen die Gefahr einer Depression. Kim Wilde hat das am Kapitelanfang sehr gut dargestellt mit ihrer Aussage, dass sie das berufliche Umfeld gelangweilt hat, dass ihre Karriere im Keller war, dass ihr die Herausforderung gefehlt hat und dass sie trotz Erfolg auch deutlichen Misserfolg erlebt hat. Vielleicht geht es vielen von Ihnen ähnlich. Sicher tut es das. Wer kennt das denn nicht. Und möglicherweise ist dann für Sie der Schritt, den Kim Wilde gemacht hat, ein gutes Vorbild: „*... auf einmal hatte ich Zeit und einen großen Garten.*“ Es bedeutet: Wenn es irgendwo nicht mehr vorwärts geht, so etwas wie einen Schritt zur Seite zu tun und sich Selbstbestätigung an einer neuen Stelle zu holen.

Auch dies ist eine typische Erfahrung in der Therapie. Denn natürlich erlebt ein Patient durch seine Erkrankung oder ein alternder Mensch, dass er vieles plötzlich nicht mehr kann, worauf er zuvor immer stolz war. Einem Menschen nun etwas vorlügen im Sinne von „*Hey Kim, du bist immer noch ein Superstar, den die ganze Welt sehen will*“, beziehungsweise ein an Patienten gerichtetes „*Ach, das wird schon wieder*“, ist natürlich nicht zielführend. Jemanden zu demotivieren aber auch nicht: „*Hey Kim, das war's, deine Zeit ist vorbei ... und Tschüss*“, oder „*Vergessen Sie es, das wird nicht wieder*“, ist demnach auch nur so mittel. Sinnvoller ist zu suchen, wo jemand denn möglicherweise neue, vielleicht noch unentdeckte Felder für sich finden kann, wo er wachsen kann.

Vermeiden Sie Gartenzeitschriften

Und wieder einmal möchte ich hier an dieser Stelle dazu anregen, etwas – sich selbst gegenüber – preiszugeben. Sie können sehr vieles sehr gut. Also setzen Sie sich mal hin und machen eine Liste. Und keine falsche Bescheidenheit. Als Mutmacher gleich schon einmal anschließend ein Ausschnitt meiner Liste (**Abb. 13-5**): Und dann dürfen Sie ran (**Tab. 13-3**). Und wenn Sie schon dabei sind, schreiben Sie auch gleich Ihre gärtnerischen Fähigkeiten dazu! Denn die haben Sie doch – da lässt sich doch was finden?

Und damit jetzt zu noch einem praktischen Tipp für Sie als möglicherweise neue Gärtner, die sich über den Garten und neue Erfahrungsfelder etwas Gutes tun wollen: Lesen Sie keine Gartenzeitschriften! Schauen Sie zumindest nicht zu sehnsuchtsvoll auf die tollen Fotos von Traumgärten.

Es ist wie anderswo auch: Wenn Sie beispielsweise mit Ihrer Figur unzufrieden sind und ein wenig abnehmen wollen, dann tun Sie es sich bitte auch nicht an, sich jetzt als Erstes die „Men's Health“ oder wahlweise „Women's Health“ zu abonnieren. Die Bilder und die Geschichten dort sind geschönt. Natürlich. Jeder weiß das,

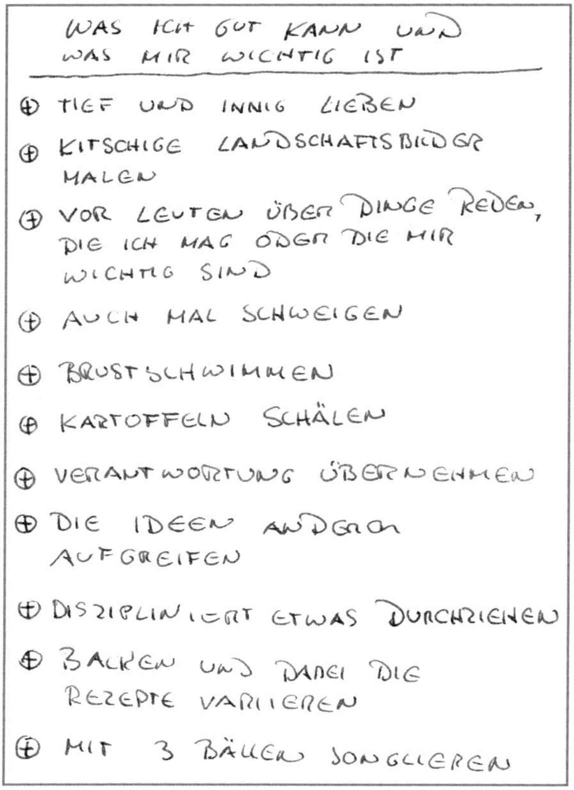

WAS ICH GUT KANN UND
WAS MIR WICHTIG IST

⊕ TIEF UND INNIG LIEBEN

⊕ KITSCHIGE LANDSCHAFTSBILDER MALEN

⊕ VOR LEUTEN ÜBER DINGE REDEN, DIE ICH MAG ODER DIE MIR WICHTIG SIND

⊕ AUCH MAL SCHWEIGEN

⊕ BRUSTSCHWIMMEN

⊕ KARTOFFELN SCHÄLEN

⊕ VERANTWORTUNG ÜBERNEHMEN

⊕ DIE IDEEN ANDERER AUFGREIFEN

⊕ DISZIPLINIERT ETWAS DURCHZIEHEN

⊕ BACKEN UND DABEI DIE REZEPTE VARIIEREN

⊕ MIT 3 BÄLLEN JONGLIEREN

Abbildung 13-5:
Ein Ausschnitt meiner Liste: Was kann ich gut? (A. Niepel)

jeder hat schon einmal von Photoshop gehört. Und es demotiviert natürlich, wenn Sie sich mit denen vergleichen. Gehen Sie lieber am Wochenende ins Schwimmbad und vergleichen Sie sich dann gerne mit dem Großteil der Menschen dort. Und Sie werden feststellen: Die Menschen aus diesen Zeitschriften gibt es offenbar nicht, zumindest gehen diese nicht am Wochenende ins Schwimmbad – und Sie werden auch feststellen, dass Sie da gar nicht so schlecht abschneiden. Das gilt auch für Ihren Garten und die Gartenzeitschriften.

Und irgendwie sind wir damit dann doch schon wieder einmal beim Thema Therapie. Wenn Patienten Defizite bei sich bemerken – so wie Sie das unzweifelhaft bei Ihrem Garten nach Betrachtung einer Hochglanzbroschüre tun – nutzen Therapeuten unterschiedliche, sogenannte Bewältigungsstrategien. Wenn Sie also an Ihren gärtnerischen Fähigkeiten zu verzweifeln beginnen, was ja wahrlich gerade nicht gut für das Selbst ist, dann hier ein paar Ansätze:

Erstens: Vergleiche. Ja, das kann sinnvoll sein, aber suchen Sie sich eben dafür reale Objekte aus, am besten sogar solche, die noch deutlich schlechter aussehen. So reagieren wir in einer Erkrankungssituation oft auch automatisch, wenn wir gerne sagen: „*Nun ja, mir geht's echt mies, aber was soll ich mich beschweren, es gibt Menschen, denen geht es noch viel, viel schlechter.*" Es ist erwiesen, dass das durchaus eine erfolgreiche Methode sein kann. Und Gärten, denen es nachweislich schlecht geht – die gibt es zuhauf. Sie werden welche finden. Vorgärten in der Siedlung zu dissen macht einfach Spaß.

Zweitens: Normalität. In der Therapie geht es oft darum, an dieser Stelle darauf hinzuweisen, dass es vollkommen normal ist, wenn man etwas nicht mehr kann, dass dies weit verbreitet ist, dass es absolut zu diesem Erkrankungsmuster passt usw. Es ist das Gegenmodell zum sogenannten „katastrophisieren", zu dem ansonsten Menschen auch neigen können. Also auf den Garten bezogen verrate ich Ihnen ein paar Geheimnisse:

Tabelle 13-3: Fünf Dinge, die ich wirklich richtig gut kann. Und was gelingt mir besonders gut im Garten? (A. Niepel)

Ihre positiven Fähigkeiten	Ihre positiven Gärtnerfähigkeiten

- Es ist normal, Moos im Rasen zu haben, das wächst da einfach, weil ihm die Bedingungen super passen.
- Es ist normal, dass die Äpfel vom Baum fallen, bevor sie reif sind, ist halt heiß und der Baum macht das dann immer.
- Es ist normal, dass nicht alle gepflanzten Kohlrabijungpflanzen angehen, selbst in den Profigärtnereien wird immer mit einem üblichen Ausfall gerechnet.

Und glauben Sie mir: Die Reihe könnte ich beliebig lang fortsetzen.

Drittens: der tiefere Wert. Wer einen Schlaganfall überstanden hat, ist danach nie wieder derselbe Mensch, selbst wenn alles körperlich wiederhergestellt wurde. Denn natürlich bleibt auf der negativen Seite die Angst, dass der Schlaganfall wiederkommt. Demgegenüber steht jedoch auch die positive Erfahrung, dass man das alles geschafft hat. So mancher hat gerade nach sehr schweren Erkrankungen festgestellt, dass er genau daran innerlich gewachsen ist. Also nehmen Sie die Rückschläge im Garten doch auch als einen Lernprozess an. Im vorangestellten Kim Wilde-Zitat wäre das die folgende Passage: *Manchmal sieht er toll aus, manchmal nur so ein bisschen. Im Moment tut er mir ein bisschen leid.* Ist doch ein schönes Selbstbild: der mitfühlende Gärtner. Also, ich könnte da gut mit leben.

Viertens: Ausgleich oder Nebenschauplätze. Wir haben das schon angedeutet. Suchen Sie sich Felder, in denen Sie gut sind, wenn es in dem einem nicht so klappt. Bei Patienten ist es daher eine Strategie, diese dazu ermutigen, sich durchaus im Bereich der eigenen Erkrankung zu engagieren. Dies aber nicht, um den Verlust der eigenen Fähigkeiten zu erleben, sondern um anderen Betroffenen über das Weitergeben der eigenen Erfahrungen zu helfen. Das, was dort sehr erfolgreich für die Bewältigung ist, lässt sich mit einiger Fantasie durchaus auch auf das Gartenerleben übertragen. Wenn Sie also den Garten als Ausgleich suchen, als ein Feld, das Ihnen v.a. guttut, warum dann nicht ein soziales Engagement suchen. Es gibt unzählige Schulgärten und ähnliche Projekte, wo Sie sich einbringen können. Denken Sie an den Lebensgefährten von Frau Wilde!

Angriffe auf unser Ich

Stellen Sie sich doch jetzt einmal für einen Moment vor, Sie wären Kim Wilde. Oder meinetwegen auch Kate Middleton, Felix Neureuther oder Jürgen Drews. Fernab davon, ob Sie diese Personen nun mögen oder nicht, Sie haben ein Bild von ihnen. Alle haben ein Bild von ihnen. Und all diese Personen, sie bekommen überall davon zu hören. Also stellen Sie sich einfach vor, ein jeder hat ein Bild von Ihnen und ob Sie wollen oder nicht: Wie wir gesehen haben, ist dieses Bild zumindest ein Stück weit negativer als Ihr eigenes. Und jetzt kommt's: In diesem Gedankenspiel teilt Ihnen fast jeder seine Meinung darüber auch irgendwie mit.

Sie können sich vorstellen, dass da Ihr Selbstbild doch erheblich attackiert wird. Schlagerschnepfe, blond und doof, reich und verwöhnt, eitel, da gibt es so etliche Angriffe.

Aber sind wir, die wir (glücklicherweise) nicht Kim Wilde sind, denn so weit davon entfernt? Fremdbewertungen sind nun einmal leider in. Und zwar öffentliche, oft dabei sogar anonyme, was es noch schlimmer macht! In Zeiten der sozialen Medien wissen unsere Zeitgenossen – Freunde, Familie, Kollegen – mittlerweile eine ganze Menge über uns. Sie lesen etwas bei Facebook, sie finden Bilder bei Instagram oder sie sehen unsere Statusbilder bei WhatsApp. Alles moderne Methoden der Kommunikation und somit ebenso unserer Außendarstellung. Wenn Sie, lieber Leser, Dienstleister wie Arzt oder Koch sind, ja oft gilt das für mittlerweile fast jeden Lehrer oder Handwerker, dann kennen Sie das: Sie können sogar im Internet Bewertungen über sich finden. Und was *userheutewiederscheissedrauf04* da so über Menschen schreibt, kann einen schon übel beschäftigen. Und nicht nur da: Auch an anderer Stelle hat diese Tendenz zur äußeren Bewertung zugenommen. Denken Sie beispielsweise an berufliche Themen, z.B. Zielvereinbarungen oder Mitarbeitergespräche. Wenn Sie als Leser zu den etwas älteren Personen gehören, also vielleicht Zeitgenosse von Kim Wilde sind (ohne ihr nahetreten zu wollen), dann kennen Sie glücklicherweise vielleicht noch die Einstellung: „*Solange keiner meckert, wird es schon in Ordnung sein*". So sind wir insgesamt gut durch Schule, Lehre und Beruf gekommen.

Demgegenüber wird heute, beginnend im Kindergarten weitaus stärker reflektiert und, natürlich, es wird auch vielmehr gelobt. Wir haben ja gesehen, dass das grundsätzlich erst einmal von Vorteil ist. „*Das hast Du aber schön gemacht*" an allen Ecken und Kanten. Und später dann wird dies durch Liken und freundliche „Daumen-hoch-Emojis" unterstützt. Was aber, wenn das Loben ausfällt?

Dazu kommt, dass der allgemeine Trend zur Selbstvermarktung an allen Stellen zu spüren ist. Das betrifft nicht nur die Spitze des Eisberges mit Castingshows, wo immer jeder „*tausend Prozent gibt*", voll „*durchstartet*" und „*seinen Traum lebt*". Nein, an immer mehr Stellen gilt es, sich ständig selbst darzustellen, nach außen zu zeigen, was man so ist oder kann. Durch Besitz, durch Talente, durch Bilder vom tollen Urlaub auf Bali oder auch nur durch ein Foto von den selbst gebackenen tollen Keksen. Angesichts dieses Stresses hört sich eine Aussage wie die von Kim Wilde eigentlich nicht mehr so negativ an: „*Es gab keine Herausforderungen mehr. Ich hatte die Welt gesehen, viel gearbeitet und viel Erfolg. Wusste aber auch, was Misserfolg ist. ... Ja, und auf einmal hatte ich Zeit.*"

Wenn Sie in Ihrem Alltag Ähnliches erleben und Sie daher Ihren Garten als ein Medium und einen Ort wünschen, an dem Sie einfach die Person sein können, die

Sie sind, wenn Sie Situationen suchen, wo Sie sich aber auch als Person ausdrücken, ohne dass das ständig in einem Wettbewerb enden muss, dann ist das eine gute Entscheidung. Wie sagt Kim: „*Manchmal sieht er toll aus, manchmal nur so ein bisschen*“. Und v. a.: Ihr Garten hat kein Urteil über Sie. Was sich so überaus simpel anhört, ist in der Therapie kein unwichtiger Grundsatz. Gerade naturgestützte Therapie profitiert sehr davon. Denken Sie beispielsweise an den Einsatz von Tieren. Auch die haben – wie unsere Pflanzen – den großen Vorteil, dass es ihnen egal ist, ob Sie schlau, dumm, einbeinig, stotternd oder was auch immer sind. Ihr Garten sieht das genauso.

Die äußere Situation, die dementsprechend nicht selten bei vielen eine abwertende Rolle einnimmt, hat Folgen darauf, in welcher Art Sie denn sinnvollerweise im Garten positiv auf Ihre Selbstwahrnehmung hinarbeiten sollten. Denn das anfangs erwähnte „*Ja, wir schaffen das*“ hört sich zwar toll an. Aber was ist, wenn es nicht funktioniert?

Es kann eine üble Falle sein, wenn die Empfehlung nun wäre, den Selbstwert über den Erfolg zu erreichen. Kompetent zu sein ist ja gut und schön – und viele Ratgeber im Gartenbereich gehen ja genau in diese Richtung: Ihnen zumindest theoretische Kompetenz zu vermitteln. Eine Garantie für Erfolg ist das aber – und zwar gerade im Garten – nicht.

Auch im Bereich der Therapie war lange Zeit der Kompetenzansatz vorherrschend, nachdem dieser von Watson eingebracht wurde ... und zwar 1890, was ja schon viel sagt. Aber bereits seit den 60er-Jahren des letzten Jahrhunderts wurde dieser Ansatz, speziell durch Rogers und Bandura um das Thema des Respektes und des Selbstwertes erweitert.

Denn – und es hört sich wieder einmal zugegebenermaßen simpel an: Wertvoll können Menschen auch sein, wenn diese nicht kompetent sind. Besagtes Moos im Rasen zu haben bedeutet nicht, dass Sie ein fauler Mensch sind. Wenn die Äpfel vom Baum fallen, bedeutet es nicht, dass Sie jemand sind, dem alles egal ist. Und wenn nicht alle gepflanzten Kohlrabijungpflanzen angehen, sind Sie nicht jemand, der sich um nichts kümmert. Ja, mit einem Garten und mit Gärtnern können Sie tatsächlich sehr gut zu Ihrem persönlichen Glück beitragen. Dafür gilt es, dass Sie Ihr „I“, Ihre Identität und Ihren Selbstwert dort stärken. Der Garten kümmert sich dabei nicht um die Probleme, die Sie ansonsten in diesem Bereich in Ihrem Alltag haben. Er kann sie sicher nicht beseitigen – das wäre wohl zu viel verlangt. Aber er kann und soll Ihre Stärken betonen. Und es ist wichtig, dass Sie dies selbst auch anerkennen. Noch positiver ist, wenn Sie es so machen, dass andere Ihnen dies zurückvermitteln: Also: Seien Sie kreativ, gärtnern Sie, seien Sie stolz auf diese Ergebnisse. Und lernen Sie dazu. Wachsen Sie. Da gibt es noch eine Menge Sachen, die Sie mit etwas Mühe, aber auch ganz realistisch Ihrer Persönlichkeit hinzufügen können. Warum nicht den eigenen Garten im Rahmen der „offenen Gartenpforte“ präsentieren. Es könnte

DINGE, DIE ICH
- MIT ETWAS, ABER NICHT ZUVIEL MÜHE
- WENN ICH ES DENN WIRKLICH WILL
- UND DIE ES WERT WÄREN
LERNEN KANN:
⊕ ZAUBERTRICKS VORFÜHREN
⊕ EIN MUSIKINSTRUMENT SPIELEN
⊕ STRICKEN ✓
⊕ KONZENTRIERTER ANDEREN ZUHÖREN
⊕ JONGLIEREN MIT 5 BÄLLEN
⊕ GEWICHT HALTEN UND MUSKELN AUFBAUEN
⊕ GEDICHTE SCHREIBEN
⊕ SCHWIMMEN IM SCHMETTERLINGS-STIL
⊕ AUFGABEN ABGEBEN UND NICHT ALLES SELBER MACHEN

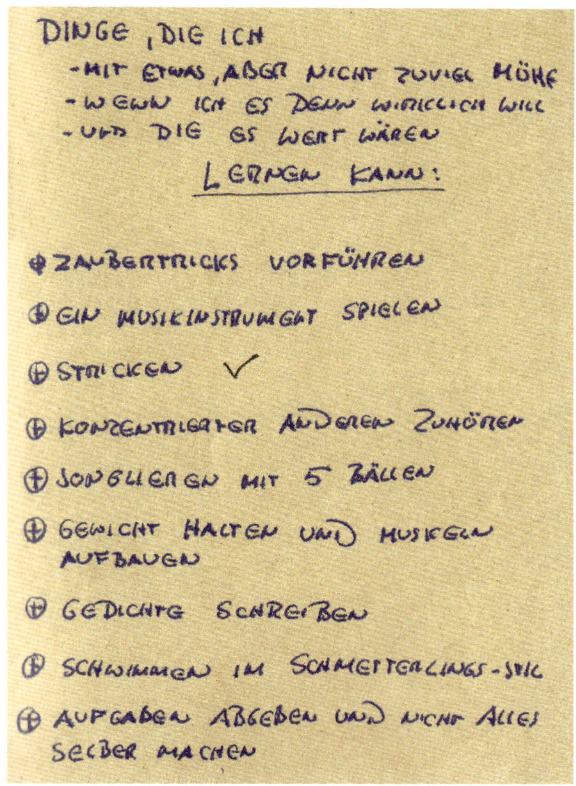

Abbildung 13-6: Dinge lernen, mit etwas Mühe, aber realistisch (A. Niepel)

sich ein spannender Austausch ergeben. Kommen Sie, da ist noch Potenzial. Und dazu mal wieder meine Liste (**Abb. 13-6**).

Dabei dürfen Sie sich gerne an einen Therapeutenspruch halten: „*Tue Gutes und rede darüber.*“ Sie kennen ja jetzt schon unseren Deal. Sie fünf, dafür auch was von mir.

Und mittlerweile können Sie es sich sicher denken. Gerade für den Wohlfühlgärtner gilt: Auch das können Sie als Gartenliste erstellen. Träumen Sie, planen Sie und setzen Sie sich Ziele im Garten. Aber tun Sie es so, dass Sie das Ziel in der Form aufschreiben, dass Sie es bereits erreicht haben (alter Coaching-Trick). Bei Stefan und Sabine, unseren neuen Wohlfühlgärtnern, könnte diese Liste beispielsweise folgendermaßen aussehen:

- Ich ernte meinen eigenen Rotkohl und bereite ihn zu.
- Ich bin der erste in der Siedlung, der Ingwer, Ginseng und Kurkuma anbaut.
- Ich habe ein eigenes Blumenbeet, in dem alle Farben der Palette vorkommen.
- Ich sitze mit Freunden in meiner neuen Partyecke.
- Ich habe meine versteckte Nackt-auf-dem-Rasen-Ecke (nur für mich).

14 T – Tonus-Regulierung: Wie wir uns im Garten gleichsam betätigen und entspannen

Aus den Programmhinweisen der Sendung „Ab ins Beet" (Vox, 2010):
Kleingarten: Endlich kann Claus auf sein Biologiewissen zurückgreifen, denn er und Kumpel Ralle planen Großes. Nach der Laube, dem Gewächshaus und dem Zaun bauen die beiden Hobbygärtner einen Deluxe-Teich. Schön groß, schön bunt. Und das Beste: Klaus bekommt wieder weibliche Unterstützung – diesmal von einer Diskobekanntschaft.
Hofgarten: Flirtfaktor Gartenarbeit – Die Studentinnen aus dem Dachgeschoss und die Jungs-WG aus dem Erdgeschoss werkeln harmonisch im Garten. Während der Arbeit kommen sich die vier ein klitzekleines bisschen näher. Nun fehlt nur noch das Wichtigste: der Grill. Das ist natürlich Männersache.
Poolhaus: Schlechte Stimmung bei Hobby-Handwerker Detlef, weil die Theke immer noch nicht fertig ist. Er muss eine Nachtschicht einlegen. Doch die miese Laune ist schnell vergessen, denn Detlef darf mit dem Bagger fahren und fühlt sich wie ein kleiner Junge. Aber das Drama kommt noch. Ob es doch noch ein Happy End in Moers gibt?

T für Tonus? Muss man vielleicht erklären. Laut Wikipedia wird dadurch Folgendes bezeichnet: „*Tonus (latinisierte Form von altgriechisch τόνος tonos, deutsch ‚Spannung' zum Verb τείνειν teinein, deutsch ‚spannen', ‚an-', ‚ausspannen') ist der „Spannungszustand der Muskulatur", der durch viskoelastische Eigenschaften des Gewebes und durch Reize des Nervensystems hervorgerufen wird.*" (Wikipedia.org, 2021)

Brauchen Sie sich aber nicht zu merken, außer dass es also hier um das Zusammenspiel von Anspannung und Entspannung geht. Und – wer hätte das gedacht – wir finden Wohlfühlgärtner sowohl Wohlfühlgärtnerinnen, die beides suchen. Letztere sind die, denen es eher um den Faktor Entspannung geht. Im dargestellten Zitat finden wir das beim Grill, der Laube und der Theke wieder. Aber gar nicht selten sehen wir halt im Garten auch Menschen, die scheinbar getrieben das eine Loch nach dem anderen buddeln, die von einem „Projekt" (echt, so nennen die es dann) zum anderen hetzen, die nach Laube, Gewächshaus, Zaun oder Theke – ohne sich da dann auch wirklich hinzusetzen – direkt das Projekt Deluxe-Teich angehen. Und das nicht nur im Fernsehen.

Mens sana in corpore sano

Mit dem Themenbereich von Bewegung und Entspannung scheinen wir zunächst einmal das Thema der psychischen Gesundheit zu verlassen, indem wir uns ja deutlich einem körperlichen Aspekt zuwenden. Diese sind allerdings miteinander verbunden. Wir haben schon im vorherigen Kapitel gesehen, dass beispielsweise die Leiblichkeit einen Teil unserer psychischen Identität darstellt. Besonders deutlich wird die Verbindung von Psyche und Körper vielleicht, wenn wir den Begriff der „Haltung" aus der Schublade kramen. Da gibt es die rein körperliche Bedeutung im Sinne von Haltungsschäden. Mit dem Begriff Haltung wird aber auch beschrieben, wie wir zu bestimmten Themen stehen: unsere politische, unsere moralische Haltung. Und zu guter Letzt wird darunter auch gerne so etwas wie das Sammelsurium von Charaktereigenschaften zusammengefasst. Ein Mensch mit einer Haltung. Spannenderweise verbinden wir aber alle diese Aspekte nicht nur mit ein und demselben Wort, sondern es gibt immer auch eine gedankliche Verbindung.

Einen Menschen mit einer klaren Haltung stellen wir uns auch eher körperlich aufrecht vor. Und instinktiv unterstellen wir gekrümmt daherkommenden Typen gerne auch einen eher gebeugten Charakter. Sie wissen schon, dieses Bild von der Hexe bei Hänsel und Gretel.

Ebenso hat das Ergebnis, wie wir beispielsweise unsere eigene Körperhaltung wahrnehmen, wiederum direkten Einfluss auf unser Denken. Versuchen Sie doch mal mit gesenktem Blick und hängenden Schultern überzeugend daran zu denken, wie großartig Sie sind. Wird schwierig. Und andersrum: Wenn Sie das mal wieder müde Gekicke Ihres Lieblingsfussballvereins mit einer dementsprechenden Körperhaltung im Stadion verfolgen und dann doch noch der überraschende Siegtreffer in der 90. Minute fällt, werden Sie darauf nicht nur mit einem inneren Glücksgefühl reagieren, sondern auch auf einer körperlichen Ebene. Sie springen auf, reißen die Arme in die Luft und verzerren das Gesicht. So wie besagter Detlev, dem die körperliche Arbeit auf dem Bagger seine gute Laune zurückgibt. Gefühle äußern sich immer auch auf einer körperlichen Ebene, so wie diese körperliche Ebene Gefühle hervorruft. Manche Psychotherapeuten greifen daher auch hin und wieder gerne auf einen scheinbar billigen Trick zurück. Wer sein Gegenüber z. B. dazu auffordert, doch einmal einen Bleistift quer zwischen den Zähnen zu halten, der bringt die Gesichtsmuskulatur zwangsweise dazu, sich in der Art zu stellen, dass unser eigenes Gehirn dies als Lächeln interpretiert und dementsprechend auch die erste affektive Weiche (Sie erinnern sich?) auf Positiv stellt. Kurzum: Es geht Ihnen ein ganz kleines Stück besser mit diesem dummen Bleistift im Maul. Schon dieses kleine Beispiel – und es gibt eine Menge mehr – mag zeigen, dass es einen sehr engen Zusammenhang zwischen Körper und Psyche gibt. Das Wort Emotion kommt vom lateinischen Ex-Motio = aus der Bewegung heraus. Das sagt alles.

Die Tatsache, dass also unser Denken immer auch die Begebenheiten unseres Körpers einschätzt und einberechnet, führt auch zu jenem Effekt, den man von vielen Wohlfühlgärtnern immer wieder hört. Es ist der Satz „*Wenn ich draußen im Garten was tun kann, dann spüre ich mich wieder selbst.*"

Dieser Satz ist zweifelsohne wichtig und richtig. Auch in der Therapie, man denke an viele Fälle, bei denen uns Menschen mit einer gestörten Wahrnehmung für den eigenen Körper begegnen. Dort setzen wir genau dies ganz bewusst ein. Es ist nun einmal etwas Besonderes, wenn wir uns im Garten bewegen: Die Haare im Wind, die Füße auf Untergründen, die einiges mehr erfordern als das PVC einer Turnhalle und mit den Händen Gegenstände ergreifend, die so viel mehr bieten als das Metall einer Hantel. All das erweitert das körperliche Training in großem Maße über die reine Beanspruchung von Muskelgruppen hinaus. Und wenn sich, wie in den einleitenden Worten über unsere Fernsehgärtner, daraus der eine oder andere Flirt ergibt, dann kommen auch hier Gefühl und Körperempfindung zusammen.

Doch die Zusammenhänge zwischen dem körperlichen Moment der Bewegung und den Auswirkungen auf unser Gehirn gehen noch weiter. Damit sind wir leider dann doch wieder einmal beim Thema „Synapsen und Ähnliches" angelangt. Sorry, ich muss wieder warnen.

Die Fähigkeit unseres Hirnes, sich zu entwickeln, sich zu verändern, also unsere Neuroplastizität, haben wir ja bereits mit der Notwendigkeit in Verbindung gebracht, das Belohnungssystem zu aktivieren. Let the dopamine flow. Dass man das auch auf andere, auf eine zusätzliche Art und Weise erreichen kann, ist seit gut drei Jahrzehnten bekannt. Denn auch körperliche Betätigung erhöht den Dopaminspiegel. Übrigens nicht nur den, man weiß auch, dass der Körper in Aktion noch weitere Botenstoffe erhöht ausstößt, die dann an den sogenannten EndoCANNABInoid-Rezeptoren andocken. Genau – extra groß geschrieben – dies sind THC-ähnliche Stoffe, die einem bekanntermaßen beim Sport dieses Gefühl von Enthusiasmus anregen. Körperliche Aktivitäten können den Spiegel dieser Stoffe verdoppeln. Mittlerweile weiß man daher, dass eben jene Plastizität in hohem Maße auch von Bewegungsangeboten abhängig ist. Wie so oft, zunächst im Versuch mit Ratten dargestellt, konnte 2007 gezeigt werden, dass ein entsprechendes körperliches Training mit positiven Veränderungen in diversen Hirnbereichen verbunden ist und sich so auch die entsprechenden kognitiven Fähigkeiten, wie Lernen und Gedächtnis, deutlich verbesserten. Auch bei Menschen konnten mittlerweile derartige Effekte nachgewiesen werden. Ein Fahrradergometertraining mit lediglich 25 Watt erbrachte beispielsweise eine um 13 % verbesserte Durchblutung bestimmter Hirnareale. Schon mit recht einfachen Fingerübungen konnte sogar in gut 60 % der Hirnareale eine solche verbesserte Durchblutung um 20–30 % dargestellt werden. Wie man sieht, geht es keineswegs um ein Auspowern, sondern immer um moderate Angebote. Die größten Effekte von Bewegung auf das Hirn zeigen sich dabei in einem Bereich namens

Hippocampus, von dem man mittlerweile weiß, dass sogar dort eine Neubildung von Nervenzellen stattfinden kann. Diese sogenannte Neurogenese hielt man bis vor wenigen Jahren für unmöglich. Es steht also nicht nur fest, dass diese existiert, man kennt auch die dafür wichtigsten notwendigen Faktoren: gute soziale Kontakte, eine sensorisch anregende Umgebung ... und Bewegung. So füttert man also Gehirne!

Und wenn Sie die drei Punkte anschauen und diese auf den Garten und das Gärtnern übertragen, dann können Sie fix hinter jedem Punkt einen Haken machen. Mittlerweile beschäftigen sich Forscher daher sehr intensiv damit, was denn dort im Detail passiert. Dabei ist man auf einen wichtigen Stoff gestoßen, das sogenannte BDNF. Es schützt Nervenzellen und es fördert die Neubildung. Brain-derived neurotrophic factor, falls Sie mal angeben wollen. Und man weiß eben auch, dass besagter BDNF-Level durch moderate und freiwillige körperliche Betätigung angehoben wird. Und es kommt noch besser. Denn siehe da: Eine dieser Studien wurde sogar mit leichter gärtnerischer Arbeit durchgeführt. Na, wer sagt es denn.

Wenn also unsere Neugärtnerin Sabine nach getaner Arbeit davon spricht, zwar mit schmutzigen Händen dazustehen, sich aber ansonsten wie grundgereinigt zu fühlen, dann waren da wohl einige Botenstoffe als Weichspüler beteiligt. Das führt dann direkt zu der Frage, die in diesem Buch natürlich besonders bedeutsam ist. Haben vielleicht sogar Aktivitäten draußen im Grünen eine – im Vergleich zu anderen Aktivitäten – besonders positive Auswirkungen? Und: Ja, dem ist wohl so. Es gibt mittlerweile einen ganzen Stapel an Untersuchungen, die genau darauf hindeuten.

Eine sehr schöne Studie wurde von Li im Jahre 2007 durchgeführt. Er wollte es einfach mal wissen. Er wollte den Unterschied wissen, ob man beispielsweise eine definierte Strecke in einer Stadt, vielleicht sogar Indoor, oder eben im Grünen zurücklegt. Dafür hat er in seinem Versuchsaufbau die Probanden mit Rucksäcken ausgestattet, hat damit diverse Dinge gemessen, wie Blutdruck oder Hautwiderstand, hat zusätzlich noch Bluttests und Speicheltests gemacht, um zu sehen, wie denn die Produktion des Stresshormons Cortisol ist und hat diese Probanden dann auf gleich lange und anstrengende Strecken geschickt. Und siehe da: Einen Entspannungseffekt, den fand er signifikant höher bei den „Grün-Gängern“. Er entdeckte sogar einen direkten positiven Einfluss auf das Immunsystem – und zwar NUR bei den Teilnehmenden, die sich im Grünen bewegten.

Nicht nur für das Spazierengehen, auch für das Gärtnern gibt es derartige Untersuchungen. So konnte bei gärtnerischen Aktivitäten von Demenzerkrankten im Gegensatz zu Indooraktivitäten eine Abnahme von auffälligen Verhaltensweisen, von Aggressionen wie auch von Schlafstörungen nachgewiesen werden. Und ganz allgemein schlossen bei Vergleichen von Einrichtungen diejenigen, in denen gegärtnert wurde, hinsichtlich solcher Faktoren wie eben Übergriffe deutlich besser ab. Einer der angesehensten Altersforscherinnen weltweit, die ehemalige Gesundheitsministerin Ursula Lehr, schreibt treffend: „*Gärtnern fördert die eigene Gestaltungskraft, hilft, eigene Pläne und Vorstellungen zu realisieren, zeigt aber gleichzeitig die Grenzen eigener Schöpfungskraft auf.*" Und weiter ausgeführt: „*Gartentherapie ist umfassender, greift noch darüber hinaus, zieht das aktiv gestaltende und naturbeobachtende Gärtnern selbst als Therapeutikum mit ein. Gärtnern wird mit Recht mehr und mehr als Bestandteil eines übergreifenden therapeutischen Konzeptes gesehen.*" Im Hinblick auf diese Feststellung von Frau Lehr darf man dann diese Effekte gerne auch vom therapeutisch-pflegerischen Kontext auf unser aller Alltag übertragen. Das Thema von Bewegung (und immer auch Entspannung) ist demnach eindeutig nicht nur mit der körperlichen Gesundheit zu verbinden, sondern auch mit unserem psychischen Erleben.

Diese Sätze hat Ursula Lehr mir übrigens in das Vorwort meines Buches: „Gartentherapie" geschrieben – und das finden Sie bei den Literaturhinweisen. Warum habe ich hier eigentlich kein prominentes Vorwort?

Jetzt tu doch mal endlich was!

Aber wie sieht denn diese körperliche Situation meist so aus? Ganz sicher erleben viele Menschen in ihrem Alltag dabei eher unbefriedigende Verhältnisse, die dann, je nachdem in welche Richtung das Pendel schlägt, als gefühlte Unter- oder auch Überforderung beschrieben werden. Die Folge: Im Wohlfühlgarten entsteht der ja schon ganz zu Anfang erwähnte Wunsch zum „Abreagieren" oder aber auch jener nach „Ruhe".

Zum Thema des gewünschten Abreagierens finden wir unterdessen diverse Angebote. Regelmäßig entstehen neue Bewegungs- und Sportformen. Vom Bouldern bis zum Stand-Up-Paddling reicht das und man darf hier auch erwähnen, dass es offenkundig mittlerweile zum guten Ton gehört, auch mal an einem Marathon teilgenommen zu haben. Früher war das mal Spitzensport, den eben auch Spitzensportler gemacht haben und nicht leicht übergewichtige Sachbearbeiter beim Jobcenter. Fast 12 Millionen Deutsche sind inzwischen Mitglied in einem Fitnessstudio und eigentlich müssten wir ein Volk von Hochtrainierten sein. Allerdings geht laut Statistik nur ein Drittel davon regelmäßig hin, sodass wir doch wohl nicht das neue Sparta werden. Die ganz offensichtlichen Wünsche, gerichtet an unseren Körper – klein gedrungen, drahtig, sehnig, schlank, muskulös, kurzum ein Typ wie ein – in Relation gesetzt zu unseren Lebenswirklichkeiten machen es einem aber auch nicht einfach. Eine dieser Lebenswirklichkeiten ist das ständige Sitzen.

Drei Kapitel zuvor stand schon die Frage im Raum, wie viele Stunden Sie eigentlich draußen verbringen und wie viele drinnen. Und hier erweitert gefragt: Wie viel Zeit verbringen wir denn so im Sitzen? Mit Sicherheit zu viel. 2013 hat sich eine australische Studie genau damit beschäftigt, wie viel Zeit wir auf unserem Hintern verbringen und mehr noch, was das denn für Auswirkungen hat. Immerhin mehr als eine halbe Million Männer (tatsächlich, keine Ahnung warum nur Männer) wurden befragt, von denen ein gutes Drittel angab, länger als acht Stunden täglich zu sitzen. Was eigentlich kaum verwundert, denn leider haben sich sowohl die Arbeitswelten wie eben auch viele Freizeitwelten genau in diese Richtung entwickelt. Das Ergebnis wird nicht verwundern: Im Vergleich zu den Befragten, die eher wenig Zeit (das waren hier weniger als vier Stunden) pro Tag im Sitzen verbrachten, hatten jene mit mehr Sitzfleisch deutlich mehr chronische Erkrankungen. Wer sich hinsetzt (!) und einmal diese Thematik recherchiert, der findet mittlerweile säckeweise Studien, die der Reihe nach Diabetes, frühen Tod, Impotenz oder schlechte Laune als Folge von zu langem Sitzen prognostizieren. Wie heißt es so schön: Sitzen ist das neue Rauchen.

Und da man kaum eine Zeitschrift aufschlagen kann, in der dies nicht jedem um die Ohren geschlagen wird, meldet man sich dann halt im Fitnessstudio an oder aber versucht sich am Marathontraining. Marathon entspricht im Übrigen tatsächlich dem, wofür wir biologisch ausgelegt sind. Wir haben nun einmal noch den Körper des Urmenschen (ich erinnere noch einmal an Kate Middleton). Wenn dem so ist, dann darf man gerne den Mediziner Christoph Raschka zitieren. Er sagt im Focus Magazin (2012): „*Afrikanische Buschleute haben zum Beispiel einen maximalen Aktionsradius zwischen 20 und 30 Kilometern von der Lagerstätte entfern*t. *Das entspricht der evolutionär angepassten (täglichen) Laufstrecke für einen normalen Menschen.*" Und tatsächlich empfehlen Mediziner, dass wir es auch heute noch unserem Körper gönnen sollten, pro Woche mindestens 2000 Kalorien durch körperliche Bewegung gezielt zu verbrennen. Wer einen Heimtrainer besitzt – und das sind sicher nicht wenige – kann sich ausrechnen, dass dies bedeutet: Ist der Heimtrainer auf 100 Watt Leistung eingestellt, muss täglich rund eine Stunde dafür gefahren werden, und zwar dann, wenn man ansonsten nur sehr wenig verbraucht. Und wir haben ja zuvor gesehen, dass es durchaus sinnvoll sein kann, diesen sogar nur auf 25 Watt Leistung einzustellen. Dann wären es aber schon vier Stunden am Tag. Die Ansprüche, die so von allen Seiten an uns gestellt werden, sind fraglos sehr hoch. Kein Mensch will als Schlaffi gelten und wir erleben auch selbst oft ein Unwohlsein durch den Zwang, sehr viel sitzen zu müssen. Aber kommen wir doch mal wieder ein wenig wieder: Es muss nicht der Marathon sein. Puh! Glück gehabt.

Auch im Garten braucht es nicht ständig neue Baustellen, damit Sie dort genügend Bewegung haben, denn die normalen Pflegearbeiten verbrauchen Kalorien. Ein Lehrbuch für Ergotherapeuten zeigt dafür sehr schön, wie diese Arbeiten in den entsprechenden Kilowatteinheiten denn im Vergleich zum Radfahren so aussehen (**Tab. 14-1**).

Der Garten bietet also genügend Bewegungsmuster an – Sie können ihn zu Ihrem Outdoor-Fitnessstudio machen. Er gibt nur zwei Probleme. Niemand ist da, der (hoffentlich) im Fitnessstudio steht und Ihnen hin und wieder mal sagt: „*Langsam,*

Tabelle 14-1: Kilowatteinheiten: Gartentätigkeiten im Vergleich mit Radfahren (Eigendarstellung in Anlehnung an Presber & de Neve, 2003)

Was man tut	Wie man's tut	Und was es braucht
Radfahren, gerne auch auf dem Ergometer	**Easy und eben mit 17 km/h**	**100 Watt**
Fegen der Terrasse	Gepflasterte Fläche (bei Rudi eventuell Waschbeton)	20–25 Watt
Harken	Gartenwege	20–25 Watt
Harken	Beete	35–45 Watt
Umgraben (würde Dietmar nie tun)	Normale Gartenerde	80–100 Watt
Umgraben	Lehmboden	100–120 Watt
Schubkarre fahren	150 Kilo Last, alles eben	75 Watt
Schubkarre fahren	Das gleiche, jedoch auf unbefestigtem Weg	120–140 Watt
Mähen	Gras mit der Sense (das dagegen wäre voll Dietmars Ding)	90–100 Watt
Schaufeln	Erde über etwa einen Meter	100 Watt

langsam, lass mal sachte angehen und nicht übertreiben" und der Ihnen dann Hinweise gibt, wie und in welcher Reihenfolge Sie denn die Übungen machen sollen.

„*Es gibt keine schlechte Bewegung* ..." hat mir einmal mein Kollege Martin gesagt. Aber der ist auch Physiotherapeut, der muss so reden. „... *es kommt immer auf das Ausmaß, die Dauer und den Wechsel an.*" So hat er das Ganze dann auch direkt relativiert. Und hier liegt auch bei vielen Gartennutzern das Hauptproblem. Oft wird nicht der Garten an sich als Herausforderung gesehen, sondern immer nur das einzelne Projekt. Jetzt muss der Rasen gemäht werden, da muss alles andere warten. Jetzt mache ich erst dieses Beet hier fertig, dann kümmre ich mich um die Pergola. Jetzt schneide ich diese Hecke komplett zu Ende, da müssen die Balkonkästen jetzt mal warten. Das Problem ist, dass all diese Arbeiten ganz unterschiedliche Bereiche sowohl beanspruchen wie auch entlasten.

Somit ist es nicht das Problem, am Samstagvormittag seine fünfzig Meter Hecke zu schneiden und zweihundert Quadratmeter Rasen zu mähen. Sie müssen es sich nur einteilen. Dem Kalorienverbrauch ist es komplett egal, ob Sie fünfzehn Minuten etwas tun, dann zehn Minuten pausieren, anschließend fünfzehn Minuten das andere erledigen, wieder pausieren und anschließend wieder zurück zur ersten Aufgabe gehen oder ob Sie etwas hintereinander tun, um danach relaxen zu wollen. Ihrem Rücken und Ihrer Schulterpartie allerdings nicht. Die werden sich, nachdem die fünfzig Meter Hecke an einem Stück erledigt sind, direkt gerne mit Schmerz und Verspannung melden. Wenn besagter Hobby-Handwerker Detlef also meint, eine Nachtschicht einlegen zu müssen, weil seine Theke immer noch nicht fertig ist, dann sollte man ihm jemanden zur Seite stellen, der ihm sagt: „*Langsam, langsam, lass mal sachte angehen und nicht übertreiben*".

Ja, es stimmt – nicht wenige Gärtner zeigen auch deutliche äußerliche körperliche Folgen. Etwas, das man sich in jahrzehntelanger Herumbuckelei am Boden mühsam erworben hat. Es gibt so manche Gärtnertreffen, da vermutet man sich in einem Casting für eine Neuauflage vom „Glöckner von Notre Dame". An der Stelle sei jedoch gesagt, dass beispielsweise Rückenschmerzen fast nie das Ergebnis davon sind, dass Sie jetzt gerade eben den Kartoffelacker umgegraben haben. Die Ursachen sind weitaus vielfältiger, liegen zumeist in einem – bewegungsarmen – Alltag und sind daher größtenteils über Jahre angewachsen. Besagte krumme Gärtnerkollegen sind wie die schrägen Bäume an Deutschlands windigen Küsten auch eher über die Jahre verwachsen. Und wenn Sie es richtig machen, ist die Gartenarbeit eben nicht die Ursache für Rückenprobleme, sondern sogar eine Form der Prophylaxe.

Die Stellschrauben für dieses „richtig" liegen einerseits in der Art der *Belastung*, wofür der Garten mit seiner Ausformung wie auch die passenden Geräte verantwortlich sind. Nur drei Worte dazu, um dies deutlich zu machen: Hochbeete statt Erdbeete.

Andererseits gibt es die zweite Stellschraube: die *Belastbarkeit*. Und sie betrifft Sie als Gärtner und Gärtnerin und Ihren Körper als Ganzes. Wenn wir schon von Rückenschmerzen sprechen, dann geht es halt nicht nur um die Wirbelsäule. Da spielen auch noch Sehnen, Muskeln, Bindegewebe, Bänder und Nerven eine Rolle; Ihr Körpergewicht und Ihre Körperform sind zu nennen und nicht zuletzt – wir hatten dieses Wort schon – Ihre innere und äußere Haltung.

Wenn wir einen Moment bei dieser Haltung bleiben, dann sollte man eben auch erwähnen, dass es immer die *bewusste*, gesteuerte Haltung gibt. Beispiel: Wenn Sie sich gezielt zu den Möhren beugen. Aber es gibt auch die *unbewusste* Körperhaltung, die Sie, wenn Sie durch den Garten schlendern, ständig gerade hält und vor dem Zusammenknicken oder Umfallen schützt. Beide werden sogar im Kern von unterschiedlichen Nervensystemen gesteuert, dem pyramidalen und dem extrapyramidalen. (Den letzten Nebensatz muss man sich nicht merken.) Entscheidend aber ist, dass eben nicht nur das Bücken körperliche Arbeit ist, sondern dass diese ständig anfällt, ob Sie sitzen, stehen, gehen, ja selbst beim Liegen.

All das kostet eben auch Energie. Und die ist begrenzt. Stellen Sie sich das Ganze gerne wie einen kleinen Tank vor. Gefüllt mit physischer und psychischer Energie. Da dieser Tank begrenzt ist, gilt es auch ein wenig zu haushalten, denn wir entnehmen ihm ständig etwas. Nebenbei: Wer miterlebt hat, wie mühsam und anstrengend es für einen Menschen z. B. nach einem Schlaganfall sein kann, auch nur aufrecht an der Bettkante zu sitzen, welche Energie es kosten kann, zehn Minuten aufmerksam einem Gespräch zu folgen und welche Anstrengung der betroffene Mensch benötigt, um nur einen Satz zu sagen, der wird verstehen, dass allein schon diese ganz normalen Verrichtungen sich eifrig beim Energietank bedienen.

Merke: Schon der Leerlauf frisst Sprit. Wenn dann noch ein anstrengender Alltag hinzukommt, bleibt mitunter gar nicht mehr genügend Energie für ein geplantes Vorhaben im Garten übrig. Man ist einfach nur noch erschöpft. Aber glücklicherweise lässt sich dieser Tank wieder füllen, eben auch durch Ruhe. Denn es gilt das Prinzip: Es gibt immer Muskeln, die sich anspannen und solche, die sich dabei entspannen.

Funktioniert das, ist alles in Butter. Standbein – Spielbein. Problematisch wird es erst, wenn bestimmte Muskeln ständig entspannt sind, denn dann neigen diese auch gerne dazu, sich zurückzubilden oder natürlich auch, wenn ihre Gegenspieler ständig angespannt sind. Um noch einmal auf das Sitzen zurückzukommen. Stundenlang am Schreibtisch zu kauern bedeutet so oder so schon für die Wirbelsäule einen höheren Druck, z. B. im Gegensatz zum Stehen (ehrlich wahr). Sitzt man dazu gerne auch mit leicht rundem Rücken dem Schreibtisch oder der Tastatur zugewandt und das ohne regelmäßige Positionsveränderung, dann ist das ist Hochleistung für die Rückenmuskulatur und gleichzeitig die Aufforderung zum Verschwinden für die nicht bewegten Bauchmuskeln. Ganz ehrlich? Da ist der Kartoffelacker die geringere Herausforderung. Wie Martin sagte: „*… es kommt immer auf die Intensität, die Dauer und auch die Abwechslung an.*“ Und der Garten, er hat in Bezug auf Intensität, Dauer und eben auch abwechselnde Körperhaltungen doch wirklich einiges zu bieten. Bezogen auf die Beispiele von vorhin sieht das folgendermaßen aus (**Tab. 14-2**):

Tabelle 14-2: Welche Gartenarbeit belastet welche Muskulatur? (A. Niepel)

Tätigkeit	Methode	Belastet vor allem
Wildkraut-regulierung	Kniend im Beet mit den Händen	Knie, Schulter
	Hockend am Beetrand mit den Händen	Rücken, Schulter
	Gebückt übers Beet mit den Händen	Rücken, Beine
	Stehend mit einer Hacke	Rücken
	Stehend mit einer Schuffel	Schulter, Bauch
Heckeschneiden	Obendrauf, auch auf einer Höhe über der Schulter	Schulter
	Die Seiten auf einer Höhe bis zur Schulter	Rücken, Arme
Rasenmähen	Mittels Motormäher	Beine, Bauch
	Mittels muskelbetriebenem Handmäher	Arme, Bauch
	Das „Feintuning“, die Kanten schneiden	Knie, Rücken

Achtung – an alle Physios: Ist vereinfacht dargestellt, ich weiß. Und Achtung – an alle Leser: Wenn ich in der Tabelle „Unkrautziehen" zur Wildkrautregulierung dazuschreibe, kaufen 25 Prozent das Buch nicht, das wollte ich nicht riskieren ....

Wenn ich meinen Kollegen Martin um Rat fragen würde, käme sicher die Empfehlung, wenigstens alle zehn Minuten die Belastung zu verändern. Wir sprechen hier von „dynamischem" anstelle von „statischem" Arbeiten. Und was spricht dagegen, z. B. bei der ersten Tätigkeit, der Wildkrautregulierung, im Beet sogar alle fünf Minuten die Körperposition und Methode zu wechseln? Auch ein Wechsel der Arbeitsgeräte, wie das Beispiel mit der Hacke und der Schuffel zeigt, ist eine gute Idee (**Abb. 14-1**). Hacken sind echt übel! Verdammte Hacke! Denn entscheidend ist bei aller Herumkriecherei am Boden, dass Sie es schaffen, auch im Garten immer wieder Situationen zu finden, in denen Sie auch aufrecht stehen. Als wir uns vor ein paar Millionen Jahren zum aufrechten Gang entschieden haben, haben wir das auch mit einigen Nachteilen bezahlt (veränderte Beckenlage, enger Geburtskanal, frühgeborene, nahezu unfertige Babys, lange Betreuungszeiten, Erfindung der Kita usw.). Aber unser Körper hat sich nun einmal darauf eingestellt, das kriegen Sie nicht mehr zurückgebogen. Also geben Sie Ihrem Körper, was er braucht.

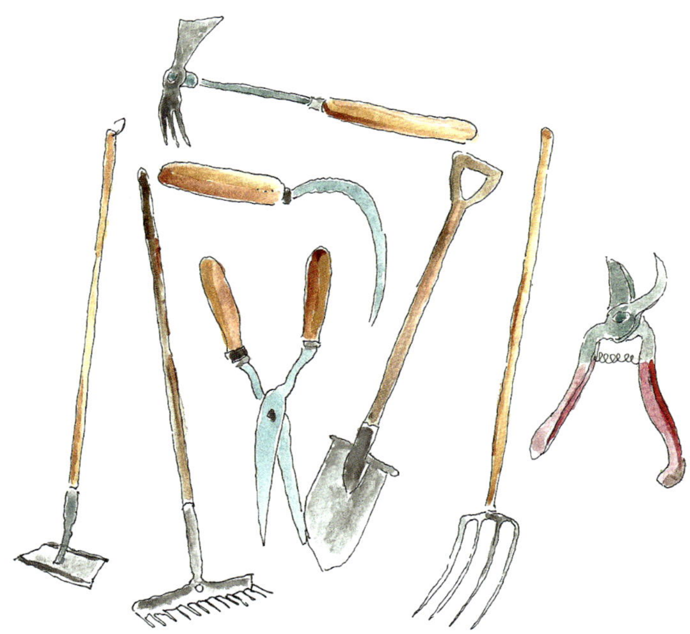

Abbildung 14-1: Auf ihre Art auch irgendwie Fitnessgeräte (links übrigens die Schuffel) (Zeichnung A. Niepel)

Wir hatten ja schon festgehalten, dass wir den Rudi-Gedanken *„Ich werde doch nicht zum Sklaven meines Gartens"* gerne annehmen. Das bedeutet zu versuchen, dass uns der Garten wirklich zur Lust verhilft und nicht zur Last wird. Machen Sie sich doch vorab einen Plan. Und stellen Sie sich den Handywecker auf zehn Minuten, um im „Zirkeltraining Garten" rechtzeitig weiterzuziehen zur nächsten Station.

Das andere Problem mit dem Garten als Fitnessstudio ist die mangelnde Rückkopplung. So eine Hecke hat leider kein Display zur Anzeige von Strecke, Kilowatt, Zeit und vielleicht auch noch verbrauchte Energie. All das, worauf man an den Trainingsgeräten so intensiv starren kann und die einem, natürlich vorher festgesetzt, nach 30 Minuten ein tolles Erfolgsgefühl geben. Das macht die Hecke leider nicht und so fehlt bei der normalen Gartenpflege dann und wann das Erfolgserlebnis.

Kein Wunder, dass Claus und Ralle da lieber „Großes planen" und mit besagtem Deluxe-Teich das nächste Projekt angehen. So kann man dann eben auch sein persönliches „Geschafft" erleben. Und dieses Erleben ist natürlich schon von Bedeutung.

Im letzten Kapitel habe ich schon auf die Identitäts-Säule „Leistung" hingewiesen und natürlich finden viele Menschen im Garten das ideale Feld, um sich hier zu beweisen. Umso mehr, wenn die tägliche Arbeitswelt uns dieses Gefühl gerne ein wenig vorenthält. Kaum jemand, der doch noch so arbeitet, dass er am Ende ein Produkt in den Händen hält. Eines, dass er komplett hergestellt hat. Der Normalfall ist doch eher, dass wir irgendwo einen Teilbereich mitbegleitet haben – und sobald das vollbracht war, kommt schon gleich wieder die nächste Aufgabe. Klar, da stürzt man sich dann wie Detlef mit Begeisterung auf den Minibagger. Anders als so manche Excel-Tabelle bietet der einem wirklich das Gefühl von Leistung und Arbeit. Spannenderweise sind es dann wirklich oft Männer, die sich vom Zaun über die Pergola zur Terrassenplatte stürzen, wenn in unserem Neugärtner-Beispiel es auch Sabine war, die sich so gerne die Gummistiefel anzieht und in die Arbeit stürzt. Und wissen Sie was? Wieder ist es vollkommen okay, wenn Ihnen der Garten das gibt, was es woanders immer weniger gibt: Die Anerkennung von Leistung. Und Leistung und Arbeit, das hat halt einen ganz anderen Klang im Vergleich zur „Beschäftigung". *„Hey, ist das hier Beschäftigungstherapie oder was?"* Ein solcher gern getätigter Ausdruck lässt ja erahnen, dass wir die reine, zielbefreite Betätigung – und das ist die Definition von Beschäftigung, allgemein nicht sehr hoch einschätzen.

Und weil das Laufen auf einem Laufband geradezu eine Metapher für ergebnislose Betätigung ist, darum gibt es dort eben ein Display. Eines, welches dem Nutzer nach der zuvor selbst gesetzten Marke dann eben besagtes „Geschafft" produziert. Schon seltsam.

Dabei haben beide Begriffe erst einmal nichts Schlechtes an sich. Musste mal gesagt werden. Insbesondere, wo es doch interessanterweise irgendwie lässiger klingt zu sagen *„Ach, Leistung und Arbeit – die haben für mich keine Bedeutung"*. Es scheint, es gibt eine sehr offensichtliche Abneigung gegen diese Begriffe, die man allerdings ansonsten auch aus anderen Gebieten kennt. So ist den meisten von uns jemand gleich sympathischer mit der Äußerung „*Aah, in Mathe war ich immer 'ne Null*" im Vergleich zu jemandem, der sich als großer Zahlenfan äußert. Nun, ähnlich haben wir wohl auch das Gefühl, dass eine Selbstbeschreibung von jemandem, der vom Spaß an Arbeit und Leistung im Garten spricht, nur so mittelmäßig rüberkommt.

Zu sagen, dass man nicht so auf Leistung steht, schützt das Selbstwertgefühl einfach gut, wenn es dann am Ende auch nicht so gut wird. Möglicherweise haben wir aber auch Angst davor, für einen Garten-Heinz gehalten zu werden.

Ganz sicher aber kommt diese innere Abneigung wohl auch daher, dass wir mittlerweile sowohl Leistung wie auch das Tätigsein an sich immer sehr schnell mit einem Begriff in Verbindung bringen, der offenbar das Gegenteil von Wohlfühlen ist: Stress! Dazu jetzt direkt mehr.

Buddeln ist okay, aber bloß kein Stress!

Also Stress. Ein Kernbegriff, der immer wieder ganz vorne steht, wenn es darum geht, wie der Garten uns guttun soll. Und da beim Thema Stress auch eine deutliche Verbindung zwischen körperlicher und psychischer Gesundheit naheliegt, ist es sicher sinnvoll, kurz ein wenig ausführlicher dieses ganze Stress-System zu betrachten. Daher wieder die Warnung: Theoriealarm!

Vorab, man glaubt es kaum: Dieses Wort ist im Grunde erst seit den siebziger-Jahren des letzten Jahrhunderts im allgemeinen Sprachgebrauch vorhanden. Heutzutage ist es in aller Munde. Aber wie das so häufig ist: Je häufiger ein Wort benutzt wird, speziell ein Fachwort, umso verschwommener wird es – man denke nur an „Emotion". Daher: Was ist eigentlich Stress?

Per Definition sind damit erst einmal lediglich die unterschiedlichen psychischen und physischen Reaktionen auf äußere Reize gemeint, welche man selbst dementsprechend als Stressoren bezeichnet. Diese Reaktion tritt insbesondere dann auf, wenn wir für derartige Reize keine automatisierte Lösung parat haben. Und von denen besitzen wir erst einmal eine Menge. Wir haben ja schon über die neuronalen Netze, über die Wege in unserem Gehirn gesprochen, die unser Verhalten und unsere Persönlichkeit ausmachen. Und diese Stück für Stück erst erlernten und dann irgendwann fest eingebrannten Wege lotsen uns erst einmal ganz gut durch die Welt. Und desto häufiger wir etwas tun, desto dicker werden bekanntlich diese Wege im Hirn, eben bis hin zur Automatisierung. Denken Sie an Ihre Anfänge als Autofahrer. Anfänger müssen zuerst noch alles bewusst machen, über jeden Gang nachdenken, sich auf die Füße wegen des Gaspedals und der Kupplung hoch konzentrieren, doch irgendwann ist das so in Fleisch und Blut übergegangen, dass wir über so etwas nicht mehr bewusst nachdenken müssen. Nun kümmert sich unser Hirn ganz automatisch darum und wir können uns entspannt bei Tempo 190 der Radiosendung zuwenden. Also: Derartige Anforderungen sind ganz zu Anfang echt stressig, später nicht mehr, denn wir haben ja dann fertige Lösungen parat. Dieses Vorgehen betrifft unzählige Dinge unseres Lebens, vom Laufen über das Sprechen bis hin zu Reaktionen auf bestimmte Verhaltensweisen. Stress entsteht immer dann, wenn dieses automatisierte System (noch) nicht funktioniert. Somit dient Stress mit all seinen Reaktionen auch ganz positiv dazu, neue Wege zu begehen. Gleichzeitig ist es ebenso eine Art Überlebenssystem.

Wenn dem Urmenschen in uns eine Gefahr drohte (und hier nehmen Evolutionspsychologen nahezu immer das Bild vom Säbelzahntiger in die Hand, der plötzlich aus dem Busch springt), dann war es überlebenswichtig, dass schnell und effektiv reagiert werden konnte. Ohne groß nachzudenken, ob beispielsweise dieser Säbelzahntiger jetzt wohl wirklich Hunger hat oder nicht. Sprich: Unser ganzes Körpersystem wird auf Kämpfen oder Flüchten eingestellt. Stress kann also sowohl zu einem Lernen führen wie auch dazu, dass wir in unserem Verhalten fest in bestimmte uralte Bahnen gelenkt werden. Und in diesen Fällen legt der Körper so richtig los. Die Atmung wird schneller, damit genügend Sauerstoff ins Blut gelangt und dieser Blutkreislauf reagiert gleich in der Form mit, dass er dieses sauerstoffreiche Blut mit höherem Druck v.a. an die äußeren Extremitäten leitet: Arme und Beine – wichtig für Kampf und Flucht.

Dementsprechend werden nicht so bedeutsame Funktionen, wie Verdauung oder auch die Libido, heruntergefahren. Ist halt gerade nicht die passende Zeit, sich um die Paarung Gedanken zu machen. Die Muskulatur spannt sich schon einmal an und zur Kühlung des ganzen Systems wird die Haut auch gleich stärker befeuchtet. Und zu guter Letzt wird auch das Denken sehr gerichtet – fokussiert. Dieses System reagiert sogar über ein eigenes Nervensystem sehr schnell und hat in großen Teilen in den letzten Jahrtausenden unser Überleben gerettet. Allerdings ist es für eher kurze Momente ausgelegt und sollte immer wieder schnell runtergefahren werden. Ein vergleichbares Beispiel, wie sich das System verhält, ist die Situation, wenn Ihnen bei einem Überholvorgang plötzlich jemand entgegenkommt. Dann können Sie auch den Motor kurz quälen und auch mal aufheulen lassen – ein Kickdown kann Ihr Leben retten – Sie sollten das im Hinblick auf Ihren Motor aber nicht dauerhaft tun. Und wie beim Motor nimmt auch unser Körper auf Dauer Schaden. Die dauernde Kurzatmigkeit hat ebenso Folgen wie der dauerhaft hohe Blutdruck. Die ständige Unterversorgung bestimmter Organe kann Verdauungs- oder Libidoprobleme fördern. Auch ständig angespannte Muskeln, die sich zu schmerzhaften Verspannungen entwickeln, sind typische Stressfolgen. Zu den negativen Folgen gehört auch das ständige problemorientierte Fokussieren mit Grübeleien. Aber wie gesagt, das Stresssystem ist ja eigentlich auch nicht für dauerhafte Situationen erschaffen worden, sondern eher für besagten Säbelzahntiger. Und diese Situationen klären sich halt recht schnell. So oder so.

Das Dumme ist nun, dass wir dieses System alle vom Urmenschen weitervererbt bekommen haben, dass es im Gegensatz zu den Säbelzahntigern eben nicht ausgestorben ist. Selbst im noch so wildesten Naturgarten trifft man die eher selten. Das System ist auch nicht sehr clever und kennt nur Ein und Aus. Leider aber (je nachdem, wie man es sieht) sind unsere heutigen Bedrohungen nicht mehr Wildtiere, sondern wir finden diese in nervigen Chefs, in Prüfungssituationen, im überfüllten Aufzug, in Streit mit Nachbarn, im täglichen Stau auf dem Weg zur Arbeit oder auch in nervigen und bedrohlichen Pandemien. Und so ist bei vielen von Ihnen das System ständig hochgefahren, ohne dass sich diese Probleme nun durch Fliehen oder Kämpfen schnell lösen ließen, was das Wesen da tief in Ihnen drin aber eigentlich will. Diese Situation dürfte allen bekannt sein und ein jeder hat auch seine eigene Methode, damit umzugehen.

Die einen geben dem System nun einfach das, was es will. Sprich: Im übertragenen Sinne kämpfen und rennen sie. So mancher muss nach dem Arbeitstag erst einmal eine Runde joggen, so richtig, bis es weh tut und erst dann gelingt es, das System wieder herunterzufahren. Das ist auch der Typ, der sich in seinem Garten auspowern will. Abreagieren, auch dieses Wort wird dann oft benutzt und es beschreibt die Situation sehr gut. Also tun Sie es – ohne schlechtes Gewissen: Die Beete hacken, Löcher ausheben, Äste sägen, Gießkannen schleppen. Bagger fahren.

Hey, jetzt reg dich mal ab!

Ein anderer kann seinem Stress wiederum besser begegnen, indem er darauf setzt, an sichere Orte zu flüchten. Solche, die ihm Ruhe bieten. Entweder ganz real in der versteckten sicheren Laube ganz hinten im Garten oder auch durch entsprechende Entspannungsübungen. Nackt auf dem Rasen, wenn es denn sein muss.

Und damit sind wir beim zweiten „Megathema“, wenn es um die Bewegungsregulation, den Tonus geht: der Entspannung.

Auch hier lässt sich einiges als Indiz für den steigenden Bedarf anführen. Stefans VHS-Tai Chi-Kurs gehört dazu, der neue Trend zum Yoga, die Faszination an Meditationsübungen oder auch der Markt der Hotel-Wellnessangebote. Und mittlerweile darf ja auch der Garten als ein solcher Entspannungsort und das Gärtnern als eine Entspannungstechnik genannt werden. Wie aber funktionieren diese Techniken?

Dieses ganze gerade vorgestellte Stresssystem ist halt eines, das sich selber reguliert. Üblicherweise nach oben, in den Stress hinein. Da stellt beispielsweise der schwarze Raum in uns selbst fest, dass der Blutdruck bereits erhöht ist, also werden auch schon mal die Muskeln in Stellung gebracht. Oder aber das Denken ist sehr fokussiert und mit ständigen Grübeleien beschäftigt, da wird dann auch schon einmal der Geschlechtstrieb runter geregelt. Und so schraubt sich das System eigenständig hoch. Eines folgt auf das andere. Dabei spielen im Übrigen dann auch die sogenannten Stresshormone als eine Art Briefträgersystem eine bedeutende Rolle, es tauchte ja schon einmal das Cortisol auf.

Aber Sie können es sich denken: Was hochgeht, kann auch runter geregelt werden. Sogar aktiv. Dafür lohnt die Suche danach, auf was wir denn gezielt aktiv Einfluss nehmen könnten. Und wenn wir uns das Ganze so betrachten: hormonelle Ausschüttungen, Befeuchtung der Haut, Denkrichtung, Libido, Muskelanspannung, Blutdruck, Atemfrequenz oder auch Verdauungstätigkeit, dann finden wir schnell drei Dinge, die wir alle bewusst regeln können. Das sind die Atmung, die Muskelanspannung und das Denken. Und nahezu alle Entspannungstechniken, vom Autogenen Training über Tai Chi, die progressive Muskelentspannung, Phantasiereisen oder auch Meditation setzen demnach genau an diesen drei Punkten an.

Was bedeutet das für den Garten und das Gärtnern als mögliche Entspannungstechnik? Wenn Sie dies als Relaxationsmittel nutzen möchten, sollten Sie bevorzugt versuchen, mit diesen Ansatzpunkten zu arbeiten. Vornehmlich mit der aktiven Muskelentspannung und dann auch mit dem geweiteten Denken.

Immer locker bleiben!

Wie könnten Sie es am geschicktesten anstellen, durch Gartenarbeit Ihre Muskeln gezielt zu lockern? Vielleicht hilft ein Blick auf die bereits erwähnte progressive Muskelentspannung. Die Grundidee dieser sehr gut belegten Methode ist die eines Pendels. Wenn ich einen besonders hohen Ausschlag in die eine Richtung (Entspannung) möchte, so der Gedankengang, dann fange ich nicht bei Null an, sondern ziehe das Pendel vorher möglichst weit in die andere Richtung, also in die Anspannung hinein. Und dann lasse ich los.

Genauso sieht es dann auch praktisch aus. Die einzelnen Körperbereiche werden bei dieser Technik nacheinander abgearbeitet, von den Füßen, Händen, Armen, Beinen und dem Rumpf, bis hin zu den Gesichtsmuskeln. Und immer heißt es: Erst stark anspannen, was speziell beim Gesicht immer saukomisch aussieht. Sprich, es ist dann gut, wenn der Übende für einen Moment so aussieht, als wenn ein Kabuki-Schauspieler versucht, einen durchgeknallten Samurai darzustellen. Und anschließend werden diese Bereiche dann wieder komplett bewusst auf schlapp gestellt. Das wiederum verändert den Gesichtsausdruck optimalerweise in den Bereich: Grenzdebil. Klingt komisch? Ist aber so.

Diese Grundidee ist gut auf die Organisation der Gartenarbeit übertragbar. Wo hier doch zuvor dazu geraten wurde, sich bei der Arbeit besser, sprich abwechselnder zu organisieren. Einmal damit begonnen, hieße dies, einen Arbeitsplan zu erstellen,

Tabelle 14-3: Gezieltes entspannendes Arbeiten im Garten (A. Niepel)

Tonus	Methode	Konzentration auf
10 Minuten hoch	Gebückt übers Beet mit den Händen Wildkräuter entfernen	Rücken, Beine
10 Minuten niedrig	Auf der Gartenliege gezielt den Rücken und die Beine entspannen	Rücken, Beine
10 Minuten hoch	Anschließend mit der Schuffel weiter stehend Wildkraut beseitigen	Schulter
10 Minuten niedrig	Wieder zurück auf der Liege gezielt die Schultern entspannen	Schulter
10 Minuten hoch	Kniend im Beet weiter Wildkräuter zupfen	Knie, Beine
10 Minuten niedrig	Gezielt wiederum auf der Liege die Beine hochlegen und die Knie entspannen	Knie, Beine

bei dem nicht nur die einzelnen Körperpartien abwechselnd belastet werden, sondern in der Wechselphase genau diese Bereiche auch gezielt entspannt werden.

Für das Vorhaben eine Stunde lang ein Staudenbeet vom unerwünschten Beiwuchs zu befreien, könnte das gezielte Entspannungs-Arbeiten demnach dann so wie in der nachfolgenden Tabelle aussehen (**Tab. 14-3**).

Na klar, das klingt sehr bemüht, für manche auch ineffektiv. Menschen wie Heinz und Hedwig hätte man niemals zu so etwas bringen können. Aber das haben wir ja hinter uns gelassen. Und es ist, geht es darum, einen eigenen positiven Effekt aus der Arbeit zu ziehen, weitaus besser als eine halbe Stunde gebückt durchzuackern, um sich dann mit verspanntem Rücken eben doch eine halbe Stunde Pause gönnen zu müssen. Und sollte jemand komisch schauen, sagen Sie einfach, dass Ihnen das Ihr Gartentherapeut empfohlen hat.

Letztlich sollte es natürlich ein Ziel sein, wenn Sie es schaffen, das, was Sie auf diese Art gerne im Garten beginnen, Stück für Stück in Ihren Alltag zu integrieren. Wenn Sie tatsächlich ein derartiges – nennen wir es „dynamisches Gärtnern" – auch auf andere Tätigkeiten übertragen, ist das hundert Mal mehr wert als einmal in der Woche abends zur VHS zu gehen, um dort punktuell Entspannungsübungen zu machen. Daher hier – und das sogar ohne direkten Gartenbezug zum Kopieren für Sie – eine leere Arbeitsliste (**Tab. 14-4**). Und halten Sie wirklich die Pausen ein. Auch in der Länge und ohne dabei in Gedanken schon wieder beim nächsten Schritt zu sein. Denn tritt, soviel weiß man, während einer Erholungsphase ein neuer Stressor auf – das kann auch das eigene Denken sein, so geht das System davon aus, dass die vorherige Situation noch nicht bewältigt ist und beginnt mit der Ausschüttung von Cortisol den ganzen Stresskreislauf wieder neu anzuwerfen.

Tabelle 14-4: Eine Arbeitsliste für Sie zum Thema dynamisches Arbeiten (A. Niepel)

Tonus	Arbeit	Konzentration auf
10 Minuten hoch		
10 Minuten niedrig		
10 Minuten hoch		
10 Minuten niedrig		

Power durch Pause nennt Professor Ingo Froböse von der Sporthochschule in Köln dieses Konzept. Er weist dabei zu Recht darauf hin, dass gerade die Gestaltung der Pausen im Hochleistungssport, die bekannten Regenerationsphasen, entscheidend für den Trainingserfolg sind. Und netterweise erwähnt auch er direkt die Vorteile der Gartenarbeit und erweist sich ebenso als ein gedanklicher Bruder von Martin, wenn er dazu sagt: „*Angst vor falscher Bewegung braucht niemand zu haben*“ (Froböse, 2016). Entscheidend ist bei dieser Methode im Übrigen tatsächlich das Wort „gezielt“. Man könnte auch sagen: konzentriert. Wenn Sie also den Platz an der Gartenliege bezogen haben, dann fühlen Sie auch bewusst in den Körperbereich hinein, den Sie gerade entspannen wollen. Versuchen Sie auch gerne mit jedem Ausatmen noch ein wenig mehr zu entspannen, beispielsweise indem Sie sich vorzustellen, mit jedem Ausatmer ein wenig tiefer in die Auflagen zu versinken. Funktioniert.

Die Gedanken sind frei

Und nun wären wir direkt beim Thema Denken angekommen. Der Geist-Körper-Schiene. Ein Denken, welches von Angst, Sorge oder Wut geprägt ist, das reguliert natürlich hervorragend unser Stresssystem hoch, sodass sehr viele Entspannungstechniken hier ansetzen. Sei es das Autogene Training, bei dem die Hauptintention darin besteht, durch eine Konzentration auf wechselnde Bereiche („meine Arme sind schwer und entspannt“) das System gezielt zu regulieren oder auch die Methode der Phantasiereisen. Dort, wo man sich gedanklich durch einen Wald, am Strand oder auch durch einen Garten bewegt, mit geschlossenen Augen gezielt Situationen aufsucht, in denen keinerlei Gefahr herrscht, dort überredet man den Rest des Körpers halt sehr schnell dazu, doch mal runter zu kommen, denn schließlich ist alles Roger. Würde man sich sonst mit so Dingen wie dem Wind auf der Haut und den wohltuenden Strahlen der Sonne im Gesicht befassen oder nackt auf dem Rasen liegen? Das überzeugt das System, welches dann direkt beginnt, die anderen Schalter auch wieder umzulegen.

Es hat auch damit zu tun, dass der Arbeitsspeicher unseres Gehirns in sich gerne konsistent ist. Gegensätzliche Informationen dort sind unerwünscht, was dazu führt, dass die unpassenden gezielt unterdrückt werden. Macht es ständig. Deswegen können Sie im Fußballstadion auch nicht die schöne Spielweise des unbeliebten Gegners anerkennen. Das passt nicht und so findet das Hirn andere Erklärungen. Glück, Schieberei, Taktik. Bei den Phantasiereisen füttern wir diesen Bereich bewusst mit positiven Informationen, welche dann die negativen verdrängen. Das passt halt nicht mehr zusammen.

Der innere Garten

In der Therapie spricht man in diesen Fällen auch von Imagination. Interessanterweise heißt eine der am meisten genutzten Imaginationsübungen, speziell auch für traumatisierte Menschen, „Der innere Garten". Eine oftmals sehr erfolgreiche Übung. Und schon allein der Bezeichnung wegen sollten wir uns dieser Übung mal ein wenig genauer widmen.

Beim „inneren Garten" dient der Garten als *das* Bild für einen sicheren Raum. Und natürlich: Das wiederum passt jetzt wie besagte Faust aufs Auge (wenn auch eine solche Metapher im Zusammenhang mit Entspannen im Garten irgendwie schief klingt).

Im Rahmen unseres Blicks auf die Ursprünge der Gartenkultur wurde ja schon darauf hingewiesen, dass dieses Element des Umhütetseins ein Kernelement des Gartens ist. Gleichzeitig wird bei dieser Übung jene Eigenschaft des Gartens genutzt, dass dieser ein Weltausschnitt ist, der unseren Gestaltungsmöglichkeiten unterliegt, dem wir, anders als die „freie Natur", nicht nur ausgeliefert sind. Wie sieht diese Übung aus? Im Kern geht es darum, sich tatsächlich zunächst ein wenig aus dem Alltag zu lösen, die Augen zu schließen, den Atem herunterzufahren, eine gute entspannte Position einzunehmen. In unserem Fall wäre die besagte Gartenliege also ein guter Ort. Und dann gilt es, oft geleitet von einem Therapeuten oder einer Therapeutin, in Gedanken diesen Garten für sich zu erstellen und zu erkunden.

Meistens beginnt dies genau an der erwähnten Umgrenzung.

Wie stellen Sie sich diese vor? Sehen Sie einen Zaun, eine Hecke? Gibt es vielleicht Rosenbüsche oder begrenzende Bäume? Und wie sieht der Eingang zum Garten aus? Fin-

den Sie dort eine hölzerne Gartenpforte, vielleicht ein schmiedeeisernes Tor, ein gemauerter Torbogen?

Sobald Sie es geschafft haben, in Gedanken in diese Welt einzutreten, geht es damit weiter, dass Sie natürlich auch eingeladen werden, diesen Phantasiegarten zu betreten:

Gehen Sie über die Schwelle und verharren Sie dort gerne einen Moment. Wie sieht der erste Eindruck in diesem Traumgarten aus? Sehen Sie Wege, Bäume, Rasenflächen? Schauen Sie sich um und entdecken Sie, was es alles zu sehen gibt. Welche Stauden, welche Blumen und Sträucher erkennen Sie? Und sehen Sie Tiere wie Schmetterlinge oder Vögel? Können Sie sie vielleicht sogar hören? Versuchen Sie es. Und wie ist das Wetter? Spüren Sie die Sonne auf dem Gesicht und den Wind auf der Haut.

Nun steht es an, sich diverse Orte in diesem Garten gedanklich zu erstellen, diese aufzusuchen und zu erkunden. Dabei darf man sich selbstverständlich bei Bedarf gerne Orte der Sicherheit und des Friedens suchen, beispielsweise eine Gartenbank (Sie können sich denken, das wäre mein Ding).

Oder sehen Sie eine Hängematte? Ist es Ihnen vielleicht danach, sich auf den Rasen zu setzen oder liegt Ihnen die Gartenliege näher? Nehmen Sie Platz und fühlen Sie, wie sich das anfühlt. Wenn Sie sich gut eingerichtet haben, so schauen Sie sich weiter um …

Sie dürfen aber auch, wenn Ihnen danach ist, Orte suchen, die Sie bearbeiten wollen.

Finden Sie einen leeren Ort? Und möchten Sie dort etwas anpflanzen? Dann säen oder pflanzen Sie jetzt dort in Gedanken. Und in diesem Traumgarten können Sie es nun auch schnell wachsen lassen. Wenn Sie Hilfe brauchen, so laden Sie jemanden, der Ihnen hilft, zu sich ein. Sie können gemeinsam diesen Ort wachsen lassen.

Ja, sogar das sooft erwähnte Austoben und Auspowern ist hier erlaubt.

Wenn Sie sich unausgeglichen, frustriert oder müde fühlen und nun einen Bereich im Garten sehen, der aufgeräumt werden muss, so begeben Sie sich dorthin. Sie können roden, dürfen sogar die Axt ansetzen. Stellen Sie sich vor, wie sich der Ort durch Ihre Hände verändert.

Schließlich heißt es dann, sich wieder zu sammeln, den gesamten Garten im Rückblick noch einmal zu betrachten und ihn wieder durch das Tor zu verlassen, wohl wissend, dass man dorthin immer, zu nahezu jeder selbst gewählten Zeit und ohne irgendwelche Hilfsmittel zurückkehren kann. Und hier wird vielleicht auch wieder deutlich, wie wichtig es sein kann, derartige Übungen in den normalen Alltag zu integrieren. Es geht weniger darum, ob man nun diese Übung einmal gut durchführen kann – damit es einem, wie nach einem Aspirin, kurz danach besser geht – als vielmehr die Option zu eröffnen, in Stresssituationen auf seine persönliche Gartentür zugreifen zu können (**Abb. 14-2**).

Einen inneren Garten für sich konstruieren zu können, ist somit eine große Hilfe für Menschen in Krisensituationen. Und dabei nutzen wir Gartentherapeuten es

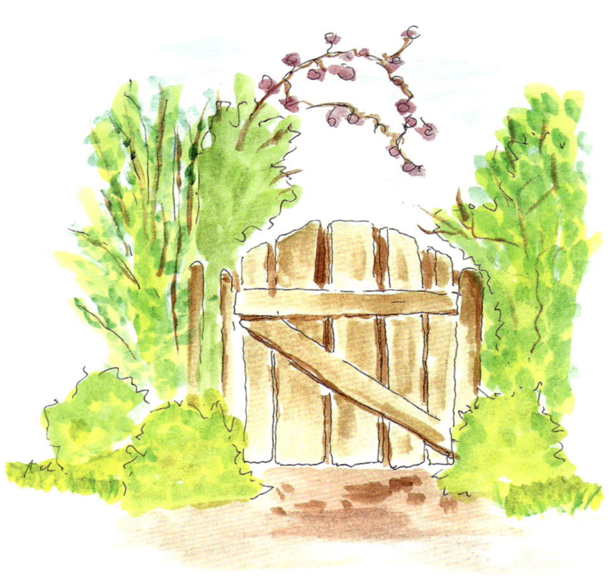

Abbildung 14-2: Ihr persönliches Gartentor des „inneren Gartens" (Zeichnung A. Niepel)

natürlich gerne, wenn im Inneren des Menschen bereits die Erinnerung an einen Garten vorhanden ist.

Als Gartentherapeut arbeite ich nicht selten mit Menschen zusammen, die sehr schwer betroffen und bettlägerig sind und in dieser Phase ihres Lebens keinerlei Zugang zur Natur haben. Menschen, wie die schon einmal erwähnte Frau Müller, die noch nicht so weit ist, dass man sie in den Garten begleiten kann. Eine der dennoch möglichen Übungen kann es dann sein, gemeinsam zumindest gedanklich in den vorhandenen Garten dieser Menschen zu gehen. Auch hier ist das Schließen der Augen ein guter Zugang, um uns dann – gemeinsam – an den Lieblingsplatz im zwar vorhandenen, aber doch so weit entfernten Garten zu begeben. „*Kommen Sie, lassen Sie uns beide gedanklich an Ihren Lieblingsplatz setzen.*" „*Wo sitzen wir, was kann ich von hier sehen, wenn ich geradeaus schauen würde, was liegt zur Linken?*". Dies sind die anfänglichen Zugänge, die ebenso sehr gut funktionieren wie eine sinnliche Imagination „*Was kann ich hören? Ist es ein kühler oder ein warmer Platz und wie fühlt sich die Sitzfläche an?*"

Diese Übung können Sie auch für sich gut nutzen, wenn Sie denn einen solchen Gartenplatz haben. Dafür hier der Tipp: Sehen Sie sich vorab in Ihrem Garten um: Wo ist konkret Ihr bevorzugter Rückzugs-Ruhe-Lieblingsplatz? Und dann suchen Sie diesen regelmäßig auf, gönnen sich zehn Minuten (das Thema der Ruhepausen hatten wir ja schon) und setzen sich bewusst dorthin. Dann gehen Sie diese Punkte für sich doch Stück für Stück durch:

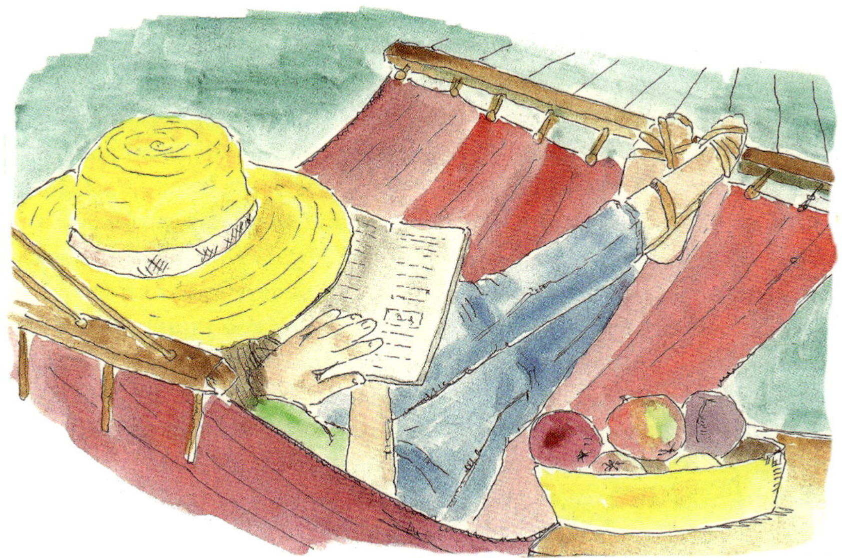

Abbildung 14-3: Suchen Sie unbedingt Ihren Lieblingsplatz im Garten (Zeichnung A. Niepel)

- Was sehen Sie, wenn Sie sich umschauen, was fängt Ihren Blick?
- Wo berühren Sie den Boden oder die Sitzfläche und wie fühlt sich das an?
- Wo liegen Ihre Hände und was spüren Sie?
- Wie ist die Temperatur und wie fühlt es sich auf der Haut und im Gesicht an?
- Was riechen Sie dort?
- Was hören Sie alles? Und hören Sie nicht auf, bevor Sie nicht wenigstens zehn unterschiedliche Dinge herausgehört haben.

Je häufiger Sie das tun, desto besser und schneller werden Sie es in Ihrem Alltag schaffen, sich für kurze Entspannungsmomente in Ihren Garten flüchten zu können. Tagträume, dieses Wort hat oft einen negativen Beiklang. Aber es kann in der Stressbewältigung sehr hilfreich sein, wenn Sie bewusst derartige Notausgänge nutzen (**Abb. 14-3**).

Musste ja noch kommen: Flow und Achtsamkeit

Der Garten kann Ihnen demgemäß Flucht-Momente bieten. Damit befriedigt er die andere Seite der Flucht-Kampf-Reaktion, so reguliert er unseren inneren Tonus herab. Diese besagten Momente können dabei in einem gezielten „Nichtstun" liegen, sie können aber ebenso gut mit passender Beschäftigung zusammenhängen. Und genau an dieser Stelle müssen sie jetzt kommen: Diese beiden Ausdrücke, die in den letzten Jahren geradezu inflationär gebraucht wurden, wenn es um das Ziel ging, sein Wohlbefinden zu steigern und die so gut als Abschluss zum Thema Wohlempfinden durch den Ausgleich von Bewegung und Entspannung passen: Achtsamkeit und Flow.

Fangen wir mal mit der *Achtsamkeit* an. Ein guter Punkt, um sich diesem Begriff zu nähern, ist das schon im Kapitel über den Naturgärtner beschriebene Aufmerksamkeitssystem. Sie können ja bei Bedarf noch einmal zurückblättern.

Dieses Filtersystem leistet Unglaubliches: Es regelt den Zugang von Millionen von Daten in unserem Arbeitsspeicher für äußere Einflüsse wie auch für Gedanken. Um das zu vollbringen, springt es im Übrigen ständig hin und her. Mal sind wir gedanklich dort und hören etwas, dann kommt uns von tief innen ein Gedanke in den Sinn und wiederum plötzlich ein ganz anderer Gedanke. Spannenderweise sind wir, was die Gedanken betrifft, entweder sehr häufig in der Vergangenheit, sinnieren noch einmal über bereits Geschehenes oder planen Zukünftiges, wenn wir etwas befürchten oder erhoffen. Ganz selten dagegen sind wir in der Gegenwart, exakt jetzt hier in diesem Moment. Und der zweite Effekt ist: Wir schicken all diesen Gedanken und auch Wahrnehmungen meist auch gleich eine Bewertung hinterher. Auch dieses Thema haben wir im Zusammenhang mit den Emotionen schon angerissen. Unser Arbeitsspeicher ist also meist gefüllt mit vielen Dingen, z. B.: Gestern habe ich dieses und jenes erlebt – das war gut! Oder auch: Morgen habe ich einen wichtigen Termin und das wird bestimmt anstrengend. All das in einem ziemlichen Durcheinander. In China ist für dieses Gedankenspringen auch der Name „Affengeist" bekannt, ein sehr passendes Bild. Währenddessen kümmert sich der Autopilot darum, exakt jetzt in diesem Moment zu leben, während wir den gedanklichen Affen machen.

Das Prinzip der Achtsamkeit – je nachdem, welcher medizinischen Schule man folgt – postuliert (da ist es wieder): Es ist entscheidend, seine Aufmerksamkeit genau auf das Hier und Jetzt zu fokussieren und dabei gleichzeitig auf ein Bewerten zu verzichten. Übrigens ist das etwas anderes als sich gequält nun darum zu bemühen, nicht mit der Aufmerksamkeit abzuschweifen. Vielmehr stellt es den Versuch dar, einfach nur aufzunehmen, wo besagter Affengeist gerade mal wieder hingesprungen ist: Was denn gerade ist, wo man ist, was man wahrnimmt, was man denkt. Punkt.

Wer dies schafft, wird sehr positive Effekte bezüglich seiner Stressverarbeitung feststellen. Das Prinzip der Achtsamkeit hat mittlerweile eine feste Rolle innerhalb der Psychotherapien eingenommen. Die kleine Übung von vorhin: Setzen Sie sich in den Garten und registrieren Sie einmal, wo Sie sich befinden und wie Sie dort sind. Dies wäre beispielsweise ein guter Einstieg in die Achtsamkeit. Und es wäre ein guter Einstieg nicht nur zu einer einmaligen Achtsamkeitsübung, sondern dazu, das

Prinzip achtsamer zu sein in das allgemeine Tun zu integrieren. Es gibt so eine schöne, immer wieder in Variationen unterschiedlich erzählte Geschichte, die vielleicht gut verdeutlicht, worum es geht. Und die geht so:

Ein buddhistischer Meister, nennen wir ihn einfach Clausi, wird von dem Schüler Ralle gefragt, warum er trotz all dem Stress und der Hektik in seinem Leben so unverschämt glücklich wirkt.

Clausi darauf: „*Wenn ich stehe, dann stehe ich, wenn ich gehe, dann gehe ich, wenn ich sitze, dann sitze ich, wenn ich esse, dann esse ich, wenn ich gärtner, dann gärtner ich …*“ Was natürlich Ralle, ihn unterbrechend, denn das scheint kein Ende zu nehmen, zum Einwand bringt: „*Hey, das tu ich auch.*“ Worauf ihm wiederum Clausi entgegnet: „*Nein – schau dich doch an. Wenn du sitzt, dann stehst du in Gedanken schon, wenn du stehst, dann läufst du schon und wenn du dann läufst, dann bist du in Gedanken schon angekommen und wenn du gerade angekommen bist, bist du schon wieder beim nächsten Gartenprojekt.*“

Sie merken, worauf Clausi hinauswill. Es geht gar nicht so sehr darum, tief sinnierend wie ein Buddha in den Rabatten zu hocken. Sie können und Sie sollen ruhig etwas tun. Und wenn Sie es schaffen, beim Rosenschneiden eben wirklich komplett achtsam beim Rosenschneiden zu sein, wenn Sie beim Gießen einfach nur gießen und beim Pflanzen auch nur genau das tun, dann werden Sie ein tiefes Gefühl von Ruhe empfinden.

Und damit zum nächsten und durchaus verwandten Thema, dem *Flow*. Der amerikanische Psychologe Mihaly Csikszentmihalyi hat nicht nur einen schier unaussprechlichen Namen, sondern er hatte sich auch vor Jahren schon der Frage gewidmet, welche Situationen denn dazu führen, dass wir uns gut fühlen. Diverse Voruntersuchungen hatten ergeben, dass beispielsweise Dinge wie Geld und sozialer Status das Wohlfühlen nur bis zu einem gewissen Maximallevel unterstützen. Somit hat er angefangen, eine Gruppe von Probanden zu testen. Die Aufgabe der Probanden war, immer mal wieder Folgendes mitzuteilen: Erstens, was sie gerade so tun und zweitens, wie zufrieden sie sich in diesem Moment fühlen. Zu erwarten wäre so etwas wie: „*Ach, ich liege gerade faul herum (meditiere) und es geht mir bestens.*“ Aber das Ergebnis war, dass der Grad der Zufriedenheit viel mehr mit der Beschäftigung zusammenhing. Etwa: „*Mir geht es super, ich bin gerade dabei, meine Rosen zu schneiden.*“ Gehen wir also noch einmal ganz an den Anfang zu Sabine und Stefan, die ja diese beiden Pole der Gartennutzung gerne besetzen: Die Chance auf Glücksgefühle wäre im Garten für Sabine demnach wohl größer. Aber ist denn Rosenschneiden per se etwas, was Wohlempfinden auslöst?

An dem Punkt angekommen wandte sich Csikszentmihalyi der Frage zu, wie denn die möglichen Betätigungen in optimaler Weise aussehen sollten. Und dabei hat er eine Gefühlslage beschrieben, die seitdem als Flow-Gefühl bekannt geworden ist.

Um z. B. beim Rosenschneiden in dieses Flow-Gefühl zu kommen, benötigt es ein paar Voraussetzungen. Die erste betrifft einmal mehr unsere Aufmerksamkeit. Bezüglich der Achtsamkeit haben wir ja beschrieben, dass diese oft mit vielen Dingen gefüllt ist. Flow benötigt dagegen den Fokus genau auf das, was man gerade macht. Der Arbeitsspeicher, die Aufmerksamkeit ist komplett mit der aktuellen Aufgabe gefüllt. Das, was Sie da jetzt gerade tun, das lässt im Idealfall überhaupt keinen Raum, um mal nebenbei über den Ärger von gestern zu grübeln oder schon mal über den Einkaufszettel von morgen zu sinnieren. Ja sicher, da sind auch weiterhin schon diverse Reize von außen. Die kriegen Sie aber gar nicht mehr mit, verlieren oft sogar das Zeitgefühl. Sie sind nur noch auf das fixiert, was Sie gerade tun. Das Lieblingsbeispiel, welches hier immer angeführt wird, ist jenes vom Freikletterer, der schon seiner Gesundheit wegen wenig Raum für andere Aufgaben hat. Doch nicht nur der Extremsport kann dies auslösen, selbst Csikszentmihalyi erwähnt in seinem Buch bereits das Gärtnern als eine solche Situation. Und nicht wenige berichten ja auch genau davon, wie sie sich komplett – z. B. mit Tätigkeiten wie das Aufgrubbern der Erde – fallen lassen können und alles um sich herum vergessen. Oder wie die Gruppe Metallica sagt: *„Nothin' else matters.“* Also gleich der Tipp: Sie haben ja vielleicht schon früher in diesem Buch die Liste ausgefüllt, was Sie denn sehr gerne im Garten so tun. Die können Sie gerne hinzuziehen, aber v. a. geht es jetzt darum, dass Sie sich mal daran erinnern, wann Sie das letzte Mal beim Gärtnern so richtig die Zeit aus dem Auge verloren haben. Wo Ihnen plötzlich jemand zurief, ob es denn jetzt nicht langsam gut mit der Herumkrauterei sei (**Tab. 14-5**).

Es gibt aber noch eine zweite Bedingung oder besser einen zweiten förderlichen Umstand, um in den Flow zu kommen. Die Aufgabe, mit der Sie gerade beschäftigt sind, sollte dafür genau in jenem Bereich liegen, der Sie nicht unterfordert, wo Sie aber auch noch nicht überfordert sind. Im ersten Fall wird es schnell langweilig und der Geist sucht sich was anderes, womit er sich beschäftigen kann, im Zweifel mit dem Einkaufszettel. Im zweiten Fall der Überforderung wird dagegen schnell wieder das Stresssystem aktiviert.

Um also das Rosenschneiden für den Flow zu nutzen, sollten Sie immer versuchen, jedes Mal ein ganz kleines bisschen besser zu werden. Aber nur ein kleines bisschen. Einen Millimeter mehr als Ihre bisherige Bestleistung. Beispielsweise noch genauer danach zu schauen, wo denn das Auge ist, noch genauer den Wuchs zu beachten und noch genauer das Holz zu betrachten. Herausforderungen sind wichtig für den Flow. Und so bekommen meine Hecken auch immer wieder neue Muster. Wenn Sie noch einmal den Blick auf unsere Fernsehgärtner aus dem Einstieg werfen, dann werden Sie sehen, dass diese gerade den Garten nutzen, um immer wieder neue Aufgaben zu finden, um es immer wieder ein kleines Stückchen besser zu machen.

Tabelle 14-5: Versuchen Sie sich an fünf Tätigkeiten im Garten zu erinnern, bei denen Sie die Zeit vollkommen aus den Augen verloren haben (A. Niepel)

Und hier ist Platz für Ihre Erinnerung

Es ist nicht der fertige Gartenteich, der hier befriedigt, sondern die Lust daran, ihn gleich wieder zuzuschütten und das Ganze noch einmal zu machen, jetzt aber besagtes kleines bisschen besser.

Die dritte Voraussetzung für Flow ist, dass wir eine gute Rückkopplung über das Geleistete bekommen. Wir haben ja in den vorangegangenen Kapiteln bereits verschiedene Kanäle kennengelernt, über die das laufen kann. Vom sinnlichen Genuss über die Anerkennung durch unsere Familie und Freunde bis hin dazu, dass wir unsere eigene Leistung selbst hoch bewerten. Die geschnittene Hecke, der blühende Rosenstrauch oder der fertige Deluxe-Teich: Vergleichen Sie doch gerne das, was Ihnen sagen wir nach zwei Stunden Gartenarbeit an Feedback angeboten werden kann mit sagen wir mal zwei Stunden an der 200 Kilo-Hantelbank.

Die vierte und letzte Voraussetzung, um in den Flow zu kommen, ist, dass wir uns mit einer *selbstgestellten Aufgabe* befassen müssen. Es ist unendlich schwierig, all diese Rückkopplungen zu bekommen, wenn sie erzwungen werden. Doch selbst das geht. Csikszentmihalyi berichtet gerne von einem Fabrikarbeiter, der eine Fließbandarbeit verrichtet, der aber diese „zu seiner" gemacht hat. Jemand, der Tag für Tag versucht, diese noch ein kleines bisschen schneller oder besser zu erledigen. Wenn auch der Garten sehr genau von außen vorgibt, was denn zu tun ist – im Frühjahr das Bereiten der Beete, im Sommer das Wässern, im Herbst die Ernte – dann ist es also entscheidend, dass auch Sie dies für sich als Aufgabe annehmen.

Wir haben das Kapitel mit dem Thema „Rumbuddeln“ im Garten begonnen, mit den schier unendlichen Projekten, mit denen sich unsere Fernseh-Hobbygärtner so beschäftigen. Und vielleicht ist es für Detlef ja wirklich das Baggerfahren und vielleicht ist es für Clausi tatsächlich das Errichten von Laube, Gewächshaus, Zaun und dann Teich.

Wenn dem so ist, dann ist es okay – dann ist Ihr Garten für Sie der ideale Ort, um sich zu bewegen, sich auszupowern, sich aber auch zu entspannen. Und ein wenig sind wir alle ein Clausi. Oder um einen anderen Großen zu zitieren:

„In einem Terminkalender ist nichts so wichtig, wie eine Stunde Muße im Garten einzuplanen.“ (Johannes Rau, ehemaliger Bundespräsident der Bundesrepublik Deutschland)

15 I – Intention: Wie uns das Gärtnern bei der Sinnsuche hilft

Mandela schreibt in seiner Autobiografie: „Wenn man im Gefängnis überleben will, muss man Wege finden, um sich im täglichen Leben Zufriedenheit zu verschaffen." Bald nach seiner Ankunft auf Robben Island bittet er die Behörden darum, im Gefängnishof einen Garten anlegen zu dürfen. Als er nach etlichen Jahren endlich die Genehmigung erhält, beginnt er einen schmalen Erdstreifen an der Mauer des Isolierblocks urbar zu machen.
„Der Garten ist jetzt Nelsons Kind, und er geht ihm über alles", schreibt damals der Mithäftling Ahmed Kathrada. Mandela erhält von der Gefängnisleitung Samen und baut widerstandsfähige Pflanzen wie Tomaten, Chilis und Zwiebeln an.
Ob Erfolg oder Misserfolg – Mandela ist die therapeutische Wirkung des Gärtnerns wichtig: „Ein Garten war im Gefängnis eines der wenigen Dinge, über die man selbst bestimmen konnte. Einen Samen in die Erde zu legen, ihm beim Wachsen zuzusehen, die Pflanze zu pflegen und dann zu ernten bot eine einfache, aber dauerhafte Zufriedenheit. Das Gefühl, der Verwalter dieses kleinen Stückchens Erde zu sein, beinhaltete einen Hauch von Freiheit."
In seiner Zelle sinniert Mandela über die Parallelen im Leben eines Gärtners und eines politischen Führers: Beide müssen säen, Verantwortung übernehmen, Feinde abwehren; sie müssen erhalten, was zu erhalten ist, und das beseitigen, was keinen Erfolg verspricht. (zitiert nach Hielscher, 2016)

Ja, wir sind vielleicht irgendwo tief in uns alle Clausis, aber sicher sind wir nicht alle Nelson Mandela, wir führen keinen jahrelangen Kampf gegen einen übermächtig erscheinenden Gegner. Doch auch uns stellen sich im täglichen Leben Fragen wie: Wozu mache ich das? Hat das überhaupt Sinn? Warum passiert gerade mir das? Wird alles gut ausgehen? Oder auch: Wozu soll ich all das tun?

Wie wir uns selbst innerlich auf diese Fragen antworten, hat natürlich immens großen Einfluss auf unsere psychische Gesundheit. Somit sind wir bei einem weiteren Grundbedürfnis angelangt, jenem nach Sinnfindung und nach innerer Motivation.

Die Frage nach dem Sinn, sie beschäftigt einen jeden Menschen. Und an allen möglichen Stellen sucht er gerne Antworten. Bücher, Religion, Yogis. Die bestmögliche Antwort schon einmal vorab: Der Sinn des Lebens ist jener, einen Sinn im

Leben zu finden. Aber versuchen wir uns dem langsam – und natürlich immer mit dem Blick auf den Garten – zu nähern.

War es in dem Kapitel zuvor von besonderer Bedeutung, wie wir aktiv durch unser Tun auf unsere Umwelt und Umgebung einwirken, verschiebt sich bei diesem Thema nun der Blick dorthin, wie denn das Ganze zurück auf unser Inneres wirkt. In Erweiterung, auch zu Themen wie dem Naturkontakt mit seinem speziellen Naturgarten oder auch den Überlegungen zum Genießergarten, werden wir daher nun weniger einen idealen Garten entdecken können. Eher geht es darum zu schauen, welche Folgen sich aus diesem Dasein als gärtnernder Mensch für unsere innere Formung ergeben.

Äußere, innere und grüne Motivation

Beginnen wir mit „*Warum soll ich all das tun*“, also der Frage nach der Intention, dem Antrieb, der Motivation. All das, was uns im Leben jeden Tag weiter vorantreibt. Aspekte, bei denen, wir hoffen es, der Garten und das Gärtnern eine gute unterstützende Funktion einnehmen können. Also hinein in das Thema der Motivation. ... Ich versuche es mal. Achtung!

Tu es! Hau rein! Immer weiter so! Tschakka!

Und? Hat es funktioniert? Okay, zugegeben: Das klappt meist echt nicht so gut. Tun Sie sich einen Gefallen und blenden Sie sich künftig selbst ein wenig aus, wenn derart billig versucht wird, Sie zu motivieren. Flüchten Sie an der Stelle meinetwegen kurz in Ihren „inneren Garten“. Ist besser so.

Motivation, das ist leider ein Begriff, ähnlich wie ja schon Emotion, der inflationär in allen möglichen Lebenslagen verbraten wird. Immer mit dem Subtext „*Du musst dich besser motivieren.*“ Tschakka! „*Und wenn etwas nicht gelingt, dann warst du nur nicht motiviert genug.*“ Wieder Tschakka! Was aber bringt uns abseits dieser billigen Anmache denn wirklich im Leben voran? Wie sieht die Psychologie das? Auf jeden Fall einerseits vielschichtiger, andererseits auch wiederum gar nicht so kompliziert.

Zunächst einmal sollte man erwähnen, dass dabei zwischen der sogenannten intrinsischen und extrinsischen Motivation unterschieden wird, also einmal jene (extrinsisch), die von außen kommt und dann jene (demnach intrinsisch), die – Überraschung – von innen erwächst.

Von außen, dass bedeutet im Normalfall, dass uns dafür entweder Belohnung zukommt oder aber auch Bestrafung. Man muss das machen, weil es sonst Ärger gibt, beziehungsweise man macht etwas, weil das den Bonus sichert. Sollte Ihnen das aus Ihrem Alltag bekannt vorkommen? Beispielsweise aus dem Beruf? Dann kann es gut sein, dass Sie in einem System beschäftigt sind, wo sich die Leitung an der sogenannten Theorie X orientiert. Kommt aus dem Bereich Betriebswirtschaft. In diesem System gehen Ihre Manager davon aus, dass Sie tief in ihrem Inneren prinzipiell eigentlich unwillig sind, das zu tun, was erwartet wird, dass Sie ungern neue Dinge angehen, dass Sie das auch nicht richtig können. So sieht dieses Management seine Aufgabe darin, sie eben komplett durchzuorganisieren und ansonsten mit Belohnung und Bestrafung an der Schüppe zu halten. Wo es eine Theorie X gibt, da existiert auch eine namens Y. In diesem Modell wird vorausgesetzt: Sie sind eine engagierte, selbstinitiative Person, bei der deswegen das Management seine Aufgabe so definiert, dass es versucht, Ihnen die besten Voraussetzungen zu bieten, damit Sie das weiter ausbauen. Stichwort: den Menschen wachsen lassen. Viele von uns erleben dieses oder jenes Modell im Alltag. Erfahrungsgemäß steht im Leitbild Ihrer Firma oft etwas, das sich wie Theorie Y anhört und im täglichen Miteinander erlebt man leider nicht selten dann eher doch Theorie X.

Und nun können Sie ja mal raten, welches System nach den üblichen Untersuchungen der Psychologie besser funktioniert, welches uns allen mehr Zufriedenheit und psychische Gesundheit beschert. Ich denke, es ist klar. Auch wenn die erste Variante in der Umsetzung einfacher klingt, erfüllt uns natürlich die zweite Variante weitaus stärker.

So suchen sich nicht wenige, die dies eben nicht in ihrem Alltag erleben, als Ausgleich ein anderes Spielfeld, wo sie dann eigenmotiviert etwas tun können. Das Leben in einem Gefängnis, wie im Anfangsbeispiel, mag das Ganze auf die Spitze treiben. Im Grunde jedoch treibt dieses Bedürfnis aber auch so manchen, der außerhalb von Gittern lebt, in den Garten. Ackern, Schuften und Bücken, weil man es selbst will, nicht, weil es verlangt wird.

Wir sprechen in diesem Fall von intrinsischer Motivation. Während im ersten Fall als Motivationsziele solche Anreize bestehen wie Erfolg, Ansehen, Geld, aber auch eben Angst vor Bestrafung, nennen hier Menschen solche Beweggründe wie die Pflege von Beziehungen, das Neulernen, persönliches Wachstum oder auch so etwas wie eben Selbstverwirklichung. An der Stelle mal wieder eine gute Gelegenheit für eine weitere Grün-Ist-Gut-Studie.

So wurden in einer Untersuchung ausgewählten Probanden Fragen nach eben jenen Handlungsimpulsen gestellt. Es ging dabei darum, vorab herauszubekommen, mit welcher Stärke für sie die einen und auch die anderen Motive gelten. Denn natürlich sind für uns alle sowohl Ansehen wie auch inneres Wachstum bedeutsam, nur eben bei einem jeden in anderer Dosis. Nachdem dies also abgefragt wurde, hat man den Teilnehmenden dann, aufgeteilt in zwei Gruppen, Bilder vorgeführt. Diese zeigten einmal ländliche und einmal städtische Szenen. Anschließend wurde die Befragung erneut durchgeführt. Und siehe da: Durchgehend sorgten die Landschaftseindrücke dafür, dass nun die intrinsischen Motive höher und die extrinsischen niedriger als zuvor bewertet wurden. Bei der zweiten Gruppe ergab sich das gegenteilige Ergebnis. Zusammengefasst also: Landschaftseindrücke fördern bei uns die innere Motivation. Und wenn Sie sich jetzt vielleicht noch einmal die obigen Motive anschauen, können Sie gerne selbst für sich entscheiden, in welcher Gesellschaft Sie leben möchten. In jener, in der die einen (Geld, Macht) oder die anderen (Beziehungen, Entwicklung) vorherrschen? Wenn Neugärtner Stefan zu Anfang die anmaßend erscheinende Überlegung hatte, dass hundert Millionen Gärtner die Welt retten könnten, dann darf man diese Studienergebnisse gerne miteinbeziehen. Gärtner können eben nicht nur die Umwelt verändern, sie werden auch von dieser selbst verändert. Eine grüne Umgebung hat eindeutige Auswirkungen auf unsere Motivationslage. Da liegt sie begründet, die Gartenseele. Fuckin' Awesome!

Dies wurde vielfach bestätigt. Dazu wurden mittlerweile diverse, auch sehr praktische Untersuchungen angestellt. Solche, bei denen beispielsweise die Probanden entscheiden konnten, wie viel Geld sie von einer Summe, die ihnen real zur Verfügung gestellt wurde, anderen Mitspielern abgeben. Bei jenem Versuch reicht die Anwesenheit von wenigen Blumen bereits, dass die Personen in ihrem Verhalten sozialer ausgerichtet waren, also eine größere Summe teilten. Auch erwiesen sich Menschen bei Tests als hilfsbereiter, wenn die Hilfe in grünen Umgebungen erbeten wurde. Wer also in den Garten geht, der wirkt direkt auf seine Motivationsgrundlagen ein, verschiebt diese sogar in Richtung intrinsisch.

Wenn wir jetzt also einmal alle gemeinsam postulieren, dass mit dem Aufenthalt und dem Wirken im Garten innere Motive verstärkt werden, dann wäre es doch im nächsten Schritt interessant zu betrachten, was denn die Psychologie so sagt, was es zusätzlich braucht, damit wir unsere Motivation auch aufrechterhalten. In der bekanntesten Motivationstheorie, jener von Edward Deci und Richard Ryan, werden dabei drei Punkte benannt. Zunächst ist dies die soziale Bindung und dann das Erleben von eigener Kompetenz. Beispiel aus dem Gartenbereich gefällig: Ich gehe aus innerer Motivation gerne in meinen Kleingarten, weil ich da erleben kann, wie gut ich doch als Gärtner bin (Kompetenz). Beziehungsweise: Ich gehe gerne in den Garten, weil ich die Leute da mag (Bindung). Diese beiden Punkte hatten wir auch schon mit den Grundbedürfnissen nach sozialer Integration und nach Selbstwert behandelt und haben dabei gesehen, wie hier das Gärtnern eine Rolle spielen kann. Aber es kommt nun noch ein dritter Punkt hinzu. Und der heißt Autonomie: Um motiviert zu sein, möchte ich mich als selbst entscheidendes Wesen erleben.

Hier bestimme ich!

Selbstbestimmung ist wichtig. Folgt man den vorgenannten Psychologen Deci und Ryan, dann liegt hier ein weiteres eindeutiges psychologisches Grundbedürfnis vor. Eines, welches gefühlt erst einmal im Gegensatz zu einem Bindungsbedürfnis steht.

Dem muss aber nicht so sein. Im Idealfall jedoch geht es hier nicht um Gegensätze im Sinne von „*Du tust bitte das, was ich sage*" versus „*Ich mach nur was mir Spaß macht*", sondern es läuft in Richtung von „*Ich entscheide mich selbst dafür, diese oder jene Regel anzuerkennen, weil ich die gut finde, weil ich es für sinnvoll halte.*" Das ist im Übrigen dann auch etwas komplett anderes als der Sklave des Gartens zu sein, was Gärtnertypus Rudi ja nicht ohne Grund befürchtete.

In einigen eher kleinen Nebensätzen wurde in den vergangenen Kapiteln so ganz nebenbei immer schon mal das Thema der Freiwilligkeit angerissen. Beispielsweise, als es beim Belohnungssystem hieß, dass *bei freiwillig und selbstgewählten Zielen* sogar auf den Faktor des sinnlichen Genusses verzichtet werden kann. Ebenso stand im Kapitel zum Thema Bewegung – ganz klein gedruckt – dass deren positive Auswirkungen auf die Neuroplastizität des Gehirns nur bei freiwilliger Ausführung gegeben sind. Und zuletzt stand ja auch beim Thema Flow, dass auch hier ein wichtiger Punkt ist, dass wir es mit *selbst ausgewählten* Aufgaben versuchen. Ja, bislang wurde es fast schon überall erwähnt, nur eben nicht so zentral. Aber existenziell bedeutsam ist dieses Element auf jeden Fall.

Doch kann man denn diesen Moment der Autonomie in einem Garten wirklich gut ausleben? Noch einmal das Thema: Sklave des eigenen Gartens.

Natürlich. Diese selbstbestimmten Momente gibt es sicher und es ist gut, genau diese zu suchen. Gehen wir z. B. gedanklich ein paar Seiten zurück zum Thema Flow durch gärtnerische Betätigungen, dann erkennt man schnell, dass hier genau ein solches positives Gärtnern beschrieben wurde. Man bewegt sich komplett im Bereich seiner Kompetenz und es geht nicht darum, ein bestimmtes Ergebnis für eine äußere Anerkennung zu erreichen. Klar, intensives Gärtnern in einem Flow-Gefühl kann und soll sogar mühsam sein, keine Frage. Aber wenn es selbstgesetzten Aufgaben folgt, ist es auch sehr befriedigend und keineswegs sklavisch. Flow und Selbstbestimmung sind ideale Partner.

„*Ein Garten war im Gefängnis eines der wenigen Dinge, über die man selbst bestimmen konnte … Das Gefühl, der Verwalter dieses kleinen Stückchens Erde zu sein, beinhaltete einen Hauch von Freiheit.*" So heißt es in dem zitierten Artikel über Nelson Mandela und dies zeigt die Möglichkeiten, die ein Garten bieten kann.

Und wo er schon die Worte „Verwalter sein" und „Freiheit" miteinander verbindet wird klar, dass es immer um die subjektive Einstellung gehen muss, die ich zu meinem Gärtnern habe. Denn es sind wir selbst, die unsere Rolle als Vermittler zwischen Garten/Natur und gärtnerndem Menschen definieren. Und die lassen sich ja ganz unterschiedlich betrachten:

• gärtnernder Mensch ist	• Sklave	• Garten/Natur
• gärtnernder Mensch ist	• Herr	• Garten/Natur
• gärtnernder Mensch ist	• Nutznießer	• Garten/Natur

• gärtnernder Mensch ist	• Verwalter	• Garten/Natur
• gärtnernder Mensch ist	• Beobachter	• Garten/Natur
• gärtnernder Mensch ist	• Verehrer	• Garten/Natur

Suchen Sie sich was aus oder finden Sie Ihre eigene Beziehungsformel. Natürlich Teil der Wahrheit ist, dass es sich leider hin und wieder, beispielsweise in mancher Kleingartenkolonie, genau nach einem solchen Knecht-Dasein anfühlt. Wobei der Herr dort nicht der Garten ist, sondern die Gartenregeln sind. Wenn erst die äußeren Vorgaben und die externen Qualitätskontrollen durch nervige Gartenbegehungen jemanden ins Tun bringen, dann hat das mit Selbstbestimmung kaum etwas zu tun, dann übertragen wir die Theorie X lediglich direkt aufs Gärtnerdasein – und das ist psychisch keineswegs gesund. Dann gärtnern Sie aber vielleicht auch im falschen Kontext.

Das, was man im Garten so tut, das muss also möglichst freiwillig sein und erst dann kann es als Nächstes für einen selbst einen Sinn ergeben. Dieser Sinn oder auch dieser Zweck kann, wie im entsprechenden Kapitel dargestellt, der sinnliche Genuss sein. Ja, das Genießen kann natürlich ein Grundmotiv des Lebens sein. Mit Fremdworten angereichert würde man dann vom hedonistischem Wohlempfinden sprechen.

Die Sinnfindung kann aber auch darüber hinausgehen. Wenn wir das Gefühl haben, dass uns unser Tun und Erleben als Mensch weiterbringt, dann bezeichnet man dieses als *eudaimonisches* Wohlempfinden. Es bedeutet, dass wir dazu nicht nur den oberflächlichen und direkten Nutzen benötigen, sondern dass wir immer auch einen tieferen, gelegentlich nicht so ganz offensichtlichen Sinn im Ganzen finden. Bei Nelson Mandela waren es möglicherweise die „widerstandsfähigen" Pflanzen, die er unter diesen extremen Bedingungen zum Gedeihen bringt. Das hat mit einem sinnlichen Genuss sehr, sehr wenig zu tun, hatte aber für ihn möglicherweise eine hohe symbolische Bedeutung im Sinne von: Es ist notwendig, sich um den Widerstand zu bemühen.

Wenn es Ihnen im Alltag auch so geht, dass Sie sich oft die Frage stellen „Warum mache ich das eigentlich alles", dann schauen Sie doch im Garten, ob Sie dort etwas für Sie ähnlich existenziell Wichtiges finden. Beispiele gefällig?

- Auch eine Pflanze ist es wert, dass man sich um sie kümmert.
- In all dem Wirrwarr braucht es jemanden, der für Ordnung sorgt.
- Ich kann mich selbst versorgen.
- Hier treffe ich Menschen, die das Gleiche tun wie ich.
- Es braucht jemanden, der auch mal Verantwortung übernimmt.
- Die Schönheit der Dinge liegt manchmal versteckt im Kleinen.
- Nach Regen kommt Sonne, es ist ein ständiges Auf und Ab im Leben.
- Manche Sachen muss man bei der Wurzel angehen.

- Immer nur oberflächlich kratzen bringt manchmal wenig, man muss schon tiefer graben.
- Ich muss für Luft und Raum sorgen und das Einengende beseitigen.

Metaphern und Symbole

Sie ahnen es schon, der Garten und das Gärtnern, sie stecken voller Metaphern. Ja, es ist wohl tatsächlich so, dass die Arbeit im Garten – wahrscheinlich wirklich das älteste Gewerbe der Welt – uns als Menschheit dermaßen vertraut ist, dass diesen Handlungen mittlerweile so viel Symbolisches innewohnt, dass man die Bilder des Gartens in unzähligen Sprichwörtern wiederfindet:

- *Der Apfel fällt nicht weit vom Stamm*
- *Das Gras wachsen hören*
- *Die Bäume nicht in den Himmel wachsen lassen*
- *Die dümmsten Bauern haben die dicksten Kartoffeln*
- *In den sauren Apfel beißen*
- *Keine Rose ohne Dornen*
- *Unkraut vergeht nicht*
- *Eingehen wie eine Primel*
- *Nur die Harten kommen in' Garten*

Derartige Bilder, Metaphern, auch „Lebensweisheiten“ sind uns von jeher dabei behilflich, Situationen einzugliedern, sie zu verstehen und den eigenen Standort zu verdeutlichen. Schon beim Thema „Säulen der Identität“ war ja die Bedeutung solcher Einstellungen als Teil unseres Wesens betont worden. Viele Menschen haben ein derartiges Motto oder gar mehrere davon im Hinterkopf (die Psychologen würden wohl vom Unterbewusstsein oder dem impliziten Modus sprechen, je nach Schule). „*Mach es selbst*“, „*Tue Recht und scheue niemand*“, „Was *du heute kannst besorgen, ...*“, „*Was du nicht willst, was man dir tu', das füg' auch keinem anderen zu.*“ Wenn Ihnen solche Leitsprüche im Leben weiterhelfen: super. Wenn sie Ihnen gar helfen, wenn es Ihnen schlecht geht: noch besser. Und wenn Sie dann – beispielsweise eben im Garten – Gelegenheit haben, auch ganz praktisch entsprechend des eigenen Lebensmottos zu handeln, dann ist das noch besser, denn dann befinden sich Ihr Tun, Ihr Erleben und Ihr Denken miteinander in Konsistenz. Dann sind Sie wirklich nah dran am Glück des Gärtners.

Und so ist es nicht verwunderlich, dass gerade solche Sprichwörter mit einem Gartenbezug weltweit zu finden sind, so auch ein Sprichwort aus Afrika:

Die beste Zeit, einen Baum zu pflanzen, war vor zwanzig Jahren.
Die nächstbeste Zeit ist jetzt.

Und weil es so schön zum Kapitel passt, füge ich ab jetzt einfach hier und da noch ein paar derartige Sprüche ein. Vielleicht finden Sie ja für sich ein neues passendes Motto. Machen Sie sich doch gerne wie ich auf die Suche: Selbst das so virtuelle Internet ist voll von Naturzitaten – ein paar nützliche Links finden Sie bei den Quellen. Und das, was Sie dort so wie ich finden, können Sie sich gerne auch noch in die Gartenlaube hängen. Also, falls Sie da noch Platz finden.

Nach außen gerichtetes Handeln und Gedankengänge im Innern bringen wir nun einmal gerne zusammen. Man kennt das doch beispielsweise auch von dem Gefühl, etwas in seinem Leben neu organisieren zu müssen. Wenn man plötzlich anfängt, die Wohnung umzuräumen, Sachen wegzuwerfen, den Keller auszumisten. Dementsprechend kann und sollte der Garten dienen. Wenn Sie z.B. wirklich das Gefühl haben, *immer nur an der Oberfläche zu kratzen*, dann nehmen Sie sich doch einmal den Spaten zur Hand. Das tiefe Graben wird Ihnen zeigen, dass es geht – *Sachen auf den Grund zu gehen*, vielleicht auch, dass es Kraft erfordert – *die Dinge mal auf Links zu* drehen und man auch Ausdauer braucht – *um etwas bei der Wurzel zu packen*. Aber vielleicht auch, dass Sie diese Ausdauer, diese Kraft haben. Auch diese Übertragungen werden im Übrigen seit Jahrzehnten in der Gartentherapie oder auch im Gartencoaching genutzt. Einmal, weil unseren Klienten mit dem Blick darauf, wie sie im Garten hantieren, auch eine Sichtweise geboten wird, wie sie ganz grundsätzlich so handeln. Und dann natürlich als Lösungsvorschlag, um anzuregen, es zu wagen, Verhaltensweisen, die im Garten an den Tag gelegt werden, auch auf andere Situationen zu übertragen: Das Gärtnern als Spiegelbild.

Vielen Menschen hilft das Gärtnern daher in der Lebensbewältigung nicht nur, weil sie wie im Kapitel zuvor dargestellt, vielfältige Bewegungsmuster suchen, sondern weil sie auch die Suche nach Sinn und Bedeutung antreibt. Wenn Sie, vom Alltag gestresst, als erstes in den Garten gehen, um dort aktiv zu sein, dann muss das nicht unbedingt ein körperlicher Ausgleich sein. Es kann auch den Versuch darstellen, in einer Art und Weise zu agieren, die Ihnen anderswo untersagt ist oder die Sie sich selber untersagen. Dafür eignen sich bestimmte Gegebenheiten des Gärtnerns tatsächlich besonders gut. Ja, man kann durchaus sagen, das so einiges von dem, was man dort tut, eine verborgene Bedeutung hat. Der man sich auch öffnen muss. Und nun folgen ein paar kleine Beispiele.

Aussaat – Hoffnung und Optimismus

Wer es fertig bringt zwei Halme wachsen zu lassen, wo bisher nur einer wächst, der ist größer als der größte Feldherr. (Friedrich der Große)

Etwas auszusäen ist immer etwas Faszinierendes. Beginnen Sie doch mal damit, sich das Saatgut genauer anzuschauen. Tagetes, Salat, Mohn, was auch immer. Ein trockenes Irgendwas. Wie ein Stückchen Holz oder ein Brötchenbrösel sieht es aus. Und es kann teilweise Jahre herumliegen und nichts passiert. Man hat bei Ausgrabungen gefundenes Saatgut nach Jahrhunderten wieder zum Keimen gebracht. Hat Leben in diesem trockenen Zeugs geweckt. Und diesen Zauber vollbringen Sie in Ihrem Garten. Selbst so manch hartgesottener Gärtner, ja gerade auch so jemand wie unser Urtyp Heinz, ist immer noch fasziniert davon, wie in dieses trockene Etwas plötzlich Leben einzieht. Wo kommt das her? Ist es nur das Wasser? Schon Aristoteles vermutete darin den Ursprung des Lebens. Oder was ist es?

Viele von uns haben ihre ersten Gärtnererfahrungen im Kindesalter gemacht, haben vielleicht daheim auf der Fensterbank in kleinen Töpfen Sonnenblumenkerne ausgesät, die plötzlich mit langen Stielen dastanden und nach Licht gierten. Das erste Mal ist immer unvergesslich. Und bei vielen bleibt hoffentlich die Faszination. Hier beginnt ein Leben. Unglaublich fein, klein und weich. Und wer sogar schon einmal Baumsamen zum Keimen gebracht hat, sollte sich bewusstmachen, dass dies der Startpunkt sein kann für ein Leben, das tausend Jahre dauert (**Abb. 15-1**).

Natürlich ist diese Aussaat etwas zutiefst Optimistisches. Also entweder das oder es ist komplett hirnrissig. Denn nur komplette Optimisten (und komplette Idioten) verbuddeln so ein gefühlt trockenes Etwas im Boden und gehen davon aus, dass daraus ein neues Leben erwächst. Bewahren Sie sich im Garten diesen Optimismus. Immer wieder, Jahr für Jahr.

Optimismus ist dabei mehr als nur so etwas wie eine sympathische Eigenschaft. Untersuchungen haben ergeben, dass optimistische Menschen gesünder, dass sie erfolgreicher und auch in ihren Beziehungen glücklicher sind. Spannend ist an dieser Stelle, dass die Psychologie mittlerweile den Ausdruck von dem „erlernten Optimismus" kennt. Sprich, ob Sie nun ein eher pessimistischer oder ein eher optimistischer Mensch sind, liegt Ihnen nicht einfach nur so in den Genen. Sie haben zumindest einen Teil Einfluss darauf. Und dieser erwächst natürlich aus Ihren täglichen Erfahrungen und wie Sie sich diese erklären. Deswegen: Nutzen Sie den Garten, nutzen Sie gezielt solche Handlungen wie die Aussaat und erfreuen Sie sich ganz gezielt an den Prozessen, die Sie damit in Gang setzen und die Sie aktiv beobachten (**Abb. 15-2**).

Blüht eine Blume, zeigt sie uns die Schönheit. Blüht sie nicht, lehrt sie uns die Hoffnung. (Chao-Hsiu Chen)

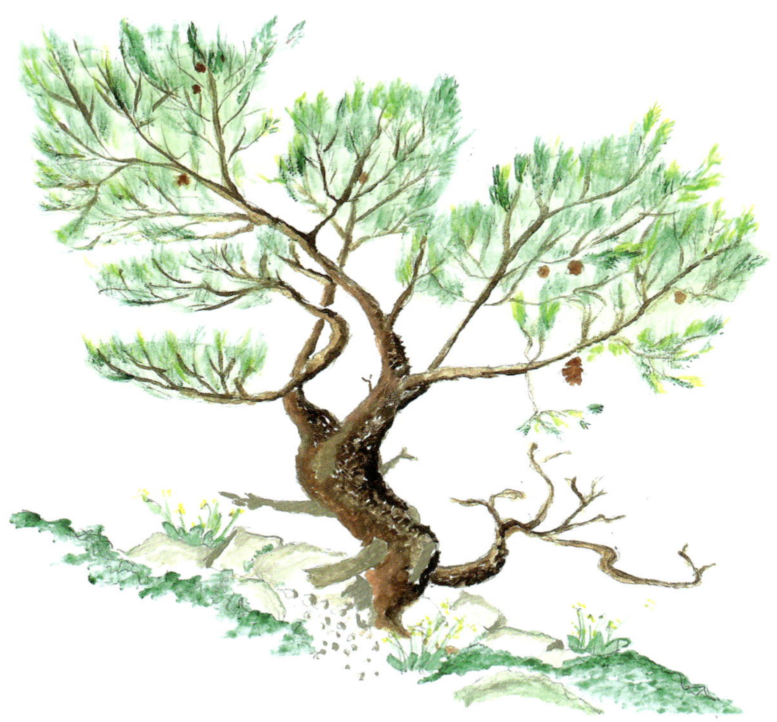

Abbildung 15-1: Wer einen Baum pflanzt und ihn über die Jahre begleitet, wohlwissend, dass der ihn überleben wird, hat einen kleinen Einblick in das, was Leben ausmacht (Zeichnung A. Niepel)

Pflege gebeugt und auf den Knien – Demut und Verantwortung

> *Adam war ein Gärtner, und Gott, der ihn erschaffen hat, sorgt dafür, dass die Hälfte aller guten Gartenarbeit auf den Knien erledigt wird.* (Rudyard Kipling)

Trotz aller Mode am Hochbeet – woran ja auch die Gartentherapie und die Therapiegärten nicht unbeteiligt sind – findet das Ganze, was wir so tun, halt doch zu unseren Füssen statt. In gebückter, demütiger Haltung über den Boden kriechend. Aber kommen Sie, geben wir es doch zu: Es ist irgendwie auch geil, als Erwachsener so auf den Knien im Dreck herumzurutschen. Im Schweiße unseres Angesichts – mit der eigenen Hände Arbeit – sich genau diese Hände dabei schmutzig machend, sich um eine kleine zierliche Pflanze zu kümmern. Das macht etwas mit dem, der da herumrutscht. Nelson Mandela spricht hier davon, dass der Garten wie ein zu pflegendes

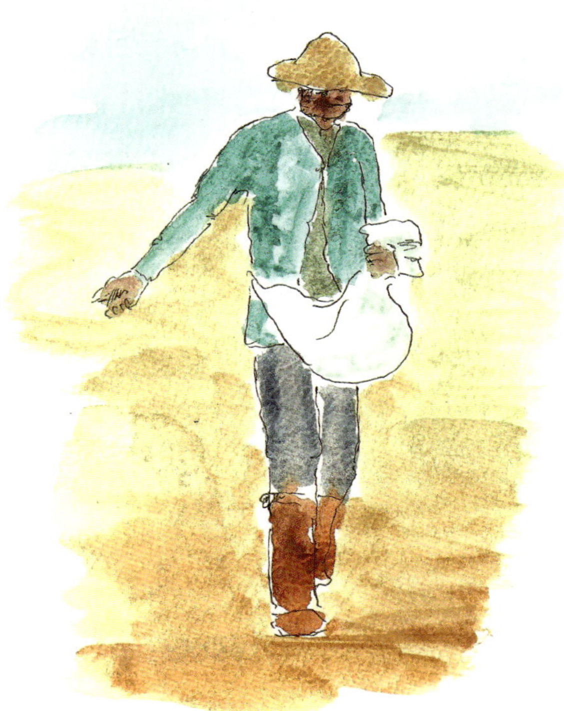

Abbildung 15-2:
Aussäen: Was kommt dabei wohl raus? (Zeichnung A. Niepel)

Kind sei und er beschreibt weiter: „*Einen Samen in die Erde zu legen, ihm beim Wachsen zuzusehen, die Pflanze zu pflegen und dann zu ernten bot eine einfache, aber dauerhafte Zufriedenheit.*"

Sich um etwas zu kümmern, Verantwortung zu übernehmen ist keine wirkliche Bürde für uns Menschen, wenn wir –das Thema Freiwilligkeit hatten wir ja schon – diese uns selbst ausgesucht haben. Auch hier kann man gerne an seine Kinderzeit zurückdenken. Wer hatte beispielsweise nicht irgendwann den Drang zum Haustier. Ja, wir haben ja schon im Kapitel über den Familiengarten gesehen, dass die Verantwortungsübernahme für andere Menschen ein bedeutsamer Faktor ist. Wir wissen aus Untersuchungen, dass es sogar einer der sichersten Wege zum persönlichen Glück darstellt. Im Garten sehen wir, wie wir dies auch auf unsere nichtmenschliche Umwelt übertragen. Also eben nicht „*Macht euch die Erde untertan*", sondern: „*... auf dass ihr sie pfleget und bewahret*". Mit der Aussaat starten wir Prozesse, mit der Pflege begleiten wir sie. Wir geben also auch etwas an die Eigenverantwortung der Pflanze zurück. Und wenn dort die Dinge gedeihen, dann ist das ein Bild für Lebenskraft. In unserem Garten steht dafür das Aufplatzen der Knospen, die sich um Stäbe windenden Ranken der Bohnen oder die Ausbildung von Blüten.

> *Ein Stück Land zu besitzen, es mit der Hacke zu bearbeiten, Samen auszusäen und deren Erneuerung des Lebens zu beobachten – dies ist die befriedigendste Sache, die ein Mensch tun kann.* (Charles Dudley Warner)

Wie symbolisch bedeutsam dieses Gedeihen sein kann, sieht man, wenn man in New York das Gelände des ehemaligen World Trade Centers besucht. Dort, wo am 11. September Terroristen alles in Schutt und Asche gelegt hatten, wurde bei den Aufräumarbeiten ein Birnbaum aus den Resten geholt, der wieder austrieb und der nun als „Survivor Tree“ zum Memorial gehört. „*Dieser Baum ist natürlich wie ein Wunder, dass er überlebt hat und dann auch so weitergewachsen ist.*“ So sprach Angela Merkel bei einer Kranzniederlegung. Wenn Sie es schaffen, in *jedem* (Birn-)Baum Ihres Gartens ein kleines Wunder zu sehen, dann haben Sie auf dem Weg zum glücklichen Gärtner schon viel geschafft.

> *Bäume sind Gedichte, die die Erde in den Himmel schreibt.* (Khalil Gibran)

Manchmal ist es aber nicht nur die Begleitung des Wachsens, die uns als Symbol guttut, sondern sogar das vermeintliche Gegenteil. Das Herausreißen, das Entfernen, das Luft schaffen. Frau Dr. Branka Antić-Štauber von der Organisation „Snaga žene“ im bosnischen Tuzla behandelt v.a. Frauen und Kinder, die im Bosnienkrieg so Schlimmes erlebt haben. Mord, Vergewaltigung, Verschleppung. Und sie erzählt davon, wie diese Frauen aus Gefangenschaft und Folter heimkehrten und wie sie daheim auch ihre Gärten verwildert und zugewachsen vorfanden. Eben jene Arbeit, dort wieder Luft zu schaffen, aufzuräumen, hatte nach Antić-Štauber beobachtbar einen sehr positiven Effekt für die Frauen gehabt – eben, weil sie es auf sich übertragen konnten. Deshalb beschloss die Einrichtung, die Gartentherapie in ihr Behandlungsspektrum aufzunehmen.

Wenn also auch Sie mit Hingabe in Ihrem Garten für Ordnung sorgen, so besteht kein Grund dazu, dies irgendwie abzuwerten. Möglicherweise brauchen Sie genau das und es ist gut, wenn Ihnen das Gärtnern dieses bietet. Denken Sie an die Nachkriegsgärten von Heinz und Hedwig. Ordnung, Überschaubarkeit – das hatte auch dort einen tieferen Sinn.

Gärtnern bedeutet mit offenen Augen zu beobachten und wahrzunehmen, was dieser Organismus Garten denn gerade benötigt. Positives Gärtnern bedeutet gleichzeitig auch darauf zu achten, was einem dieses darüber erzählt, was einem selbst guttut.

Ein ruhiger Blick, eine stille Konsequenz, in jeder Jahreszeit, in jeder Stunde das ganz Gehörige zu tun, wird vielleicht von niemand mehr als vom Gärtner verlangt. (Johann-Wolfgang von Goethe)

Ernte – Dankbarkeit

Und dann am Ende etwas ernten. Auch dieser Akt beinhaltet wieder mehr als nur ein Einfahren der Produktion. Gärtner produzieren keine Pflanzen, sie kultivieren sie. Im Garten ist auch diese Ernte immer eine Mischung aus durchaus wohlverdientem Ergebnis, aber eben auch das Annehmen einer Art Geschenk des Universums. Oder können Sie mir erklären, warum es manchmal so saugute Apfeljahre gibt, in denen man gar nicht weiß, wohin mit all dem Guten und dann wieder grottig schlechte Jahre erleben muss? Wohl jede Kultur kennt daher unterschiedliche Varianten von Erntedank und niemals ist es nur so etwas wie das Abholen der verdienten Boni. Ja, im Garten kann ich es spüren, dass ich Teil von etwas bin. Während ich bei anderen Hobbys, beispielsweise in meiner Werkstatt, zwar mit Mühe ein Brett zersägen kann und als Ergebnis die erwartbaren zwei Bretter erhalte, ist das im Garten komplett anders. Es gibt keine mathematische Formel für das Verhältnis von Aufwand und Materialeinsatz auf der einen und einem Ergebnis auf der anderen Seite. Man bräuchte da als Rechengröße eben schon so etwas wie einen Faktor X, der hineinspielt. Und der ist nun einmal nichts anderes als „das große Ganze". Wer dieses „große Ganze" des Universums erleben möchte, der braucht sich nur einen Quadratmeter Boden zu nehmen, eine Handvoll Samen oder Knollen, sich selbst dazu gesellen und dann möge er am Ende bitte schön sein Staunen genießen.

Auch Dankbarkeit wird mittlerweile von der Psychologie als eine Fähigkeit gesehen. Und mehr noch: Aus Untersuchungen weiß man, dass diese Fähigkeit das eigene Wohlempfinden erheblich erhöht. Und so ist es eine übliche Intervention geworden, dass Klienten Dankesbriefe schreiben an Personen, denen sie sich verbunden fühlen. Und es geht ihnen danach nachweislich besser. Meine Anregung an Sie: Schreiben Sie doch auch einfach einmal auf, wofür Sie dankbar sind. Setzen Sie sich auf Ihre Lieblingsgartenbank und fangen Sie an zu sammeln. Als kleine Anregung schenke ich Ihnen nachfolgend die erste Seite meiner Sammlung (**Abb. 15-3**).

Und natürlich: Überlegen Sie doch einmal, wofür Sie Ihrem Garten eigentlich dankbar sind. Von den „dankbaren" Pflanzen habe ich ja schon geschrieben. Aber wie ist es eigentlich umgekehrt?

Sind Sie Ihrem Garten nicht dafür dankbar, dass er Sie nach einem stressigen Tag auf der Arbeit einfach mal in Ruhe gelassen hat und Ihnen diese auch geboten hat, dass er Ihnen in diesem so heißen Sommer Schatten gespendet hat, dass er Ihnen,

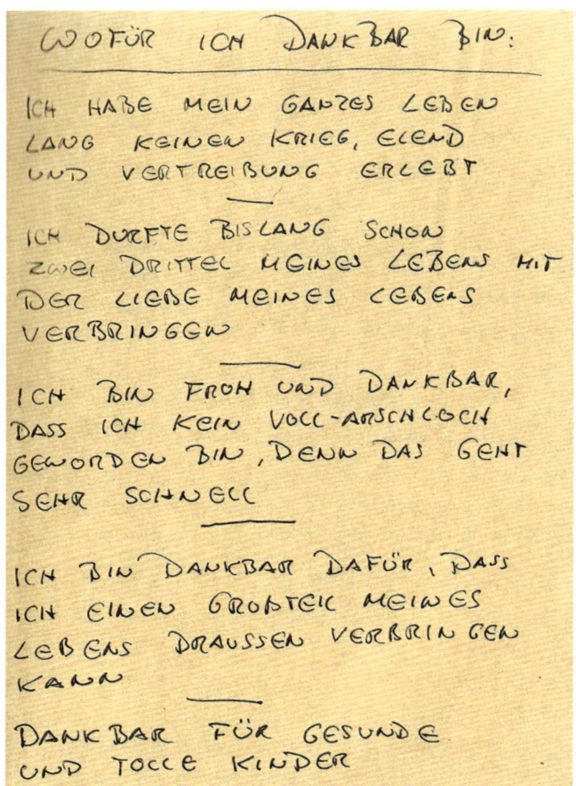

WOFÜR ICH DANKBAR BIN:

ICH HABE MEIN GANZES LEBEN LANG KEINEN KRIEG, ELEND UND VERTREIBUNG ERLEBT

—

ICH DURFTE BISLANG SCHON ZWEI DRITTEL MEINES LEBENS MIT DER LIEBE MEINES LEBENS VERBRINGEN

—

ICH BIN FROH UND DANKBAR, DASS ICH KEIN VOLL-ARSCHLOCH GEWORDEN BIN, DENN DAS GEHT SEHR SCHNELL

—

ICH BIN DANKBAR DAFÜR, DASS ICH EINEN GROßTEIL MEINES LEBENS DRAUSSEN VERBRINGEN KANN

—

DANKBAR FÜR GESUNDE UND TOLLE KINDER

Abbildung 15-3:
Wofür ich dankbar bin (A. Niepel)

obwohl Sie sonst immer sagen, Sie hätten zwei linke Hände, dieses Frühjahr so viele Erdbeeren wie nie geschenkt hat?

Ich sage Ihnen: Wenn Sie einmal anfangen, so wird diese Liste schnell lang. Und nebenbei bessert sie Ihr Verhältnis zu Ihrem Garten und seinen Verrichtungen ganz elementar. Sehen Sie also das Ganze als eine Art Paartherapie für sich und Ihren Garten.

Die ganz, ganz, ganz besonderen Orte

Ja, das Gärtnern bietet mehr als nur irgendeine x-beliebige Beschäftigung. Sehr gut hat das auch der Zukunftsforscher Matthias Horx in einem Garteninterview dargestellt. Dort sagt er:

„Der Gärtner ist ja in seinem Wesen ein Zukunftsforscher, er blickt ja immer nach vorne. Die Erfahrung lautet: A: Der Aufwand ist hoch. B: Etwas wachsen zu lassen ist groß-

artig, es erzeugt eine tiefe innere Freude, weil man die magischen Kräfte der Natur walten lässt. Aus einem Samenkorn wird eine Blume oder ein Kohl, wie wunderbar ist das denn! C: Jedoch: Der Ertrag ist beschränkt und kann nur unter großen Opfern erfolgen, aber nicht garantiert werden.

Der Garten ist eine Art symbolischer Kampf ums Dasein, ein evolutionäres Ringen zwischen Natur und Mensch." (Horx, 2020)

Das Garteninterview – wie auch eines von mir – finden Sie im Blog GRÜNES BLUT) (s. Literatur). Symbolisch sind dabei aber nicht nur die Handlungen des Gärtnerns, symbolisch bedeutsam können tatsächlich auch einzelne Orte im Garten sein. Auch dies ist eine Erfahrung aus der Gartentherapie.

Kompost

Ein solch hoch symbolischer Ort scheint spannenderweise ausgerechnet der Kompost zu sein. Gerade Kollegen, die gartentherapeutisch im Bereich Psychiatrie arbeiten, berichten davon, dass es viele Patienten geradezu an diesen Ort zieht. Und vielleicht muss man es wirklich einmal erlebt haben, vielleicht ist es eine Art Initiationsritual, welches einem Einzug gewährt in die Welt der Gärtner: Einmal erleben, wie aus Laub, Pflanzenabfällen, wie aus all den Resten, die so zusammenkommen, am Ende wieder krümeliger feiner Gartenboden entsteht. Turning Shit into Roses!

Direkt einen Prozess mitzuerleben, wie er irgendwann auch auf dieser Erde startete. Wo die ersten Reste von Flechten, die noch auf dem kahlen Felsen siedelten oder an Land gespülte Algen von Bakterien zersetzt einen hauchdünnen Humusfleck bildeten. Ein Vogelschiss auf karger Einöde, welchen dann vielleicht ein Moos als Grundlage nutzte, welches am Ende seiner Zeit wiederum als verwandelter Rest diesen Fleck vergrößerte, der dann immer und immer wieder ergänzt, zu diesen teils meterdicken Erdschichten führte, die wir nun im Garten beackern. Ja, wenn man dieses einmal erlebt hat, dann möchte man manchmal wie Hamlet einen Totenschädel zur Hand nehmen und über diesen Haufen Erde in der Hand sinnieren, ob dieses Häuflein, vielleicht mal Julius Cäsar, der eigene Ururururururur-Ahn oder gar Alexander der Große war. Vielleicht sogar Shakespeare selber. Auf jeden Fall wird man Erde niemals wieder „Dreck" nennen. Gute Gärtner haben ein besonderes Verhältnis zu ihrem Boden.

Für Sie als „bewusster Gärtner" ist nicht nur diese einzelne so auffällige Blüte ein kleines Wunder, sondern auch dieser Haufen Erde in der Hand. Eine Handvoll Boden enthält, je nach Bodenart, bis zu 8 Milliarden Lebewesen. Kleintiere, Pilze, Bakterien und so weiter. 8 Milliarden, so viele, wie es Menschen auf diesem Planeten gibt, der zufällig genauso heißt. Wenn Ihnen diese Gedankengänge zusagen, so legen Sie sich wirklich Ihren eigenen Kompost an und erfreuen Sie sich an diesen Prozessen.

Während der Bauer den Titel auf das Land hält, gehört es eigentlich allen Menschen, weil die Zivilisation selbst auf dem Boden ruht. (Thomas Jefferson)

Labyrinthe und andere Formen

Auch die Ausformung des Gartens kann sehr symbolisch sein. Viele Formen setzen sich über Jahrtausende fort, so wie das klassische Achsenkreuz, welches wir vom römischen Garten über den mittelalterlichen Hof bis zum Cottage-Garten immer wieder finden. Auch Labyrinthe haben eine jahrtausendealte Tradition (**Abb. 15-4**). Man findet Spuren davon bereits auf uralten Abbildungen und sie existieren in allen Kulturen. Auch Gartenlabyrinthe entdecken wir in der Gartengeschichte immer wieder. Gerne in Form von Irrgärten. Also in einer Form, in der man den Ausgang suchen muss, man denke an den Film Shining. Dann aber eben auch als wirkliches Labyrinth, sprich in jener Ausprägung, in der man einem verschlungenen, aber vorgegebenen Weg folgt, um ein festgelegtes Ziel zu erreichen. Dieses sehr bewusste, oft verlangsamte Begehen eines Labyrinthes, immer wieder mit Richtungsänderungen, oft in der Form, dass man erst in eine ganz andere Richtung gehen muss, um dann am Ende doch zum Ziel zu kommen. Und das alles dann auch noch insgesamt mit einem weitaus längeren Weg als zuvor gedacht hat – dies ist für viele Menschen und Kulturen zu einem Symbol des Lebensweges geworden.

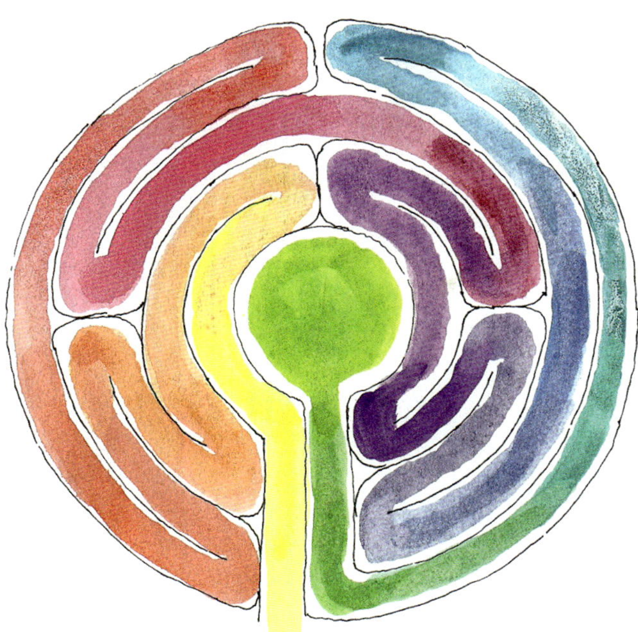

Abbildung 15-4:
Das Labyrinth – Symbol eines Lebensweges (Zeichnung A. Niepel)

Sie können sich ein solches Labyrinth auch in den eigenen Garten legen. Mit kleinen Steinchen umrandet auf der Rasenfläche oder auch als Pflastermuster. Selbst kleine Brunnen, in denen das Wasser diesem Weg folgt, sind denkbar. Das Begehen und das Beobachten sind dann eine gute Methode der Verlangsamung. Etwas, was schon ganz zu Anfang unter dem Wunsch nach Entschleunigung im Garten erwähnt wurde.

Bei den therapeutischen Gärten ist in den letzten Jahren daneben immer wieder eine weitere Form aufgetaucht: die Lemniskate, die sogenannte liegende Acht. Meist in Verbindung mit Gärten für Menschen mit demenziellen Erkrankungen angelegt, soll diese Grundform dafür sorgen, dass man sich nicht verirren kann. Wir haben hier also ein Gegenstück zum Irrgarten. In Ergänzung stellt sie eine Form dar, die man sehr schnell verstanden hat, an der man sich orientieren kann und die zudem immer wieder zum Ursprung zurückführt. Was nicht ganz richtig ist, denn im Grunde führt sie in die Unendlichkeit – für die sie ja auch ein Symbol darstellt. Spannenderweise taucht diese Grundform in der Kunsttherapie immer wieder auf. Sie führt denjenigen, der sie aufzeichnet und gedanklich abgeht, immer wieder rundherum, wobei das Durchkreuzen der Mitte eine besondere Schwierigkeit darstellt. Und mit jedem Durchgang wird dieser Form fester, sicherer und klarer. Unendlichkeit erleben, das ist ein besonderes Erlebnis.

Für viele tut sicher die Gartenarbeit genau deswegen gut, weil hier Dinge getan und Orte erlebt werden können, die über das Offensichtliche hinaus uns mit Bildern und Symbolen bereichern. Dabei schaffen sie einen spürbaren Bezug zu Phänomenen, die tiefer und größer sind als der alltägliche Trott, als das Ausfüllen dieser oder jener Excel-Datei. Ja, es ist leider so, weder über unsere PCs (und wenn es die Anhänger kaum glauben, auch nicht, wenn er von Apple ist) noch durch Alexa, Siri oder was da noch so kommt, werden wir auch nur in Ansätzen errechnen oder recherchieren, was unserem Leben Sinn gibt. Es kommt auch leider nicht 42 dabei raus.

Wer in seinem Leben einen Sinn für sein Tun sucht, wird es wohl eher im Garten finden, denn der ist an sich schon als Ganzes ein Symbol für das Leben.

Wo ich herkomme und hingehe – Sinnfindung im Garten

Dumme rennen, Kluge warten, Weise gehen in den Garten. (Rabindranath Tagore)

Vielen Neugärtnern geht es im Garten durchaus auch um Sinnfindung. Vielleicht hatten ja auch Sie bei der Einschätzung als Gartentyp hier besonders viele Punkte. Menschen, denen es oft um die Frage nach dem „Warum“ geht. Dass dies nicht nur eine rein philosophische oder gar esoterische Frage ist, sondern dass sie sehr konkret sein kann, das erleben wir in der Gartentherapie mit unseren Klienten tagtäglich:

„*Warum ist gerade mir das passiert*", oder auch „*Warum soll ich diesen ganzen Aufwand hier betreiben, wozu, welchen Sinn hat das?*"

Diese Frage ist wohl schon jedem Therapeuten gestellt worden, wohlwissend, dass der Patient diese natürlich auch gerade an sich selbst richtet. Und vielleicht tun Sie das ja auch hin und wieder und zwar schon bevor Sie ein Schlaganfall, ein Tumor oder ähnliches aus der Bahn wirft. (Und seien Sie sich sicher: Irgendwas wird da das Leben für Sie schon noch parat haben. Tut mir leid, das sagen zu müssen.) Das erste, was Ihnen dann ein persönlicher (Garten-)Therapeut sagen würde, wäre wohl: Es gibt nicht *die* Lösung, sondern nur *Ihre* eigene spezielle. Ihr Leben ist nun einmal einzigartig und so ist es auch die Antwort auf die Sinnfrage. Aber die können (und sollten) Sie gerne suchen. Ihre Vergangenheit bietet Ihnen dazu die erste Spur. Und zwar dort, wo Sie vielleicht schon einmal in einer ähnlichen, ebenso nach Sinnfragen gierenden Situation waren (**Tab. 15-1**). Beispiele dazu bietet ein jedes Leben genug und

Tabelle 15-1: Auf Spurensuche: Welches Ereignis fällt Ihnen aus Ihrer Vergangenheit zum Thema Sinnfindung ein? (A. Niepel)

Das Ereignis	Und mit welcher Stärke, welchen Umständen und mit welcher Hilfe ich damit fertig wurde
Sitzengeblieben!	
Die erste Freundin (Freund) verlässt Sie	
Ein guter Freund zieht weg	
Beruflicher Misserfolg	
Tod eines nahestehenden Menschen	
Schwere Erkrankung/Verletzung	
Die Bohnen sind nicht gekeimt	

Sie können gleich nachfolgend wieder mal die rechte Spalte für sich ausfüllen – ist schließlich Ihr Buch.

Zuvor aber noch ein weiterer Spruch:

Man muss nicht erst sterben, um ins Paradies zu gelangen, solange man einen Garten hat. (Persische Weisheit)

Jetzt wird es wirklich sehr spannend: Es ist eine Anregung darüber nachzudenken, wie Sie aus heutiger Sicht diese negativen Ereignisse beurteilen. Man spricht hier von *Attribution*. Spannend deswegen, weil wir wissen, dass es tatsächlich weniger die objektiven Ereignisse an sich sind, die uns im weiteren Lebensverlauf prägen, sondern vielmehr diese subjektive Attribution. *„Es ist deine Wahrnehmung, die deine Realität bildet"*, so hören wir dazu Obi Wan Kenobi (1983). Oder konkreter: Gehen wir davon aus, dass all das quasi von außen auf uns eingestürzt ist oder hat unser Handeln einen Einfluss darauf gehabt? Und zweitens: War und ist das nun die Ausnahme gewesen oder passiert uns das immer und immer wieder? (**Tab. 15-2**)

Wahrscheinlich sehen Sie selbst schon sehr gut, mit welchen derartigen Attributionen Sie im Allgemeinen besser durchs Leben und seine Katastrophen kommen. Mit der von links oben in der Tabelle ganz sicher nicht. Die passt eher jemanden wie aus dem Film „Bernd das Brot". Zitat: *„Irgendwie habe ich das schon mal erlebt. – Ach ja! Gestern, vorgestern und eigentlich jeden Tag. Das ist deprimierend. Habt ihr nicht auch manchmal das Gefühl, dass das Universum nur da ist, um euch wie einen Idioten aussehen zu lassen?"* Derartige Einstellungen betreffen und begründen sich aber natürlich aber nicht nur durch die großen Katastrophen des Lebens und wie wir sie so beurteilen.

Auch unser Thema, der Garten und das Gärtnern spielen dabei eine Rolle. Und zu erwähnen ist dabei die Tatsache, dass wir durch Erfahrungen natürlich derartige

Tabelle 15-2: Was trifft auf Sie Ihrer Meinung nach zu? (A. Niepel)

	Von außen als Schicksalsschlag	Unter meinem Einfluss
Passiert ständig und immer wieder	Ich bin der absolute Pechvogel, ich kann tun, was ich will, ständig passieren mir derartige Katastrophen.	Ich baue wirklich ständig Mist. Auch hier habe ich es wohl schon wieder vermasselt.
War die absolute Ausnahme	Mannomann, da war ich überhaupt nicht drauf vorbereitet, wo kam das denn her.	Okay, da habe ich wohl mal ausnahmsweise echt was nicht gut hinbekommen. Das ist ja wohl komplett danebengegangen dieses Mal.

Beurteilungen beeinflussen können. Solche Gedanken fallen schließlich nicht vom Himmel und sie sind auch nicht unabänderlich.

Dafür ist es entscheidend, dass wir wiederholt wahrnehmen, dass es erstens: Eben *nicht immer* so ist und v.a.: Dass unser Handeln eine Wirkung haben kann. Für den Garten als sinnstiftenden Ort bedeutet dies, dass es extrem zielführend ist, wenn Sie eben auch aktiv, zielführend gärtnern, wenn Sie sich selbst das Gefühl geben, ein wenig das Schicksal des Gartens mitzusteuern. Denn auch wenn andere denken mögen „*Hey, ist doch nur ein unbedeutendes Hobby*", so wissen wir, dass wir mit dem Hobby Gärtnern durchaus einen Einfluss auf unsere unterschiedlichen Sinnebenen haben (**Tab. 15-3**).

Was selbstverständlich auch nicht übersehen werden sollte: Dieses Prinzip funktioniert ebenso auch im positiven Bereich (**Tab. 15-4**).

Tabelle 15-3: Sie sehen: Es ist eben nicht immer so negativ (A. Niepel)

	Von außen als Schicksalsschlag	Unter meinem Einfluss
Passiert ständig und immer wieder	Und wieder ist mir alles verfroren und die ganze Arbeit war umsonst. Jedes Mal das Gleiche.	Und schon wieder habe ich viel zu früh ausgesät, diese verdammte Ungeduld, jedes Jahr das Gleiche.
War die absolute Ausnahme	Verdammt, wer konnte das ahnen, dass es in diesem Jahr so spät noch einmal Frost gibt, ja ... blöd gelaufen.	Leider habe ich es verpasst die Pflänzlein vor dem Frost abzudecken und nun ist es leider geschehen.

Tabelle 15-4: Unsere Wahrnehmung und Handlung kann auch einen positiven Sinn ergeben (A. Niepel)

	Von außen als Schicksalsschlag	Unter meinem Einfluss
Passiert ständig und immer wieder	Sowas nennt man guten Boden: Ich kann machen und sein lassen, was ich will, Tomaten wachsen hier einfach gut.	Da kann man sagen, was man will. Ich habe halt den „grünen Daumen" ... und ich weiß nun mal, wie man die dicksten Tomaten hinbekommt.
War die absolute Ausnahme	Wie geil, ich habe in diesem Jahr so viel Tomaten ernten können wie noch nie, das war halt ein absoluter Jahrhundert-Garten-Sommer.	Wow, was ist denn dieses Mal passiert. Da war es doch super, dass ich viel öfter an das Gießen gedacht habe. Perfekte Ernte, die ich mir da ergossen habe.

Das Leben, das Sterben und der ganze Rest

Gerade eben wurde so nebenbei bereits das Wort „Sinnebenen“ erwähnt. Das verdient Vertiefung. Vereinfacht gesagt kann man diese in der Form beschreiben, dass Sie einerseits alle eine vom Leben geformte „Globale Sinnebene“ besitzen. Denken Sie dabei gerne an die entsprechende Säule unserer Identität. Dort finden Sie all Ihre Überzeugungen und Werte, im Übrigen auch über sich selbst und all das zusammen mit den entsprechenden gerade erwähnten Attributionen. Aus dieser Ebene heraus erwachsen auch Ihre Ziele. All diese Inhalte haben, ganz nebenbei erwähnt, auch geholfen, den Gartentyp-Selbsteinschätzungstest durchzuarbeiten.

Neben dieser globalen Ebene, tief in Ihnen drin, gibt es dann aber immer noch die situative Ebene, quasi das Tagesgeschäft. Das, was Ihnen gerade heute Morgen oder gerade jetzt passiert. Vom Tritt in die Hundekacke über den Sturm, der den Murks-Rosenbogen vom Discounter im Garten einstürzen ließ, bis zum Kündigungsschreiben Ihrer Firma nimmt dieses die situative Ebene auf und bewertet es hier und jetzt.

Diese aktuelle Bewertung („*Ich bin das ärmste Schwein dieses Universums, alle hassen und betrügen mich*“) wird dann mit dem, was auf Ihrer globalen Ebene steht, abgeglichen. Neigen Sie also tendenziell eher zur Überzeugung, dass Sie auf das, was mit Ihnen passiert, einen starken Einfluss haben und dass diese Dinge vielleicht auch nicht ständig immer wieder passieren, beeinflusst das sofort die aktuelle Bewertung. So biegen wir dann auch so manches, was gerade so geschieht, innerlich wieder direkt ganz gut zurecht. Am Beispiel kaputter Murks-Rosenbogen: Das anfängliche „*Da bin ich mal wieder betrogen worden*“ wandelt sich in Richtung „*Verdammt, hätte ich beim Kauf doch genauer hinschauen sollen.*“

Die Sachen, die demnach auf uns einströmen, werden für unser System erst dann wirklich problematisch, wenn sie partout nicht zur globalen Ebene passen. Kaputte Rosenbögen sind da glücklicherweise noch kein sehr großes Problem. Doch uns passieren noch ganz andere Dinge. Wenn dann das momentane Erleben und Bewerten überhaupt nicht zur globalen Ebene passt, wenn Sie es partout nicht miteinander in Einklang bringen können, wenn Sie keine Erklärung und Deutung auf dieser globalen Ebene finden, dann wird diese selbst infrage gestellt. Nichts anderes beschreibt so sehr passend der bekannte Ausspruch: „*Mein inneres Weltbild stürzt zusammen.*“

Und genau dann stellen Sie sich gerne bewusst die Sinnfrage. Wenn das automatische Abgleichen hakt, dann kommt sie in Ihr Bewusstsein, die Frage nach dem „Warum“. Hey, da verlangt aber jemand echt viel von Ihnen mit dem Anspruch, da jetzt eine Antwort zu finden. Wo doch schon augenscheinlich die über ein Leben sich entwickelte globale Sinnebene selbst auf die Schnelle keine direkte Lösung hat.

Ja, und genau für diese Momente ist es ratsam, sehr bewusst genau auf das zu schauen, was wir zu Anfang ja gesammelt haben, die Erinnerungen daran, wie wir vielleicht schon einmal mit solchen Situationen fertig wurden. Oft hilft das, um das momentane Erleben dann einzusortieren. Funktioniert auch das nicht, so bleibt Ihrem inneren System halt nur die Möglichkeit, die globale Ebene anzupassen. Auch das passiert im Übrigen natürlich ständig. Sprich: Nicht nur die situative Ebene wird von der globalen geprägt, das gilt auch andersrum. Es geht nun einmal nur langsamer und wird gefördert durch ständige Wiederholungen. Und da ist für die dauerhafte psychische Gesundheit eines entscheidend: Wenn Sie in einer Situation sind, in der Ihre tiefere Sinnebene ständig angegriffen wird. Egal ob Gefängnis oder Büromobbing. Setzen Sie diesen Erfahrungen positive gegenüber. Mit jeder positiven Erfahrung stabilisieren Sie sich innerlich selbst. Und natürlich spielen dabei die positiven Gartenerfahrungen eine große Rolle und wir haben ja schon eine Menge auf unserer Liste.

Wenn Sie also das Gefühl haben, dass sich Ihnen immer öfter Sinnfragen aufdrängen, dann ist das erst einmal ein Anzeichen dafür, dass es offenbar Diskrepanzen zwischen Ihren Werten, Einstellungen und Erfahrungen auf der einen Seite sowie der aktuellen Lebenssituation auf der anderen gibt. Und es ist gut, dass Sie offenbar aktiv daran arbeiten wollen. Durch Tun, durch Erleben und durch Reflektieren. Denn (leider) ist es so, dass man diese Antworten nicht in Büchern nachlesen kann (selbst nicht in diesem hier), sondern dass sie sich nur so ganz persönlich langsam innerlich in einem jedem von uns formen. Und zwar optimalerweise durch solche Erfahrungen, die Ihnen gute Erklärungen für das Geschehen rund um Sie liefern. Denken Sie an Nelson Mandela, der natürlich in der aktuellen Lebenssituation Gefängnis eine totale Diskrepanz zwischen seinen Einstellungen und seiner Realität erleben musste. Wenn wir an einer Stelle lesen: *„In seiner Zelle sinniert Mandela über die Parallelen im Leben eines Gärtners und eines politischen Führers: Beide müssen säen, Verantwortung übernehmen, Feinde abwehren; sie müssen erhalten, was zu erhalten ist, und das beseitigen, was keinen Erfolg verspricht"*, dann wird deutlich, dass tatsächlich die Betätigung im eigenen Garten hierbei große Dienste liefern kann. Wenn aber die gärtnerischen Erfahrungen hilfreich sein können bei der Bewältigung von jahrzehntelangem Gefängnis oder, wie zuvor mit den Beispielen aus Bosnien und Irak angerissen, mit Krieg und Verschleppung, dann ist es gut, wenn auch Sie sich als Neugärtner dafür entscheiden, dieses Medikament Garten anzunehmen. Dazu gehört dann aber eben auch, dass Sie immer wieder reflektieren, was Sie da gerade tun. Versuchen Sie daher wirklich, das Wunderbare im Keimen und im Wachsen und Blühen zu sehen: Seht die Lilien auf dem Feld. Und natürlich: Beobachten Sie sich selbst und auf welche wunderbare Art Sie denn gärtnern.

Ganz zu Anfang des Kapitels stand der Satz, dass es der Sinn des Lebens sei, einen Sinn im Leben zu finden. Zugegeben, das klingt wie ein Kalenderspruch. Habe ich aber lange darüber nachgedacht, bevor ich ihn geschrieben habe. Das Problem liegt im Wort „Sinn". Nicht nur, dass dieser auch im Zusammenhang mit der Wahrnehmung gebräuchlich ist (mit allen Sinnen wahrnehmen), wir benutzen ihn auch noch so sehr unterschiedlich. Es ist nicht dasselbe, wenn man sagt: „Liebe ist der Sinn des Lebens" oder „Der Sinn der ganzen Arbeit ist es, am Ende einen Zentner Kartoffeln heraus zu bekommen". Während im ersten Fall ein Synonym für Sinn vielleicht auch so etwas wie „Inhalt" wäre, bedeutet es im zweiten Fall v. a. auch Ziel.

Sinn im Leben suchen bedeutet demnach auch immer wieder, Ziele zu haben. Betonung auf „immer wieder" und eben nicht nur eines am Ende. Csikszentmihalyi (2017), der das Buch zum Thema Flow verfasst hat, schreibt dazu „*Menschen, die ihr Leben sinnvoll finden, haben gewöhnlich ein Ziel, das herausfordernd genug ist, um all ihre Energie in Anspruch zu nehmen, ein Ziel, das ihrem Leben Bedeutung verleiht.*"

Wir sehen, dass in der modernen Welt vielen derartige Ziele verloren gegangen sind und dass gerade viele der Neugärtner dieses mit Inbrunst im Garten ausleben. Das ist im Übrigen beileibe kein Ersatz. Es gibt keine Rangliste an Zielen, wo ganz oben vielleicht der Kampf um Menschenrechte und ganz unten die größte Möhre der Gartensiedlung steht. Entscheidend ist, dass dieses Ziel für Sie Bedeutung hat. Und ein Garten kann das bieten. Im Verlauf des Buches sind uns Rosi Mittermaier begegnet, die im Garten den Kindern ihr Wissen weitergeben wollte, Clausi und Ralle, deren Ziel es war, diverse Premium-Garten-Objekte zu errichten, Dagmar und Dietmar, die etwas für die Umwelt tun möchten, der Lebensgefährte von Kim Wilde, der sich ehrenamtlich betätigt und noch viele mehr. Sie alle haben ihre Ziele im Garten gefunden. Glauben Sie mir, da ist auch für Sie noch was übrig. Und der Garten kann noch mehr. Denn vielleicht kennen Sie auch diesen letzten Sinnspruch dieses Kapitels:

Ein Garten ist niemals fertig.

Dies weiß so mancher Gärtner zu berichten ... und zu schätzen. Frühling, Sommer, Herbst und Winter und schon geht es wieder los. Dieser so oft zitierte Satz vom Weg, der das Ziel ist: Wer einen Garten pflegt, der lebt ihn ein Stück weit und lernt dabei auch, dass der Sinn des Ganzen nicht unbedingt bedeutet, lediglich eine Art Ziel zu erreichen.

Und noch eines ist bedeutsam: So richtig wächst diese innere Ebene eben nicht nur durch Erfolge, sondern tatsächlich auch durch gut integrierte Misserfolge. Und dadurch, wie Sie diese denn wahrnehmen und sich erklären. Dazu aber auch mehr im nächsten Kapitel.

16 V – Verstehbarkeit: Wie uns ein Garten das Gefühl von Sicherheit und Kontrolle bietet

Feedback von Patienten zur Gartentherapie in der psychosomatischen Rehabilitation:
Patientin A: Ein Schlüsselmoment war, als ich ein kleines Tomatenpflänzchen umtopfte und mir dachte, ich muss in Zukunft mit mir auch vorsichtig und sorgsam umgehen wie mit einem Setzling.
Patientin B: Das Rosenbeet im Innenhof war durch das Storchschnabelkraut total zugewachsen. Die Entfernung der einzelnen Staude war einfach, die Menge der Staude beanspruchte viel Zeit. Ich weiß, dass ich auch relativ leichte Veränderungen in meinem Leben herbeiführen muss und die Summe der Umstände nimmt mir Luft zum Atmen, wie das Storchschnabelkraut den Rosen den Lebensraum genommen hat, beziehungsweise Wasser und Sonne.
Patientin C: Man muss nicht gleich alles rausreißen, bloß, weil man es schön haben will.
(Klinkigt, 2020)

Wir kommen zum letzten Punkt unserer Liste, was immer auch gerne dazu führt, noch einmal zurückzuschauen. Dabei fällt mir auf, dass teilweise in den zurückliegenden Kapiteln von mir schon ein sehr schlimmer Alltag beschrieben wurde. Sie haben einen Chef, der nervt, kommen kaum noch nach draußen, werden ständig negativ fremdbewertet. Und weil das noch nicht genug ist: Die liebsten Verwandten sind als Anker weggezogen, viel bewegen tun Sie sich auch nicht. Sie sind sowieso viel zu fremdbestimmt in dem, was Sie so tun. Und das macht auch noch weder Spaß noch fordert es Sie heraus.

Meine Güte. Ich hoffe, dass dies alles zumindest nicht gleichzeitig zutrifft. Dann wäre es kaum verwunderlich, wenn dieser Alltag bei Ihnen für psychische Probleme sorgen würde, wenn Sie bei diesen Lebensumständen auch auf dem besten Weg zu einer psychosomatischen Reha wären.

Andrerseits ... hmmmh ... wäre es aber genauso wenig verwunderlich, wenn es das nicht tun würde. Um das Ende des letzten Kapitels aufzunehmen: Klingt schon komisch – ist aber so. Denn man muss auch sagen, dass unsere Psyche eigentlich recht gut darauf eingestellt ist, mit den unterschiedlichsten Herausforderungen klar zu kommen. Wenn auch der Ausspruch „*Was uns nicht umbringt, macht uns nur härter*" (und „*Nur die Harten kommen in den Garten*") nicht ganz richtig ist, denn es geht nicht darum, hart zu werden. Es existieren glücklicherweise doch ganz gute Mechanismen, die unsere psychische Gesundheit schützen können. Mechanismen, die uns widerstandsfähig machen. Sie haben sicher in dem Zusammenhang schon von dem Begriff der *Resilienz* gehört. Und besser noch: Es gibt sogar Mechanismen, die nicht nur Störungen abwehren, sondern die Gesundheit fördern können. Vieles von dem, was in den bisherigen Kapiteln Thema war, spielt dabei herein. Genießen können, Naturkontakte, soziale Integration oder das Erleben von Sinn und Selbstwert. All das ist miteinander vernetzt. Wir arbeiten nicht ein Bedürfnis nach dem anderen ab. Sie bauen aufeinander auf, beeinflussen sich gegenseitig (manchmal kämpfen sie gar miteinander, wer denn jetzt die Oberhand behält). Und eine besondere Rolle spielt dabei jenes Thema, um das es jetzt geht. Darum, wie wir – vereinfacht gesagt – unser Verhältnis zur Außenwelt deuten.

Kontrollieren, verstehen und nachvollziehen

Es geht demnach hier um jenes psychische Grundbedürfnis, welches mal Kontrolle und Orientierung oder auch Bedürfnis nach Kohärenz genannt wird. Man könnte auch sagen, dass es um so etwas wie gefühlte Sicherheit in der Welt geht. Und jenes Bedürfnis nach Sicherheit stand ja schon bei der Bedürfnispyramide ganz unten. Es beschreibt tatsächlich, wie die ein wenig umständliche Einleitung schon vermuten ließ, entweder so etwas wie eine basale Stütze, aber auch eine Art Dach über all die bisher genannten Inhalte.

Nach Viktor Frankel erträgt ein Mensch, der ein *Warum* zum Leben hat, auch fast jedes *Wie*. Er betont damit die im Kapitel zuvor beschriebene Sinnsuche in unserem Innersten, aber dieser Satz weist auch darauf hin, dass wir der Außenwelt gegenüber eine Form von Verstehbarkeit benötigen.

Studien zeigen die hohe Bedeutsamkeit dieses Punktes auch schon dadurch, dass Angriffe auf dieses Grundbedürfnis tatsächlich sogar Gehirne ganz real schrumpfen lässt. Dabei ist dieses Kontroll- und Sicherheitsbedürfnis nicht nur in Krisensituationen bemerkbar. Viktor Frankel überlebte Auschwitz und seine sehr positiven psychologischen lebensbejahenden Ansätze fußen sicher auf dieser Erfahrung. Nein, sie wirken immer. Wenn Sie im Stau stehen, einfach nicht wegkönnen und dadurch nervös werden oder wenn Sie bei einem Vortrag, selbst wenn Sie beim Lesen eines Buches gerne zuvor wissen würden, was wann auf Sie zukommt: Immer meldet sich dabei dieses Grundbedürfnis.

Hierfür ist es bedeutsam noch einmal zu betonen, dass es natürlich im Leben wie im Garten oft darum geht, positive Erfahrungen zu machen. Es ist für uns immer wichtig, dass wir unser Handeln als sinnvoll, zielführend, erfolgreich und wertvoll erleben. Genau das erwarten wir. Wer etwas tut, der geht im gesunden und normalen

Fall davon aus, dass es auch funktioniert. Selbstwirksamkeitserwartung wäre das wunderbare Wort dafür. Aber weil es so furchtbar lang ist, gehen wir doch wieder den Schritt zurück zum einfachen Wort von der Kontrolle.

Kontrolle? Echt jetzt? Das soll gesund sein?

Die einer solchen Frage zugrunde liegende kritische Haltung beruht darauf, dass das, was wir meistens unter Kontrolle verstehen, das ist, was die Psychologie „Primäre Kontrolle" nennt. Alles im Sinne von „*Ich mach mir die Welt, wie sie mir gefällt ...*" Oder, um es ein wenig vornehmer auszudrücken: Wir haben tatsächlich das Bedürfnis, unsere uns umgebende Welt entsprechend der Vorstellungen unserer Innenwelt mit all ihren Zielen und Wertvorstellungen zu beeinflussen. Im Grunde geht es dabei darum, zukünftige Entwicklungen einschätzen, ja vorhersehen zu können. Wir kontrollieren unsere Umwelt und wir kontrollieren auch gerne uns selbst.

Auf den Garten bezogen denken wir dabei natürlich direkt an solche Gärten wie Versailles, in denen die Umwelt bis in den letzten Kieselstein unserer (oder genauer gesagt André le Nôtres) Innenwelt zu entsprechen hat. Also ein wenig dann doch „*Mach dir die Welt untertan*". Ein derartiges Kontrollverständnis erklärt wahrscheinlich, warum wir ein so ungutes Gefühl mit dem Begriff der Kontrolle haben.

Das Problem ist zudem, dass all das nur sehr begrenzt funktioniert. Etwas, was wir ja auch alle so in unserem Alltag feststellen. Im Normalfall sind leider (?) nicht wir es, die diesen Alltag kontrollieren, sondern vielmehr haben wir oft das Gefühl, er kontrolliert uns, er bestimmt uns. Und natürlich sind Situationen, die uns das Gefühl geben, einen großen Teil selbst bestimmen zu können, ein notwendiges Ventil.

So etwas kann viele Formen annehmen. Man kann beispielsweise versuchen, auch seinen eigenen Körper zu kontrollieren. Ihn im Fitnessstudio mit besagten 200 Kilo-Hanteln zu formen oder ihn aber auch auf 50 Kilo herunterzuhungern. Auf diese Arten Kontrolle über den eigenen Körper zu bekommen fühlt sich super an. Das wird Ihnen jeder mit dem Hang zu einer Essstörung bestätigen. Es heißt aber leider nicht, dass das auch zwangsläufig gut ist. Man könnte aber auch, um ein Gefühl von primärer Kontrolle zu generieren, zu künstlerischen Medien greifen, kann malen oder musizieren.

Oder man kann eben in den Garten gehen und dort ein Stück Natur ganz konkret formen. Falls das funktioniert, hätten wir eine Umgebung, die wir kontrollieren und die uns vorgibt, dass dort das Leben angenehm vorhersagbar ist. Das heißt aber leider wieder nicht, so würden zumindest Dagmar und Dietmar sagen, dass das auch zwangsläufig gut ist.

Was auf jeden Fall für unsere psychische Gesundheit zuträglich ist und was man im Garten dementsprechend fördern sollte, ist das grundsätzliche Gefühl von Machbarkeit. Wenn wir dieses verlieren, warum dann überhaupt noch neue Herausforderungen annehmen oder noch schlimmer: ohne das Vertrauen, welches daraus erwächst, erscheint uns schnell ein jeder Tag als unüberwindliche Hürde. Nie kann man sicher sein, dass nicht doch etwas ganz Schlimmes passiert. Nein: „*Man muss nicht gleich alles rausreißen, bloß, weil man es schön haben will*", wie es die eine Patientin ausgedrückt hat, aber man sollte wissen, dass man es kann.

Schon im Zusammenhang damit, welche Landschaften uns generell guttun, wurde basierend auf der Aufmerksamkeitsentspannungstheorie der Kaplans erwähnt, dass Umgebungen, die uns ständig in Halbachtstellung versetzen, keineswegs unserem Wohlempfinden förderlich sind. Schon hier auf dieser Basis benötigen wir ja ein Gefühl von Kontrolle über unsere Umwelt. So ist es.

Dies bedeutet aber nicht, dass wir keine Herausforderungen benötigen. Was bei den Überlegungen zu wohltuenden Landschaften bei den Kaplans der Faktor „Mystery" war, sind in unserem Leben eben genau diese täglichen Anforderungen. Laborratten, denen man eine vielfältige, mit diversen Herausforderungen gespickte Umgebung bietet, sind zwar im Gegensatz zu denen mit einer klaren, einfachen, sicheren Umgebung ständig in Bewegung, sie weisen aber eine bessere Durchblutung des Gehirns, mehr neuronale Verknüpfungen, mehr Gliazellen und insgesamt optimalere Hirnstrukturen auf. Es ist also gut, wenn Sie sich in Ihrem Garten genau diese herausfordernde Umgebung schaffen und wenn Ihnen der Garten ständig neue Aufgaben stellt. Entscheidend ist die Fähigkeit, diese Aufgaben zu bewältigen.

Was dem widersprechende Situationen bewirken können, hat wiederum ein anderer bekannter Versuch mit Ratten deutlich gemacht. Der Aufbau war denkbar einfach. Insgesamt drei Gruppen Ratten wurden in einen Käfig gesperrt, welcher unregelmäßig unter Strom gesetzt wurde. Eine Herausforderung, auf welche die Tiere nicht eingestellt waren. Also, zunächst einmal: Stress!

Nun war es so, dass bei der ersten Gruppe dieser Stromschlag wie ein Blitz aus heiterem Himmel kam, während bei einer zweiten Gruppe, quasi als Warnung vorab, ein kurzer Ton zu hören war. Bei einer dritten Gruppe wurde es nun tricky. Die konnte, nachdem das Glöckchen kam, schnell zu einem Schalter rennen und den Stromschlag so verhindern. Ratten sind clever, die haben das schnell raus und fix sind sie auch. Laborleiter sind aber auch clever und manchmal fies, sodass sie das Ganze so eingerichtet hatten, dass es die Ratten nicht immer schafften. Es bekamen also am Ende alle drei Gruppen die gleiche Anzahl Stromschläge. Was war zunächst zu beobachten? Im Verhalten unterschieden sich insbesondere die erste und die letzte Gruppe. Während die Letztgenannte ständig am Rennen und Hetzen war, immer nachdem sie das Glöckchen gehört hatten, saß die andere Gruppe irgendwann nur noch apathisch herum. Erlernte Hilflosigkeit! Besonders spannend wurde es dann aber, als man die Gehirne untersucht hat. Denn dort hat unter anderem das Stresshormon Cortisol ganze Arbeit geleistet. Dazu muss man wissen, dass ein dauerhaft hoher Cortisolspiegel bestimmte Bereiche, v. a. den Hippocampus besonders schädigt. Und das war bei der einen Gruppe so, bei der mit dem meisten Stress. Und zwar nur bei der einen, der ersten Gruppe. Ja, der Stress schädigt und er zerstört sogar Hirnfunktionen, aber den wirklichen Stress hatten nicht die ständig umherrennenden Ratten, auch wenn man das vermuten mag, den wirklichen Stress hatten jene mit dem Gefühl, keinerlei Einfluss auf das Geschehen zu haben. Selbst die zweite Gruppe, die nur immer vorher das Glöckchen hörte, hatte nicht diesen Schaden. Vielleicht haben Sie bei der Beschreibung der Lebenssituation dieser Ratten Ähnlichkeiten mit Ihrem Leben gefunden. Vielleicht haben auch Sie mitunter das Gefühl, dass die Schicksalsschläge wie aus heiterem Himmel kommen. Und vielleicht haben auch Sie, wie seinerzeit Grönemeyer gesungen hat, gedacht: *„Hätt' mich zwar schockiert, wahrscheinlich hätt ich's noch kapiert ...“*

Und damit kommen wir direkt zur zweiten Form der Kontrolle, sinnigerweise auch sekundäre Kontrolle genannt. Diese hat zum Inhalt, dass wir bei Umständen, die wir nicht aktiv steuern können, es zumindest schaffen, dafür eine Erklärung zu finden. Das macht dann auch Situationen, die scheinbar nicht unserer Kontrolle unterliegen, nachvollziehbarer, ein Stück weit eben auch erträglich und schafft für uns dann eine eigene Form von Sicherheit. Es ist ein ständiger Prozess, der da so in uns drinnen abläuft. Ein Prozess, der uns selbst unsere eigene Welt erklärt. Auf die Art rücken wir uns auch unsere eigene Biografie zurecht. Plötzlich hat man es schon vorher gewusst. Denn: *„Ich versteh' die ganze Welt nicht mehr“*, dies ist eine der schlimmsten Erfahrungen, die man machen kann. Viel schlimmer als *„Dieses ist eine schlechte Welt“* und *„Das habe ich schon vorher gewusst, dass es schiefgehen wird“*. Wer Angehörige mit einer demenziellen Erkrankung hat, der weiß, welche Verzweiflung dieses Nicht-mehr-Verstehen-können hervorrufen kann.

Wir alle suchen nicht einmal unbedingt eine „heile Welt“, sondern eine, die wir begreifen und überblicken können und zu der wir das Gefühl aufbauen können, dass sie für uns im Großen und Ganzen handhabbar ist.

Für das Thema des Gartens stellt sich also wiederum die Frage, ob erstens dieses Bedürfnis auch bei uns gefährdet ist und zweitens dann, ob der Garten hier als Ausgleich dienen kann.

Zu Frage Eins: Nein, wie schon zuvor geschrieben, wir sind nicht Mandela und wir sind auch keine Folteropfer. Nichtsdestotrotz. Auch wir leben zunehmend in einer Welt, in der mehr und mehr das Gefühl verloren geht, sein eigenes Schicksal in der Hand zu haben. Entscheidungen, die uns betreffen, werden scheinbar fernab in Zentralen irgendwo auf der Erde getroffen, ohne dass wir denken, Einfluss darauf zu haben oder sie gar verstehen zu können. Ganz so anders wie die plötzlichen, unregelmäßigen Stromstöße der erwähnten Laborratten sind diese Ereignisse dann eben auch nicht. Das Gefühl, ein Rädchen im System zu sein, nimmt in einer globalisierten Welt stark zu. Das Prinzip des Kontrollgefühls wird von dieser Realität ständig angegriffen. Sicher auch eine Ursache dafür, dass wir eine derart große Zunahme von psychischen Problemen haben und warum es absolut notwendig ist, gegenzusteuern. Das benötigt dann Kraft und Überzeugung. Die Reha-Patientin sagt dazu:

„Ich weiß, dass ich auch relativ leichte Veränderungen in meinem Leben herbeiführen muss und die Summe der Umstände nimmt mir Luft zum Atmen, wie das Storchschnabelkraut den Rosen den Lebensraum genommen hat, beziehungsweise Wasser und Sonne.“

Der Garten ordnet und sortiert

Ein gefühlter Kontrollverlust hat Auswirkungen auf viele andere Bereiche, die wir schon angesprochen haben. Das beginnt natürlich bei der emotionalen Stimmung, es geht weiter, indem es Antrieb beschränkt. Denken Sie an die erste Rattengruppe, die nur noch apathisch im Käfig hockte oder denken Sie an die Aussagen der Reha-Patientin. Und natürlich hat dieser Verlust von Selbstwirksamkeit auch einen erheblichen Einfluss auf den Selbstwert. Normalerweise haben wir ein Grundvertrauen in die Welt, man kann auch sagen ein blindes Vertrauen. Ich mache mir nicht jedes Mal, wenn ich mich aufs Fahrrad setze, Gedanken über Unfallstatistiken, suche nicht vor jedem Arztbesuch nach Symptomen, um die sofort zu googeln (nein, wir machen das gerne hinterher). Ohne dieses blinde Vertrauen fällt es uns schwer, überhaupt etwas zu tun. Umso notwendiger, dass wir uns selbst in Situationen erleben können, die uns das Gefühl von Sicherheit und Verstehbarkeit geben. Und eine solche passend gestaltete Situation kann natürlich unser eigenes Gartenrefugium sein. Denn hier können wir sogar sehr gezielt Situationen schaffen, die dieses Bedürfnis nach Sicherheit, Kontrolle und Orientierung unterstützen.

Das beginnt mit der Formgebung. Ein Garten, der für uns lesbar ist, bei dem wir auf den ersten Blick das Gefühl haben: *„Das verstehe ich“*. Dieses ist die Basis. Das kann durchaus ein klarer Aufbau sein, eine geometrische Grundform wie im barocken Garten, ein klares System. Denken Sie an das klassische Achsenkreuz oder die Lemniskate im Garten für Demenzerkrankte. Nicht ohne Grund finden wir dieses in der Gartengeschichte immer wieder. Zur nachvollziehbaren Grundform gehört auch, dass Sie Ihrem Garten einen Rhythmus geben. Nutzen Sie die Wiederholung von Elementen in einem Beet, beispielsweise die Reihung von Gräsern.

Ebenso ist für viele Symmetrie etwas, was unserem inneren Gefühl von Ausgewogenheit entspricht (**Abb. 16-1**). Wenn das bei Ihnen auch so ist, dann versuchen Sie dieses zu übertragen. Weiter geht es damit, dass wir Grundformen wählen, die uns aus der Natur wohlvertraut sind. Dazu gehört beispielsweise die Spirale. Vom Galaxienaufbau bis zu den aufgerollten Blättern des Farns. Überall finden wir diese wieder. Vielleicht erinnern Sie sich an das Beispiel mit dem Dalmatiner, den unser Hirn in einem Gewimmel von Punkten entdeckt. Es ist so. Unser Hirn liebt Formen, entdeckt sie überall. Selbst wenn wir in Wolken schauen, will es dort Drachen, Elefanten oder Spongebob entdecken. Dies gibt Sicherheit. Also geben wir uns im Garten, was es braucht und schaffen Ordnung und Linien in die ja eher chaotische Natur.

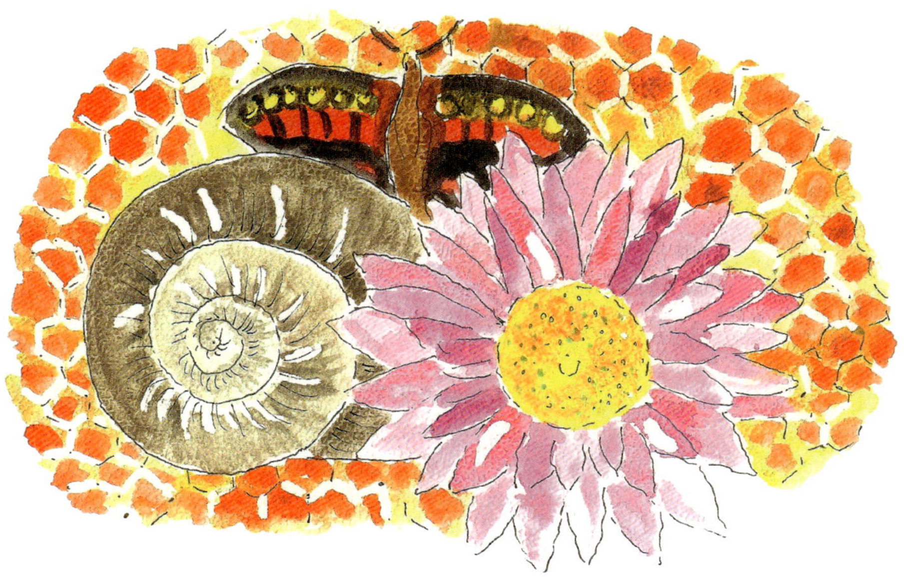

Abbildung 16-1: Symmetrien der Natur (Zeichnung: A. Niepel)

Wenn Sie Formen mögen, dann können Sie mit diesen auch an unerwarteten Stellen spielen. Ich persönlich mag es beim Rasenmähen nicht stur Bahnen zu ziehen, sondern gerne auch mit unterschiedlichen Schnitthöhen schöne Schlangenlinien zu hinterlassen.

Und weiter geht es zur Auswahl der Pflanzen. Auch hier gibt es so etwas wie tiefvertraute Bilder. Denken Sie z.B. daran, wie Kinder einen Baum oder eine Blume malen. Die Blumen haben fast immer eine gelbe Mitte und drumherum dann Blütenblätter. So wie Sonnenblumen oder Margeriten. Es scheint so etwas wie Urformen, so etwas wie Grundmuster in unserem Verstand zu geben. Und Bäume bekommen dann halt immer unten den Stamm und darauf eine schöne, runde, grüne Krone. Für den Wohlfühlgarten, in dem das Element Sicherheit von hoher Bedeutung ist, heißt das, gerne diese Urformen nutzen zu können.

Also malen Sie doch gerne Ihre Beete oder Gartenteile vorab. Und zwar nicht in diesem Gartenplaner Techno-CAD-Stil, sondern eben wie ein vierjähriges Kind, wie es meine Tochter Sinah gemalt hat. Mit Buntstiften oder Wasserfarben (**Abb. 16-2**). Für einen weiteren Tipp, der dafür sorgen kann, dass wir uns im Garten sicher fühlen, möchte ich noch einmal an das Kapitel über das Naturverhältnis des Menschen erinnern. Die dort erwähnte Tatsache, dass wir nach der Prospect-Refuge-Theorie Orte suchen, die uns gleichzeitig Schutz und Übersicht bieten, hat großen Einfluss darauf,

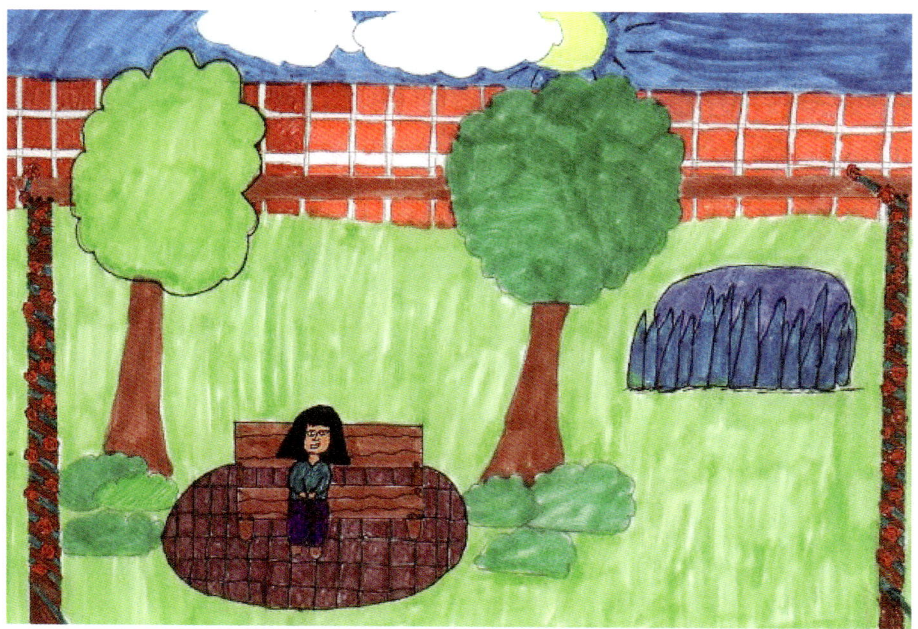

Abbildung 16-2: Schon ein Kind kann das: Meine Tochter Sinah hat den Garten gemalt (Zeichnung: S. Niepel)

wie und wo wir Sitzgelegenheiten anlegen. Nicht ohne Grund bevorzugte schon der Neugärtner Stefan zum Entspannen die versteckte Laube. Sich nackt auf den Rasen legen zu wollen ist wohl der größte Beweis dafür, dass man sich sicher fühlt.

Also planen Sie gerade auch in einem „Sicherheits-Garten" Ihre Ruheorte dementsprechend ein. Sie sollen das Gefühl haben, dass Sie von hinten geschützt sind, man Sie möglicherweise eben nicht auf Anhieb sieht und dass Sie aber selbst den Überblick haben. Genau dafür hat die Gartenkultur das Element der Sichtachsen hervorgebracht.

Und für noch einen Hinweis lohnt sich ein Blick zurück. Zurück ins Buch und zurück in die Geschichte der Gartenkultur. Denn der Garten ist nun einmal als abgegrenzter Ort, als Schutzraum vor der Natur entstanden. Mit Hecken, Mauern oder Gerten geschützt. Egal, ob ursprünglich die Natur außen und die Kultur innen war und das jetzt oft umgekehrt gemacht wird.

Es geht darum, eine eigene abgegrenzte und überschaubare Welt zu schaffen. Es erscheint daher unsinnig, aus einer Art Political Correctness-Denken heraus *(hey, Hecken sind doch kleinbürgerlich)* ein Urelement von Gärten komplett von vorneherein abzulehnen.

Wenn Sie das Gefühl haben, Ihr Garten tut ihnen gut, weil er einen Schutzraum vor dem Alltag bietet, dann unterstützen Sie das. Setzen Sie Hecken, flechten Sie Zäune, wenn Ihnen danach ist. Wenn es Ihnen einfach guttut, dann machen Sie es noch stabiler. Wobei ... niemand hat vor eine Mauer zu bauen ...

Schnecken sind was Gutes

Sicherheit, Verstehbarkeit, Kontrolle – dies bedeutet aber auch, dass wir Entscheidungen treffen wollen, dass wir als Gärtner uns selbst für diesen Garten als so etwas wie systemrelevant erleben. Und damit sind wir wieder einmal bei dem Punkt, dass nicht nur der Garten, sondern insbesondere auch das Gärtnern glücklich macht. Etwas tun und die Ergebnisse dieses Tuns direkt selbst wahrnehmen, das ist bedeutsam. Da geht es uns wie den Ratten mit dem Glöckchen. Hier bietet der Garten in Bezug auf das Thema Kontrolle besser als jedes andere Medium gleich zweierlei. Natürlich, wie schon beschrieben, er ist ein gutes Feld, in dem wir Selbstwirksamkeit erleben können, in dem wir ein System – und seien es wie bei Sabine und Stefan nur 450 Quadratmeter – steuern und kontrollieren können.

Doch es kommt noch besser. Denn: Es funktioniert ja nicht! Zumindest nicht immer – auch wie bei den Ratten. Hey, wer von den neuen Gärtnern hat denn wirklich ständigen Erfolg? Wir sind kein Heinz. Uns Neugärtnern fressen halt die Schnecken dann doch wieder einen Großteil des Salats weg. Uns erwischt der Spätfrost und aus irgendeinem Grund kommt aus diesem oder jenem Saattütchen aber auch gar nichts raus. Nun könnte man meinen, dass das unserem Ansinnen, etwas für unser psychisches Gleichgewicht zu tun, komplett entgegenläuft. Falsch gedacht. Denn: All dies, ist das im Garten wirklich eine Katastrophe? Keineswegs. Das Leben, es passiert und es unterliegt nicht unserer Kontrolle. Aber: Wir können es annehmen. Wir erüben dadurch das Prinzip der sekundären Kontrolle. Diese natürlichen Vorgänge, in denen man einmal mit besagter Riesen-Tomaten-Ernte beschenkt wird und dann wieder seinen Salat dem Universum opfern muss, ist für uns als natürliches System immer nachvollziehbar. Immerhin steckt die Natur in unseren Genen, anders als CEO-Entscheidungen multinationaler Konzerne. Der Garten ist eben nicht nur ein Ort, wo wir Dinge kontrollieren, er ist auch ein Ort, an dem wir lernen, das Schicksalhafte anzunehmen, wie die abfressenden Schnecken (**Abb. 16-3**). Wenn Sie sich an das anfängliche chinesische Sprichwort erinnern – „Wenn du ein Leben lang glücklich sein willst ...“ – dann werden Sie sich daran erinnern, dass wir als Steigerungsformen von Glück hier ein Berauschtsein, dann die Liebe und schließlich seltsamerweise eine Art Zufriedenheit gefunden haben. Eine Zufriedenheit auch außerhalb des verlorenen Paradieses.

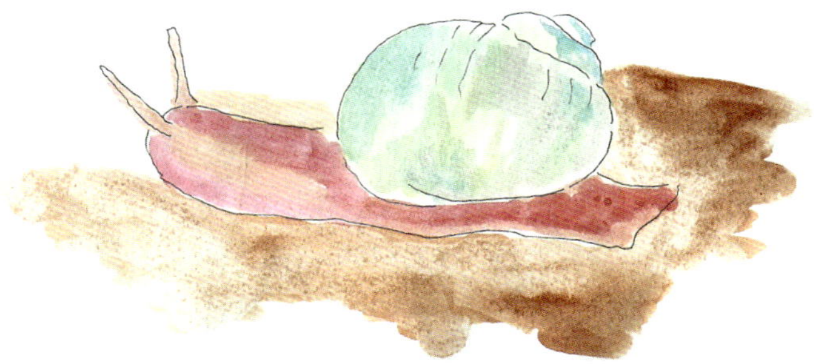

Abbildung 16-3: Schnecken – ein Gartenschicksal (Zeichnung: A. Niepel)

Misserfolge, die wir verstehen wie eben der von Schnecken vertilgte Salat, bringen uns im Leben weiter als geschenkte Erfolge. Sie erinnern sich an Heinz und Hedwig. In der Beschreibung, was ihnen der Garten bedeutete, hieß es: „*Gründlichkeit, Wissen, Können, natürlich Geduld – aber vor allem eine große Portion Unerschütterlichkeit und Verlässlichkeit.*" Besonders die Eigenschaften der Geduld und der Unerschütterlichkeit sind etwas, was uns auch heute gut- und nottut. Wenn wir sie – durch Schnecken – im Garten erlernen können, dann ist das großartig. Denn es geht nicht darum, dass Sie nun in Ihrem neuen Garten alles schaffen. Ist auch fraglich, ob das Ihrer Psyche dauerhaft guttut. Es ist sicher ebenso fraglich, ob Meister Yoda mit seiner Aussage in dem Film recht hat, wenn er sagt „*Dein größtes Lehrer-Versagen ist …*", aber ganz ohne die Erfahrung des Misslingens sollte kein Wohlfühlgarten sein.

Und Misslingen ist kein Versagen oder gar Scheitern. Ein solches Gefühl des „Scheiterns" beinhaltet immer auch eine subjektive gefühlsmäßige Bewertung. Diese geht über die reine sachliche Wahrnehmung des Ergebnisses hinaus und betont eher die emotionale Bewertung dieses Ergebnisses. Scham wäre vielleicht das dazugehörige Gefühl und, je nachdem, wie bedeutsam das Ganze war, auch Angst, vielleicht gar Wut. Neben diesem Gefühl existiert dann noch eine gedankliche Verarbeitung. Beim Scheitern ja meist in Form von „*Oh, da habe ich komplett versagt*", oder „*Warum kann ich so etwas denn nicht*".

Aber ist das so? Letztlich haben Sie im Garten etwas getan und das Ganze hatte ein Ergebnis. Irgendeines. Punkt. Und das kann logischerweise in einem solch komplizierten System wie dem Garten natürlich auch in keiner Weise komplett dem ursprünglichen Plan oder dem Bild auf der Samentüte entsprechen. Auch ich kann mich an etliche Dinge erinnern, die in der letzten Zeit bei mir im Garten nicht funktioniert haben. Katzenminze, die ich gepflanzt habe und die nicht angegangen sind. Ein geplanter Riesenkürbis, den die Schnecken schon als Jungpflanze verzehrt haben oder auch mein in diesem Jahr erneuter Versuch, Möhren anzuziehen, die man echt mit der Lupe suchen muss. Nein, ich kann echt kein Gemüse. Ist das alles jetzt wirklich ein Scheitern oder einfach so etwas wie ... ich nenne es jetzt mal „negativer Erfolg"? Ich hatte einmal Tomaten, ungelogen bald vier Meter hoch und saftig grün bis zum Abwinken, nur halt keine Frucht. Oder einen Kohl, der geschossen ist, also nichts zum Essen parat hielt. Aber der Blütenstand sah super aus. Irgendwie tue ich mich schwer, all dies als ein Scheitern zu empfinden. Ich hatte bei den oben beschriebenen Dingen nie dieses begleitende Gefühl, sondern eher ein „Aha, okay – dann eben nicht."

Der Garten kann uns eben auch dadurch guttun, dass er uns gute Beispiele fürs Leben liefert. Sogar für das Positive im Misserfolg. Tomaten beispielsweise, wenn man sie denn lässt, wachsen so lange in die Höhe, bis sie sich selbst nicht mehr halten können, fallen um und verankern sich da, wo sie zum Liegen kommen mit neuen Wurzeln. Und dann geht das Ganze von vorne los. Durch ständiges Scheitern breiten sie sich also sogar erfolgreich aus.

Daher: Wenn Sie als Neugärtner mit den ersten Erfahrungen nah am Verzweifeln sind, dann fragen Sie sich: Bin ich für mich der Meinung, dass ich gescheitert bin? Oder ist jemand anders dieser Meinung? Und so richtig kompliziert wird es dann, wenn Sie glauben, dass jemand anders Sie für gescheitert hält. Letzteres ist besonders gefährlich, wenn man sein Gärtnern in einen sozialen Kontext setzt, also Urban-Gardening betreibt oder im Kleingartenverein gärtnert. Wer clever ist, setzt daher schon zuvor die Erwartung ein wenig herunter. Wir kennen das ja vom Sport, wo man auch gerne zum Lauftreff kommt und erst mal mitteilt, dass man heute ja sowas von gar nicht in Form sei. Also berichten Sie anderen und gestehen Sie auch sich selbst gerne schon mal vorher, dass Sie echt kein Gemüse können. Glauben Sie mir: Es funktioniert.

Und wenn Sie clever sind, dann übertragen Sie natürlich Ihre Gartenerfahrungen auch auf Ihr sonstiges Leben. Um die Vorstellung von Scheitern zu bekommen, muss man ja eine Differenz feststellen zwischen dem Erwarteten und dem Erreichten.

Bei vielen der Scheitersituationen im Job ist es nun einmal so, dass die Erwartungen zuvor immer super exakt waren. Mein Steuerberater z. B., der meine Zahlungen ja vorausberechnet, ist regelrecht verärgert, wenn er mal um 3,56 Euro danebenliegt, während ich das doch für eine Punktlandung halte.

Im Garten existiert diese exakte Berechnung nicht. Beispiel: Ich habe mal gelesen, dass im Erwerbsgartenbau eine Tomatenstaude im Durchschnitt 20 Früchte ergibt. Was bedeutet das jetzt für mich? Ist 19 ein Scheitern? Oder 15? Würde ich nach geernteten super leckeren fünf Tomaten sagen, dass ich echt gescheitert bin? Hey, man kann sich sogar über null Früchte freuen, wenn die Pflanze groß, grün und saftig ist.

Der Garten und das Gärtnern können uns sehr guttun. Genau in dem Moment, in dem man so etwas wie Streicheleinheiten braucht, aber auch dadurch, dass nicht nur wir ihn, sondern er auch uns mit formt. Zufriedenheit und Gelassenheit z. B. angesichts zu weniger Tomaten, aber auch Kraft und Mut, es doch dann halt im nächsten Jahr neu zu versuchen.

Mitten im Zweiten Weltkrieg hat Reinhold Niebuhr ein kleines Gebet verfasst, welches sich heute immer wieder gerne auch auf Kalendersprüchen oder Kaffeetassen wiederfindet. Auf das, was uns der Garten und das Gärtnern in Bezug auf Sicherheit, Verstehbarkeit und Handhabbarkeit vermitteln kann, passt es auf jeden Fall:

> *Gott, gib mir die Gelassenheit, Dinge hinzunehmen, die ich nicht ändern kann, den Mut, Dinge zu ändern, die ich ändern kann, und die Weisheit, das eine vom anderen zu unterscheiden.* (Reinhold Niebuhr)

17 Jetzt der Blick zurück: Alles im grünen Bereich!

Was ist die Quintessenz? Erstens: Unsere psychischen Grundbedürfnisse verdienen Beachtung – was Sie als Leser ja mit dem Kauf dieses Buches schon einmal getan haben. Zweitens: Sie sind ein besonderer Mensch und verdienen Ihren eigenen Wohlfühlgarten: Ich wollte daher auch Mut machen, sich doch einmal selbst zu beobachten und zu versuchen, das eine oder andere Praktische aus diesem Buch in den Alltag umzusetzen.

Immer gemäß dem Coaching-Motto „Die Denkarbeit hat der Klient schon selbst zu machen“, wollte ich Sie zwar dabei begleiten – aber auch ermuntern, den Garten als persönlichen Wohlfühlraum zu entdecken und zu erweitern. Letztlich ist aber immer jener Tipp der richtige Tipp, der von Ihnen kommt. Also finden Sie gerne Ihr eigenes POSITIVes Gärtnern. Dabei will ich Ihnen auch gar nicht diesen oder jenen Gartentyp als ideal vorstellen. Müssen Sie schon selbst herausbekommen. Ist so wie bei dem Mitarbeiter im Fitnessstudio, dem es auch egal ist, ob die Hantel nun blau oder rot ist. Es geht um das, was Sie damit machen.

Wie schon geschrieben, ich bin schließlich in erster Linie Gartentherapeut und wollte das übertragen, was eben jene Gartentherapie seit Jahrzehnten so an Erfahrungen damit gemacht hat, wieso und wie Gärtnern und Gärten uns guttun. Dies sind v. a. therapeutisch-medizinische Erfahrungen. Das macht sich auch deutlich an den Quellen, die ich Ihnen als Empfehlung im Anschluss gerne aufliste – zumindest jene, die mir abseits eines beständigen Hinzulernens konkret noch eingefallen sind.

Das (fast) letzte Zitat gehört aber nun jemandem, der uns schon ganz zu Anfang begegnet ist:

Der kürzeste Weg zur Gesundheit ist der Weg in den Garten. (Gärtner Pötschke)

Ach ja, und eines war ich noch schuldig: Platz 1 der Hitliste der Pflanzen bei den Garteneinnerungen. Den nehmen, fast konnte man es sich schon denken, die Erdbeeren ein. Fuckin’ great! Und: Strawberry Fields forever!

Das dicke Dankeschön!

„*Nee, ich will kein Buch mehr schreiben.*" Das war meine erste Reaktion 2020, als ich gefragt wurde, ob ich nicht ein solches Buch wie dieses hier machen möchte.

Hey, Bücher zu schreiben ist echt anstrengend, kostet Zeit und Kraft und irgendwann kann man das Niedergeschriebene selbst nicht mehr sehen. Und nach diversen Fachbüchern war ich es echt leid.

Es dann doch zu tun hängt auch damit zusammen, dass es diesmal definitiv kein reines Fachbuch, sondern ein Sachbuch für alle interessierten Gartenfreaks und Neugärtner werden sollte. Ich hoffe, dass das halbwegs gelungen ist: wirklich ein Buch über das Gärtnern. Halbwegs. Und es hat zweifelsohne damit zu tun, dass mich bei der Entscheidung und beim Schreiben doch viele liebe Menschen echt unterstützt haben.

Mein Cousin Markus, der ganz zu Anfang schon die ersten Zeilen gegengelesen hat und mir ein gutes Feedback gab. Abgesehen davon, dass er mir empfohlen hat, dem „Beeing in the Garden" und dem „Doing in the Garden" auch ein „Beer-Drinking in the Garden" hinzuzufügen.

Diverse Teilnehmende der Weiterbildung GÄRTEN HELFEN LEBEN, die ohne Murren den Gärtner-Einschätzungsbogen für mich getestet haben. Anke Schmitz vom Internet-Blog: GRUENES BLUT, die mir mit echt cleveren Interviewfragen hervorragende Denkanstöße gegeben hat, die ich hier weiterdenken konnte. Oder auch Matthias Hub aus Grünberg, der mir einen wichtigen Hinweis gab. Matthias, du weißt Bescheid! Und dann ist da natürlich Martina Kasper, die mir hier schon bei meinem dritten Buch hintereinander als Lektorin vom Hogrefe Verlag zur Seite steht, mit der die Zusammenarbeit immer sehr angenehm war und der ich nicht selten mit Bandwurmsätzen – wie diesem hier wahrlich – mitunter nicht geringe Herausforderungen gestellt habe, die allesamt aber perfekt gelöst wurden.

Vor allem aber möchte ich meiner Frau Vera danken, die mich bei diesem Buch so sehr unterstützt hat, die Seite um Seite gegengelesen hat und die mir immer, gerade zu Anfang, wieder Mut gegeben hat, daran zu arbeiten. Die es über die ganze Zeit auch gut ertragen hat (hoffe ich zumindest), wenn ich mich mal wieder für Stunden in mein Arbeitszimmer zurückgezogen habe.

Und ich muss gestehen, dass Veras eigener Kleingarten – und der Anblick von ihr beim Gärtnern darin – bei mir immer beim Schreiben irgendwie im Hinterkopf stand.

Schatz, dieses Buch ist für Dich!

Darf nicht fehlen: die Literatur

Wo kommt das nur alles her? Wie kommt man auf so was? Natürlich, nach bald dreißig Jahren Erfahrung als Gartentherapeut hat man so manches erlebt. Eigene Erfahrungen als Therapeut und das Stöbern in einer Vielzahl von Büchern haben meine privaten und beruflichen Überzeugungen geprägt und sind die Grundlagen für dieses Buch.

Literatur zu den Zitaten

Die wörtlich übernommenen Aussagen in diesem Buch stammen aus folgenden Quellen:

Bacon, F. *Zitat zum Thema Dankbarkeit.* Verfügbar unter https://www.gutzitiert.de/zitat_autor_francis_bacon_54.html

Balkens-Knurre, M. (1952). *Aphrodismen, Zitate, Sprüche und Gedichte.* Verfügbar unter https://www.aphorismen.de/zitat/220940

Csikszentmihalyi, M. (2017). *Flow. Das Geheimnis des Glücks.* Stuttgart: Klett-Cotta.

de Shazer, S. & Dolan, Y. (2008). *Mehr als ein Wunder. Lösungsorientierte Kurzzeittherapie.* Heidelberg: Carl Auer Verlag.

Drews, J. (2020, 17. August). Privat bin ich absolut kein Partymensch (Interview). *Augsburger Allgemeine.* Verfügbar unter https://www.augsburger-allgemeine.de/kultur/Interview-Juergen-Drews-Privat-bin-ich-absolut-kein-Partymensch-id57937986.html

Frankl, V. (2018). *... trotzdem Ja zum Leben sagen: Ein Psychologe erlebt das Konzentrationslager.* München: Penguin Random House.

Froböse, I. (2016). *Wie gesund ist Gartenarbeit. Garten Radio – Podcast Folge 23.* Verfügbar unter https://podcastaddict.com/episode/117890307

Fukuoka, M. (1975). *The One-Straw Revolution.* Vermont: Chelsea Green Publishing.

Hielscher, H. & Haberland, K. (2016). Die Gefängnisgärten des Nelson Mandela. *Gartenpraxis (1)*, 70–73

Horx, M. (2020). Der Garten ist Zukunft in sich selbst (Garteninterviews). *GRÜNES BLUT.* Verfügbar unter https://gruenesblut.net/der-garten-ist-zukunft-in-sich-selbst/

Klingkit, K. (2020). *EINblick mit AUSblick.* Verfügbar unter https://www.greencare.at/einblick-mit-ausblick/t

Neureuther, C. & Mittermeier, R. (2018). *Rosi Mittermeier und Christian Neureuther im Doppelinterview.* Verfügbar unter https://www.abendzeitung-muenchen.de/sport/rosi-mittermeier-und-christian-neureuther-im-az-doppelinterview-art-456280

Neureuther, F. (2019): *So geht es Felix Neureuther nach dem Ende seiner Karriere als Sportler*. Verfügbar unter https://www.suedkurier.de/ueberregional/menschen/So-geht-es-Felix-Neureuther-nach-dem-Ende-seiner-Karriere-als-Sportler;art1015351,10179412

Presber, W. & de Neve, W. (2003). *Grundlagen der Ergotherapie*. München-Jena: Urban & Fischer.

Raschka, Chr. (2012). Die Evolution hat den Menschen zum Läufer gemacht. *FOCUS Magazin* (14). Verfügbar unter https://www.focus.de/gesundheit/gesundleben/fitness/laufen/die-neue-lust-am-laufen-jogging_id_2385706.html

Rogers, C.R. (1961). *On becoming a person: A therapist's view on psychotherapy*. Boston: Houghton Mifflin.

Stein, E. (2020, 29. August). Iconist: Mein Leben im Kleingarten – Echt spießig und echt schön. *Welt*. Verfügbar unter https://www.welt.de/icon/partnerschaft/article214455962/Schrebergarten-Mein-Leben-im-Kleingarten-Echt-spiessig-echt-schoen.html

Vox (2010). *Ab ins Beet 57. Flirtfaktor Gartenarbeit* (Staffel 6, Folge 7). Deutsche Erstausstrahlung: 18.04.2010.

Wikipedia (2021). *Tonus*. Verfügbar unter https://de.wikipedia.org/wiki/Tonus

Winneck, E. (2018). *Generation Drinni. Was mit unserem Körper passiert, wenn wir kaum noch raus gehen*. BR Radiobericht (28.05.2018). Verfügbar unter https://www.br.de/puls/themen/leben/interview-eva-winnebeck-generation-drinni-100.html

Wiesbadener Kurier (2018). *Popstar Kim Wilde über die Liebe zu ihrem Garten* (Interview). Verfügbar unter https://www.wiesbadener-kurier.de/panorama/leben-und-wissen/interview-popstar-kim-wilde-uber-die-liebe-zu-ihrem-garten_18672058

Naturzitate

Die Natur-Zitate stammen aus folgenden Websites und waren mir eine große Hilfe:

http://zitate.net, https://www.gutzitiert.de, https://aphorismen.de, https://myzitate.de

Literatur als Textgrundlage

Und da ich schon einiges davon zu Papier gebracht habe in diversen Artikeln und Büchern, beispielsweise die Gartengeschichten, beziehe ich mich nicht selten auf diese Bücher:

Deutscher Verband der Ergotherapeuten e.V. (Hrsg). (2016). *Gartentherapie*. Idstein: Schulz-Kirchner Verlag.

Niepel, A. (2000). *Der Garten Holthausen*. Heppenheim: Doris Riedelsheimer.

Niepel, A. & Emmrich, S. (2005). *Garten und Therapie. Wege zur Barrierefreiheit*. Stuttgart: Eugen Ulmer.

Niepel, A. & Vef-Georg, G. (2020). *Praxishandbuch Gartentherapie. Gartentherapie für Ergo- und Gartentherapeuten, Pflegende und Gärtner* (2. Aufl.). Göttingen: Hogrefe.

Scholz, A.-K. & Niepel, A. (2019). *Das CC-Konzept. Integratives Therapiekonzept für Menschen mit Gedächtnisverlust und neurokognitiven Störungen* (1. Aufl.). Göttingen: Hogrefe.

Vollmer, A. & Niepel, A. (2019). Gartentherapie im Feld der Gerontotherapie und Altenpflege. In H.G. Petzold, B. Ellerbrock & R. Hömberg (Hrsg.), *Die Neuen Naturtherapien. Handbuch der Garten-, Landschafts-, Wald- und Tiergestützten Therapie, Green Care und Green Meditation* (Bd. 1, S. 583–610). Bielefeld: Aisthesis.

Aber natürlich gibt es deutlich hellere Köpfe unter der Sonne. Speziell da, wo ich mich auf psychologische Theorien oder Konzepte beziehe. Denken Sie daran, an welchen Textpassagen Sie etwas darüber gelesen haben, was uns motiviert, wie unsere Neuronen zusammenarbeiten oder auch was für Bedürfnisse allgemein anerkannt sind. Dazu folgende Bücher:

Antonovsky, A. (1979). *Health, stress and coping. New perspectives on mental and physical well-being.* San Francisco: Jossey-Bass.

Antonovsky, A. & Franke, A. (1997). *Salutogenese. Zur Entmystifizierung der Gesundheit.* Tübingen: Dgvt-Verlag.

Baumeister, R.F. & Leary, M.R. (1995). The need to belong: desire for interpersonal attachments as a fundamental human motivation. *Psychological Bulletin, 117*(3), 497–529.

Baumeister, R.F., Campbell, J.D., Krueger, J.I. & Vohs, K.D. (2005). Exploding the self-esteem myth. *Scientific American*, 292(1), 70–77.

Blickhan, D. (2015). *Positive Psychologie. Ein Handbuch für die Praxis.* Paderborn: Junfermann.

Buchanan, G.M. & Seligman, M.E.P. (2013). *Explanatory Style.* New York: Routledge.

Cohn, M.A., Fredrickson, B.L., Brown, S.L., Mikels, J.A. & Conway, A.M. (2009). Happiness unpacked: Positive emotions increase life satisfaction by building resilience. *Emotion, 9*(3), 361–368.

Deci, E.L. & Ryan, R.M. (1985). *Intrinsic motivation and self-determination in human behavior.* New York: Springer.

Deci, E.L. & Ryan, R.M. (2000). The „what" and „why" of goal pursuits: Human needs and the self-determination of behavior. *Psychological Inquiry, 11*(4), 227–268.

Diener, E., Suh, E.M., Lucas, R.E. & Smith, H.L. (1999). Subjective well-being three decades of progress. *Psychological Bulletin, 125*(2), 276–302.

Erickson, K.I., Leckie, R.L. & Weinstein, A.M. (2014). Physical activity, fitness, and gray matter volume. *Neurobiology of Aging, 35*(Suppl 2), S20–S28.

Eriksson, P.S., Perfilieva, E., Björk-Eriksson, T., Alborn, A.M., Nordborg, C., Peterson, D.A. & Gage, F.H. (1998). Neurogenesis in the adult human hippocampus. *Nature Medicine, 4*(11), 1313–1317.

Fredrickson, B.L. (2004). The broaden-and-build theory of positive emotions. Philosophical transactions of the Royal Society of London. *Series B, Biological sciences, 359*(1449), 1367–1378.

Frey, D. & Jonas, E. (2002). Die Theorie der kognizierten Kontrolle. In D. Frey & M. Irle (Hrsg.), *Theorien der Sozialpsychologie. Band III: Motivations-, Selbst- und Informationsverarbeitungstheorien* (2. Aufl., S. 13–50). Bern: Huber.

Gebhardt, U. (2009). *Kind und Natur.* Vortrag präsentiert auf den Grünberger Gartentherapietage 2009, Grünberg.

Graupmann, V., Osswald, S., Frey, D., Streicher, B. & Bierhoff, H.-W. (2011). Positive Psychologie: Zivilcourage, soziale Verantwortung, Fairness, Optimismus, Vertrauen. In D. Frey & H.W. Bierhoff (Hrsg.), *Sozialpsychologie – Interaktion und Gruppe* (S. 107–130). Göttingen: Hogrefe.

Grawe, K. (2004). *Neuropsychotherapie.* Göttingen: Hogrefe.

Heckhausen, J. & Heckhausen, H. (Hrsg.). (2010). *Motivation und Handeln.* Heidelberg: Springer.

Hüther, G. (2017). *Raus aus der Demenzfalle. Wie es gelingen kann, die Selbstheilungskräfte des Gehirns rechtzeitig zu aktivieren.* München: arkana.

Kaluza, G. (2018). *Gelassen und sicher im Stress.* Heidelberg: Springer.

Keyes, C.L.M. (2002). The mental health continuum: From languishing to flourishing in life. *Journal of Health and Social Behavior, 43*(2), 207–222.

Koppenhöfer, E. (2004). *Kleine Schule des Geniessens: Ein verhaltenstherapeutisch orientierter Behandlungsansatz zum Aufbau positiven Erlebens und Handelns.* Lengerich: Pabst Science Publishers.

Kramer, A.F. & Erickson, K.I. (2007). Capitalizing on cortical plasticity: influence of physical activity on cognition and brain function. *Trends in Cognitive Sciences, 11*(8), 342–348.

Lyubomirsky, S. (2008). *Glücklich sein – Warum Sie es in der Hand haben, zufrieden zu leben*. Frankfurt a. M.: Campus-Verlag.

Mruk, C. J. (2013). *Self-esteem and positive psychology. Research, Theory and Practice*. New York: Springer.

Neser, S. (2016). Vertrauen. In D. Frey (Hrsg.), *Psychologie der Werte: Von Achtsamkeit bis Zivilcourage – Basiswissen aus Psychologie und Philosophie* (S. 255–268). Heidelberg: Springer.

Nesse, R. M. (2004). Natural selection and the elusiveness of happiness. Philosophical transactions of the Royal Society of London. *Series B, Biological sciences*, *359*(1449), 1333–1347.

Ploughman M. (2008). Exercise is brain food: the effects of physical activity on cognitive function. *Developmental Neurorehabilitation*, *11*(3), 236–240.

Pyszczynski, T., Greenberg, J., Solomon, S., Arndt, J. & Schimel, J. (2004). Why do people need self-esteem? A theoretical and empirical review. *Psychological Bulletin*, *130*(3), 435–468.

Reivich, K. & Shatté, A. (2002). *The Resilience Factor: Seven Essential Skills For Overcoming Life's Inevitable Obstacles*. New York: Broadway.

Reker, G. T. & Wong, P. T. P. (1988). Aging as an individual process: Toward a theory of personal meaning. In J. E. Birren & V. L. Bengtson (Eds.), *Emergent theories of aging* (pp. 214–246). New York: Springer Publishing Company.

Rogers, C. R. (1961). *On becoming a person: A therapist's view on psychotherapy*. Boston: Houghton Mifflin.

Rogers, C. R. (1977). *Therapeut und Klient. Grundlagen der Gesprächspsychotherapie*. München: Kindler.

Ryff, C. D. (1989). Happiness is everything, or is it? Explorations on the meaning of psychological well-being. *Journal of Personality and Social Psychology*, *57*(6), 1069–1081.

Seligman, M. (2005). *Der Glücks-Faktor. Warum Optimisten länger leben*. Bergisch Gladbach: Bastei Lübbe.

Seligman, M. (1979). *Erlernte Hilflosigkeit*. München: Urban & Schwarzenberg.

Schacter, D. L. (2005). *Aussetzer – Wie wir vergessen und wie wir uns erinnern*. Bergisch Gladbach: Lübbe.

Schacter, D. L. (1999). *Wir sind Erinnerung. Gedächtnis und Persönlichkeit*. Hamburg: Rowohlt.

Tugade, M. M. & Fredrickson, B. L. (2004). Resilient individuals use positive emotions to bounce back from negative emotional experiences. *Journal of Personality and Social Psychology*, *85*(2), 320–333.

Weiner, B. (1985). An attributional theory of achievement motivation and emotion. *Psychological Review*, *92*(4), 548–573.

Zehentbauer, J. (2015). *Körpereigene Drogen. Garantiert ohne Nebenwirkungen* (8. Aufl.). Ostfildern: Patmos Verlag.

War ja klar, dass bei dem Verlag, wenn schlaue Köpfe erwähnt werden, die Psychologen aller Länder zuerst kommen. Aber das, was in diesem Buch steht, hat natürlich auch mit grundsätzlichen Ideen bestimmt genauso schlauer Menschen aus anderen Bereichen zu tun, z. B. mit jenen:

Appleton, J. (1975). *The Experience of Landscape*. London: Wiley.

Beck, F. (2014). *Sport macht schlau. Mit der Hirnforschung zu geistiger und sportlicher Höchstleistung*. Berlin: Goldegg.

Dunbar, R. (2010). *How many friends does one person need? Dunbar's Number and Other Evolutionary Quirks*. London: Faber & Faber.

Hollmann, W., Strüder, H. K. & Tagarakis, C. V. M. (2005). Gehirn und körperliche Aktivität. *Sportwissenschaft, 35*(1), 3–14.

Hollmann, W. & Strüder, H. K. (2001). Gehirn, Geist, Psyche und körperliche Aktivität. In J. R. Nitsch & H. Allmer (Hrsg.), *Denken – Sprechen – Bewegen* (S. 13–27). Köln: bps-Verlag.

Hollmann, W. & Hettinger, T. (2000). *Sportmedizin: Grundlagen für Arbeit, Training und Präventivmedizin* (4. Aufl.). Stuttgart: Schattauer.

Kaplan, R. (1973). Some psychological benefits of gardening. *Environment and Behavior, 5*(2), 145–162.

Kaplan, R. & Kaplan, S. (1989). *The experience of nature: A psychological perspective*. Cambridge: Cambridge University Press.

Wilson, E.O. (1993). Biophilia and the Conservation Ethic. In S.R. Kellert & E.O. Wilson (Eds.), *The Biophilia Hypothesis* (pp. 31–41). Washington: Island Press.

Reinhardt, R.K. (2009). *Laufen macht schlau! Aerobes Ausdauer-Lauftraining, Genotyp und Kognition* (Veröffentlichte Dissertation). Universität Karlsruhe, Karlsruhe.

Und weil alle Wissenschaftler so auf Studien stehen (also nicht ich, sondern die wahren) und gerne die Themen überprüft sehen wollen, so gibt es auch zu unserer Thematik reichlich Untersuchungen. Nicht gerade jene zu den Erektionsstörungen und Gartenarbeit, aber zu vielen anderen Auswirkungen, die unsere Lieblingsbeschäftigungen so auf unsere Gesundheit haben. Dazu gehören folgende:

Abel, T. & Kandel, E. (1998). Positive and negative regulatory mechanisms that mediate long-term memory storage. *Brain Research, 26*(2–3), 360–378.

Abele, A., Brehm, W. & Gall, T. (1991). Sportliche Aktivität und Wohlbefinden. In A. Abele & P. Becker (Hrsg.), *Wohlbefinden. Theorie – Empirie – Diagnostik* (S. 279–295). Weinheim, München: Juventa.

Balling, J.D. & Falk, J.H. (1982). Development of Visual Preference for Natural Environments. *Environment and Behavior, 14*(1), 5–28.

Cohen-Mansfield, J. & Werner, P. (1998). Visits to an outdoor garden: impact on behavior and mood of nursing home residents who pace. In B. Vellas & G. Frisoni (Eds.), *Research and practice in Alzheimer's Disease* (pp. 419–436). New York: Springer,

Biddle, S.J. H., Fox, K.R. & Boutcher, S.H. (Eds.). (2000). *Physical activity and psychological well-being.* London: Routledge.

Brawley, E.C. (1997). *Designing for Alzheimer's Disease – Strategies for Creating Better Care Environments.* London: Wiley.

Dzhambov, A.M., Lercher, P., Browning, M., Stoyanov, D., Petrova, N., Novakov, S. & Dimitrova, D.D. (2021). Does greenery experienced indoors and outdoors provide an escape and support mental health during the COVID-19 quarantine?. *Environmental research, 196*, 110420.

Gezondheitsrad der Niederlande. (2004). *Natuur en gezondheit – invloed van natuur op sociaal psychisch en lichamelijk welbevinden.* Den Haag: Mulier instituut GEZO-TB-0007.

Guéguen, N., Meineri, S., Martin, A. & Grandjean, I. (2010). The combined effect of the foot-in-the-door technique and the „But you are free of technique": An evaluation on the selective sorting of household wastes. *EcoPsychology, 2*(4), 231–237.

Jarrott, S.E., Kwack, H. & Relf, D. (2002). An Observational Assessment of a Dementia-specific Horticultural Therapy Program. *HortTechnology horttech, 12*(3), 403–410.

Kelly, C. (2005). *Horticulture Therapy in Dementia Care. Impact on Behavorial Symptoms.* New York: New York State Department of Health.

Li, Q., Morimoto, K., Nakadai, A., Inagaki, H., Katsumata, M., Shimizu, T., Hirata, Y., Hirata, K., Suzuki, H., Miyazaki, Y., Kagawa, T., Koyama, Y., Ohira, T., Takayama, N., Krensky, A.M. & Kawada, T. (2007). Forest bathing enhances human natural killer activity and expression of anti-cancer proteins. *International Journal of Immunopathology and Pharmacology, 20*(2 Suppl 2), 3–8.

Smith, A.M., Spiegler, K.M., Sauce, B., Wass, C.D., Sturzoiu, T. & Matzel, L.D. (2013). Voluntary aerobic exercise increases the cognitive enhancing effects of working memory training. *Behavioural Brain Research, 256*, 626–635.

Menon, V. & Levitin, D.J. (2005). The rewards of music listening: response and physiological connectivity of the mesolimbic system. *NeuroImage, 28*(1), 175–184.

Metzenthin, S. & Tischhauser, S. (1996). *Auswirkungen des Sporttreibens auf Selbstkonzept und psychisches Wohlbefinden*. Zürich: Gesellschaft zur Förderung der Sportwissenschaften an der ETH.

Mooney, P. & Nicell, P.L. (1992). The importance of exterior environment for Alzheimer residents: effective care and risk management. *Healthcare Management Forum, 5*(2), 23–29.

Nascimento, C.M., Pereira, J.R., Pires de Andrade, L., Garuffi, M., Ayan, C., Kerr, D.S., Talib, L.L., Cominetti, M.R. & Stella, F. (2015). Physical exercise improves peripheral BDNF levels and cognitive functions in mild cognitive impairment elderly with different bdnf Val66Met genotypes. *Journal of Alzheimer's Disease, 43*(1), 81–91.

Neumann, N. & Frasch, K. (2005). Biologische Mechanismen antidepressiver Wirksamkeit von körperlicher Aktivität. *Psychoneuro, 31*(10), 513–518.

Park, C.L. & George, L. (2013). Assessing meaning and meaning making in the context of stressful life events: Measurement tools and approaches. *Journal of Positive Psychology, 8*(6), 483–504.

Park, S.A., Son, S.Y., Lee, A.Y., Park, H.G., Lee, W.L. & Lee, C.H. (2020). Metabolite Profiling Revealed That a Gardening Activity Program Improves Cognitive Ability Correlated with BDNF Levels and Serotonin Metabolism in the Elderly. *International Journal of Environmental Research and Public Health, 17*(2), 541.

Park, S.A., Lee, A.Y., Park, H.G. & Lee, W.L. (2019). Benefits of Gardening Activities for Cognitive Function According to Measurement of Brain Nerve Growth Factor Levels. *International Journal of Environmental Research and Public Health, 16*(5), 760.

Shiue, I. (2016). Gardening is beneficial for adult mental health: Scottish Health Survey, 2012–2013. *Scandinavian Journal of Occupational Therapy, 23*(4), 320–325.

Val-Laillet, D., Aarts, E., Weber, B., Ferrari, M., Quaresima, V., Stoeckel, L.E., Alonso-Alonso, M., Audette, M., Malbert, C.H. & Stice, E. (2015). Neuroimaging and neuromodulation approaches to study eating behavior and prevent and treat eating disorders and obesity. *NeuroImage. Clinical, 8*, 1–31.

Sparling, P.B., Giuffrida, A., Piomelli, D., Rosskopf, L. & Dietrich, A. (2003). Exercise activates the endocannabinoid system. *Neuroreport, 14*(17), 2209–2211.

Takano, T. & Nakamura, K. (2001). An analysis of health levels and various indicators of urban environments for Healthy Cities projects. *Journal of Epidemiology and Community Health, 55*(4), 263–270.

Ulrich R.S. (1984). View through a window may influence recovery from surgery. *Science, 224*(4647), 420–421.

Ulrich, R.S., Simons, R.F., Losito, B.D., Fiorito, E., Miles, M.A. & Zelson, M. (1991). Stress Recovery During Exposure to Natural and Urban Environments. *Journal of Environmental Psychology, 11*(3), 201–230.

van Lier, L.E., Utter, J., Denny, S., Lucassen, M., Dyson, B. & Clark, T. (2017). Home Gardening and the Health and Well-Being of Adolescents. *Health Promotion Practice, 18*(1), 34–43.

Wikipedia (2020). *Harry Harlow*. Verfügbar unter https://de.wikipedia.org/wiki/Harry_Harlow

Und zu guter Letzt haben wir ja alle keine Scheuklappen auf, schauen nach links und rechts, finden hier und da spannende Dinge, die uns berühren und etwas mit dem Thema zu tun haben. Dazu gehören selbstverständlich auch Dinge, die tief in uns schon lange den Blick auf die Welt geprägt haben. Und ich denke da nicht nur an Bob Ross. In diesem Buch sind es beispielsweise Themen wie die Chronobiologie oder auch Überlegungen zum modernen Leben. Inspiriert wurde ich für dieses Buch von:

Adli, M. (2017). *Stress and the City. Warum Städte uns krank machen. Und warum sie trotzdem gut für uns sind*. München: C. Bertelsmann.

Bischoff, L. (2018). *„Generation Drinni". Was mit unserem Körper passiert, wenn wir kaum noch raus gehen.* Verfügbar unter https://www.br.de/puls/themen/leben/interview-eva-winnebeck-generation-drinni-100.html

Kenobi, O.W. (1983). *Star Wars Episode VI - Die Rückkehr der Jedi-Ritter* (Kapitel 15). Los Angeles: Lucas Film.

Lehr, U. (2006). Geleitworte. Die Gartentherapie. In Deutscher Verband der Ergotherapeuten e.V. (Hrsg.), *Gartentherapie* (S. 17–18). Idstein: Schulz-Kirchner Verlag.

McGregor, D. (1973). *Der Mensch im Unternehmen. The Human Side of Enterprise.* München: Econ.

Pouso, S., Borja, Á., Fleming, L.E., Gómez-Baggethun, E., White, M.P. & Uyarra, M.C. (2021). Contact with blue-green spaces during the COVID-19 pandemic lockdown beneficial for mental health. *Science of the total Environment, 756*, 143984.

Ugolini, F., Massetti, L., Calaza-Martínez, P., Cariñanos, P., Dobbs, C., Ostoic, S.K., Marin, A.M., Pearlmutter, D., Saaroni, H., Šaulienė, I., Simoneti, M., Verlič, A., Vuletić, D. & Sanesi, G. (2020). Effects of the COVID-19 pandemic on the use and perceptions of urban green space: An international exploratory study. *Urban Forestry & urban Greening, 56*, 126888.

Autor

Andreas Niepel ist Gärtner, Phytotherapeut, systemischer Coach, registrierter Gartentherapeut nach IGGT und leitet seit 1992 das Team Garten/Gartentherapie an der VAMED Klinik Hattingen, einer Fachklinik für neurologische, neuropädiatrische und neurochirurgische Rehabilitation. Des Weiteren betreibt er ein Planungs- und Beratungsbüro, welches in den letzten Jahren bei diversen therapeutischen Gartenprojekten im Bereich der Rehabilitation und der Pflege involviert ist.

Er initiierte gemeinsam mit der Bildungsstätte Gartenbau Grünberg 2002 den 1. bundesdeutschen Kongress „Garten & Therapie" in Bad Lippspringe, sowie er die seitdem jährlich stattfindenden Grünberger Gartentherapietage organisiert.

Zum Thema Garten und Gartentherapie erschienen bereits mehrere Publikationen des Autors: das erste deutsche Garten-Fachbuch „Garten und Gartentherapie" in Zusammenarbeit mit Silke Emmrich (Verlag Eugen Ulmer, 2005), das erste therapeutische Fachbuch „Gartentherapie" (Hrsg.: Deutscher Verband der Ergotherapeuten, Verlag Schulz Kirchner, 2007), „Praxisbuch Gartentherapie" in Zusammenarbeit mit Thomas Pfister (Verlag Schulz-Kirchner, 2009), „Der Garten Holthausen" (Verlag Doris Riedelsheimer, 2000) sowie Mitwirkung bei anderen Büchern, z. B. „Garten und Gesundheit" (Verlag Callwey, 2008). 2019 erschien im Verlag Hogrefe – gemeinsam mit Ann-Kathrin Scholz – „Das cc©-Konzept – ein integratives Behandlungskonzept für Menschen mit neurokognitiven Störungen" und 2020 das „Praxishandbuch Gartentherapie", gemeinsam verfasst mit Gabriele Vef-Georg.

Zu dieser Thematik hält Andreas Niepel Seminare und Vorträge im In- und Ausland ab. Auslandserfahrungen sammelte er in den USA und lehrt seit Jahren u. a. im Modul Grün & Gesundheit an der Hochschule Wädenswil (Schweiz). Er war maßgeblich in die Entwicklung der ersten deutschsprachigen Weiterbildungsgänge und Studiengänge zur Gartentherapie und Green Care eingebunden und lehrt an der HTW Saarland (Deutschland), an der Donau Universität Krems (Österreich) und am Institut für Gartentherapie „GÄRTEN HELFEN LEBEN" in Köln (Deutschland).

In dem Institut für Garten und Therapie ist er Mitgesellschafter. Seit 2006 konzipiert dieses Institut Weiterbildungen in der Gartentherapie in Deutschland, aber auch für ausländische Partner, z. B. in Polen und im Irak.

Andreas Niepel war für das Kuratorium Deutsche Altershilfe beratend tätig, ebenso über Jahre als Mitglied im wissenschaftlichen Beirat des „Bundes der Gartenfreunde“ für das Themengebiet Garten und Gesundheit. Er ist zudem Redaktionsmitglied der Zeitschrift „Green Care“.

Seit 2009 ist er Präsident des Dachverbandes der Gartentherapie, der Internationalen Gesellschaft GartenTherapie (IGGT).

Kontakt: webmaster@garten-therapie.de

Sachwortverzeichnis

A
Abreagieren 199
Achtsamkeit und Flow 215
Alltag versus Natur 133
Angriffe auf das Ich 190
Annäherungsverhalten 65
Anspannung 195
Arbeiten, dynamisches 210, 211
Arbeit, gezielt entspannen 209
Aufmerksamkeitssystem 140
Ausgewogenheit 250
Aussaat 229

B
Basis, naturorientiert 139
Bedürfnispyramide 61, 62
Being in the Garden 29
Belohnungssystem 58, 106, 124, 160, 197, 225
Bewegung 196, 199
Beziehungsperson 152
Beziehungspflege 151, 161
Bilder, tiefvertraute 251
Bildungsforschung 252
Buddeltyp 85
Bullshit-Bingo 156

D
Dankbarkeit 233
Demut 230
Denken 104
Doing in the Garden 31
Dopamin 106, 197

E
Eden, eigenes 143
Eigeninitiative 31
Eigentests 52, 67, 70, 95, 144, 168, 189
Entspannung 195, 208, 209
Erleben und Verhalten 64
Ernte 233

F
Familie 155
Flow 215
Formgebung 236, 250
Freude 101

G
Gartenbiografien 95
Gartenerinnerungen 37
Gartengemeinschaftstyp 81, 151
Gartengenusstyp 78, 101
Gartengeschichten 37
Gartengift 49
Gartenhistorie/-kultur 25
Garten, innerer 212
Garten, naturnaher 52, 129, 146
Gartensicherheitstyp 89, 245
Gartentagebuch 119
Gartentyp, bedeutsamer 87, 221
Gartentyp, kreativ gestaltender 83, 169
Gärtnern, soziales 163
Gedanken, positive/negative 104
Gehirn 63, 106, 140, 183, 197, 206, 248
Geist-Körper-Schiene 211
Genießen können 109
Genuss und Belohnung 109, 124
Gesundheit 22, 57

Gesundheit, körperlich 196
Glück 21

H
Haltung 196
Hobbygärtner 47
Hoffnung 229
Hören 111

I
Ich-Bedürfnisse 61
Identität 169, 170
Imagination 212
Intention 221

K
Kindheitserinnerungen 37
Kohärenz 246
Kompost 235
Kontrolle 89, 245, 246
Körperempfindung/-wahrnehmung 197
Körperhaltung, bewusste/unbewusste 202
Kräutergarten 16

L
Labyrinthe 236
Landschaftsformen 143
Leben und Sterben 241

M
Mensch 57
- Bedürfnisse 61
- sich entwickeln/wachsen 61
- Verhalten 63
- Wohlfühlgartenansatz 66
Menschengärtner 34
Metaphern und Symbole 227
Misserfolge 254
Motivation, äußere/innere grüne 222
Muskelbelastung 203

N
Nachvollziehbarkeit 246
Nähe, menschliche 152
Naschgarten 16
Naturbezug 29, 129
Naturgartentyp 80, 129
Naturschutz 17, 50
Nervenzellen 64, 105, 183
Netzwerk 151
Neugärtner 15
Neurogenese 198
Neuroplastizität 183
Neurotransmitter 105, 106

O
Ohren 111
Optimismus 229
Orientierung 250
Orte, besondere 234

P
Persönlichkeit 169, 170
Pflanzenauswahl 251
POSITIVe Basistherapie 76
POSITIVes Gärtnern 11, 76, 93
- P/Positive Emotionen 78, 101
- O/Oekologische Einbindung 80, 129
- S/Soziale Integration 81, 151
- I/Identität und Selbstwert 83, 169
- T/Tonusregulation 85, 195
- I/Intention 87, 221
- V/Verstehbarkeit 89, 245
Psyche 11, 59, 64
Psychofitnessraum 32

R
Reizübertragung 105
Riechen 110, 113

S
Schmecken 110, 114
Schnecken 253
Sehen 110, 111
Selbstbestimmung 224

Selbstbezogenheit 49
Selbstbild 184
Selbstversorgung 41
Selbstverwirklichung 62
Selbstwertstärkung 169
Selbstwirksamkeitserwartung 185
Serotonin 106
Sicherheitsgefühl 245
Sich gut fühlen 102
Sinnebenen 241
Sinnesorgane/-wahrnehmung 109
Sinnfindung im Garten 237
Sinnsuche 221
Sitzen 202
Stress/Stressreaktion 206
Symmetrie 250

T

Tasten 111, 116

U

Urtypen 41
- Dietmar und Dagmar 49
- Heinz und Hedwig 41
- Rudi und Rita 46
- Stefan und Sabine 15

V

Verantwortung 17, 230
Vermeidungsverhalten 66
Verstehbarkeit 89

W

Wegenetz, nervales 183
Wirklichkeit, soziale 154
Wohlempfinden 226
Wohlfühlen 21, 63, 66
Wohlfühlgarten 59, 66, 70
Wohlfühlgärtner 13

Z

Zeitinsel 18
Zusammenfassung 257

Anzeigen